Urologic Surgery Next

■担当編集委員

荒井陽一
宮城県立がんセンター 総長/東北大学 名誉教授

■編集委員

荒井陽一
宮城県立がんセンター 総長/東北大学 名誉教授

髙橋 悟
日本大学医学部泌尿器科学系泌尿器科学分野 主任教授

山本新吾
兵庫医科大学泌尿器科学講座 主任教授

土谷順彦
山形大学医学部腎泌尿器外科学講座 教授

5

尿路変向・再建術

MEDICAL VIEW

Urologic Surgery Next No.5
Urinary Diversion, Urinary Reconstruction
（ISBN978-4-7583-1334-6 C3347）

Editor: Yoichi Arai

2019. 10. 1 1st ed

©MEDICAL VIEW, 2019
Printed and Bound in Japan
Medical View Co., Ltd.
2-30 Ichigayahonmuracho, Shinjyukuku, Tokyo, 162-0845, Japan
E-mail   ed @ medicalview.co.jp

「Urologic Surgery Next」シリーズ
刊行にあたって

　　近年の泌尿器科手術の進化はめざましい。既に普及しているエンドウロロジー，腹腔鏡手術は，機器の進歩と相まってさらに洗練されてきた。近年，手術支援ロボットの導入により泌尿器科手術はさらに大きく変貌した。前立腺全摘術の多くがロボット支援下に行われ，腎部分切除術や膀胱全摘術にも適応が拡大されてきている。このような背景を踏まえて，現在の泌尿器科手術の実際をまとめた新たな手術シリーズとして「Urologic Surgery Next」シリーズを刊行することとなった。

　　本シリーズでは，これまで「Urologic Surgery」シリーズ全12巻（2000～2002年），「新Urologic Surgery」シリーズ全8巻（2009～2011年）が刊行され，いずれも好評を得てきた。最初のシリーズの刊行は泌尿器腹腔鏡手術の多くが保険収載されていなかった時期であり，第1巻としてエンドウロロジー，第2巻として泌尿器腹腔鏡手術が上梓されている。次の新シリーズは臓器別・疾患別の構成となり，低侵襲手術の普及を反映して，各巻にエンドウロロジー，腹腔鏡手術，開放手術が併記して解説されている。

　　前シリーズ刊行後の2012年は，ロボット支援腹腔鏡下前立腺全摘術が保険収載され，文字通り本邦におけるロボット手術元年となった。その後のロボット手術の普及は急速であり，標準手術の一つとして定着している。腹腔鏡手術においては，泌尿器腹腔鏡技術認定制度の発足後10年以上が経過し，より洗練された標準術式として進化してきた。細径尿管鏡の開発などによりエンドウロロジーもさらに進化を遂げている。今後，手術開発と教育は新たな局面を迎えていると言えよう。

　　今回，シリーズ3作目として発刊される「Urologic Surgery Next」シリーズでは，最近の手術の進歩を踏まえ，以下の編集方針にて企画された。

1. Urologic Surgeryシリーズの中でも進化した術式を重点的に解説する。
2. 主にアプローチ別に構成し，必要な解剖，基本手技，トラブルシューティングなどを充実させる。
3. 主要な術式では，テーマ・ポイントを絞った手術手技の解説を設ける。
4. オープンサージャリーを一つの巻にまとめ，到達法，代表的な術式，血管処理，などを詳述する。
5. これまでのシリーズと同様に，イラストを駆使して視覚的にわかりやすい記述とする。

　　執筆は第一線で活躍されておられる若手の術者にお願いした。本シリーズが多くの泌尿器外科医の日々の研鑽に役立てられることを願っている。

2018年3月

編集委員　荒井陽一
　　　　　髙橋　悟
　　　　　山本新吾
　　　　　土谷順彦

序　文

　近年，泌尿器科手術はめざましい進化を続けている。ロボット手術，腹腔鏡手術，エンドウロロジーなど，新しい技術の導入がその牽引役となっている。一方，尿路変向・再建術では比較的古い術式が多い。しかし，可能な限り生理的な状態を追求するという意味では永遠のテーマであり，泌尿器手術の醍醐味の一つでもある。

　尿路変向・再建術後は長期の経過観察が必要である。各術式は長い時間の試練にさらされる。1950年にBrickerが開発した回腸導管法は，約70年を経た現在でもほぼ原法のまま使用されている。驚くべきことである。1980年代に脚光を浴びた導尿型尿路再建術は，その後の自排尿型新膀胱術に取って代わられた。最近，ロボット支援下に体腔内尿路再建術が試みられるようになった。しかし，手術の基本コンセプトは変わっていない。古くて新しいテーマの所以である。

　「Urologic Surgery Next」シリーズでは，泌尿器手術の中でも進化した術式を重点的に解説する構成になっている。「尿路変向・再建術」については，テーマの重要性から，前回のシリーズと同じく独立した巻とした。最初に，腸管利用手術の周術期栄養管理に関する最新のエビデンスを解説した。禁制型尿路変向術では，Mitrofanoff法，Yang-Monti法など，主に小児泌尿器科領域で使用される術式も追加した。尿路ストーマ管理では，泌尿器科医が知っておくべきポイントを解説している。難治性の尿路トラブルは常に泌尿器科医の応用問題である。アプローチ法の一つとして，腹腔鏡支援サルベージ手術を紹介した。

　各術式では適宜，「Advanced Technique」でエキスパートの貴重な経験を解説いただいた。また〝してはいけない手技〟，〝トラブルのもとになる手技〟などについては，「DO NOT」を設け，経験の浅い術者へのメッセージとした。

　執筆は尿路変向・再建術に豊富な経験をもつ中堅・若手の術者にお願いした。多くの泌尿器外科医の日々の臨床に役立てられることを願っている。

　2019年8月

荒井陽一

執筆者一覧

担当編集委員

荒井陽一　　　宮城県立がんセンター総長／東北大学名誉教授

執筆者（掲載順）

渡辺和宏　　　東北大学大学院医学系研究科消化器外科学分野助教
内藤　剛　　　東北大学大学院医学系研究科消化器外科学分野准教授
海野倫明　　　東北大学大学院医学系研究科消化器外科学分野教授
入江慎一郎　　福岡大学医学部腎泌尿器外科学講座講師
田中正利　　　福岡大学医学部腎泌尿器外科学講座教授
川村貞文　　　宮城県立がんセンター泌尿器科診療科長
兼松明弘　　　兵庫医科大学泌尿器科学講座准教授
松井喜之　　　国立がん研究センター中央病院泌尿器・後腹膜腫瘍科医長
藤元博行　　　国立がん研究センター中央病院泌尿器・後腹膜腫瘍科科長
舛森直哉　　　札幌医科大学泌尿器科学講座教授
古川順也　　　神戸大学大学院医学研究科腎泌尿器科学分野講師
藤澤正人　　　神戸大学大学院医学研究科腎泌尿器科学分野教授
寺井章人　　　倉敷中央病院泌尿器科主任部長
曲渕敏博　　　倉敷中央病院泌尿器科
浅沼　宏　　　慶應義塾大学医学部泌尿器科学教室准教授
坂井清英　　　宮城県立こども病院泌尿器科科長
城之前　翼　　宮城県立こども病院泌尿器科
江里口智大　　宮城県立こども病院泌尿器科
相野谷慶子　　宮城県立こども病院泌尿器科部長
根本良平　　　東北大学病院東13階病棟皮膚・排泄ケア認定看護師
川守田直樹　　東北大学大学院医学系研究科外科病態学講座泌尿器科学分野院内講師
伊藤明宏　　　東北大学大学院医学系研究科外科病態学講座泌尿器科学分野教授
持田淳一　　　日本大学医学部泌尿器科学系泌尿器科学分野准教授
髙橋　悟　　　日本大学医学部泌尿器科学系泌尿器科学分野主任教授
齋藤　満　　　秋田大学大学院医学系研究科腎泌尿器科学講座講師
羽渕友則　　　秋田大学大学院医学系研究科腎泌尿器科学講座教授
大山　力　　　弘前大学大学院医学研究科泌尿器科学講座教授
守屋仁彦　　　北海道大学大学院医学研究院腎泌尿器外科学教室准教授
寺田直樹　　　宮崎大学医学部発達泌尿生殖医学講座泌尿器科学分野講師
向井尚一郎　　宮崎大学医学部発達泌尿生殖医学講座泌尿器科学分野准教授
賀本敏行　　　宮崎大学医学部発達泌尿生殖医学講座泌尿器科学分野教授
後藤崇之　　　京都大学医学研究科泌尿器科学教室助教
海法康裕　　　東北医科薬科大学泌尿器科学講座准教授

目 次

I

腸管利用手術における
術前腸管処理と周術期栄養管理

腸管利用手術における術前腸管処理と周術期栄養管理

東北大学大学院医学系研究科消化器外科学分野助教　渡辺和宏
東北大学大学院医学系研究科消化器外科学分野准教授　内藤　剛
東北大学大学院医学系研究科消化器外科学分野教授　海野倫明

　尿路変向・再建術では，回腸，ときに結腸を用いた導管や新膀胱の造設手技が行われており，周術期管理にあたっては泌尿器科と消化器外科の両方の専門知識が必要となる。消化器外科領域では，ERAS（Enhanced Recovery After Surgery）の概念が広まってきており，エビデンスに基づいた，安全で回復促進を強化した周術期管理プログラムが導入されてきている。また，本邦においては日本外科代謝栄養学会によってESSENSE（ESsential Strategy for Early Normalization after Surgery with patient's Excellent satisfaction）という術後回復促進を目的としたプロジェクト研究が始まっている。今回，結腸切除のERASプロトコルを中心に，腸管利用手術における術前腸管処理と周術期管理についての知見を概説する。

ERAS プロトコルの概念について

　ERASプロトコルは，エビデンスに基づいた周術期管理法を包括的に実施するためのプロトコルである。欧州静脈経腸栄養学会（European Society for Clinical Nutrition and Metabolism；ESPEN）を中心としたグループが，2005年に結腸切除術を対象としたERASプロトコルを論文報告した[1]ことで注目されるようになり，現在は，消化器外科領域のみならず他領域の手術全般においても急速に浸透してきている。

　ERASプロトコルの目的は，手術侵襲の軽減，手術合併症の予防，術後の回復促進などであり，それによって，安全な周術期管理，入院期間の短縮，早期の社会復帰，医療費の節減などが期待されている。結腸切除におけるERASプロトコルでは，主要となる17要素（22介入項目）が示されている（図1）。これらの要素は多様でありながら，それぞれの要素が密接に関連している。外科系医師，麻酔科医師，看護師，薬剤師，栄養士，理学療法士などの多職種の連携が必要な内容になっている。なおERASプロトコルを実臨床へ適応する際には，17要素のすべてを一律に全例に適応すべきではなく，患者一人一人の病態や併存症などに応じて，適切な要素を選択して行うものと理解している。

術前の禁飲食について（表1）

　結腸切除のERASプロトコルでは，「術前の禁飲食時間の短縮」と「術前の炭水化物負荷」が示されている。術前の禁飲食については，諸文献による胃排泄時間のエビデンスや欧米の麻酔ガイドラインをもとに，麻酔導入6時間前まで固形物の摂取可能，2時間前まで飲水可能としている。また，炭水化物の負荷として，12.6％炭水化物含有飲料水（注：本邦では現在のところ市販されておらず）を手術前夜に800mL，手術当日の手術2～3時間前に400mL摂取することが推奨されている。これらは，患者の口渇・空腹・不安を低減するのみならず，術後のインスリン抵抗性を改善させることで，術後高血糖のリスクの低減や蛋白代謝の改善効果が得られることを企図している。なお，本邦においては，12.6％炭

図1 結腸切除のERASプロトコルにおける主要となる17要素

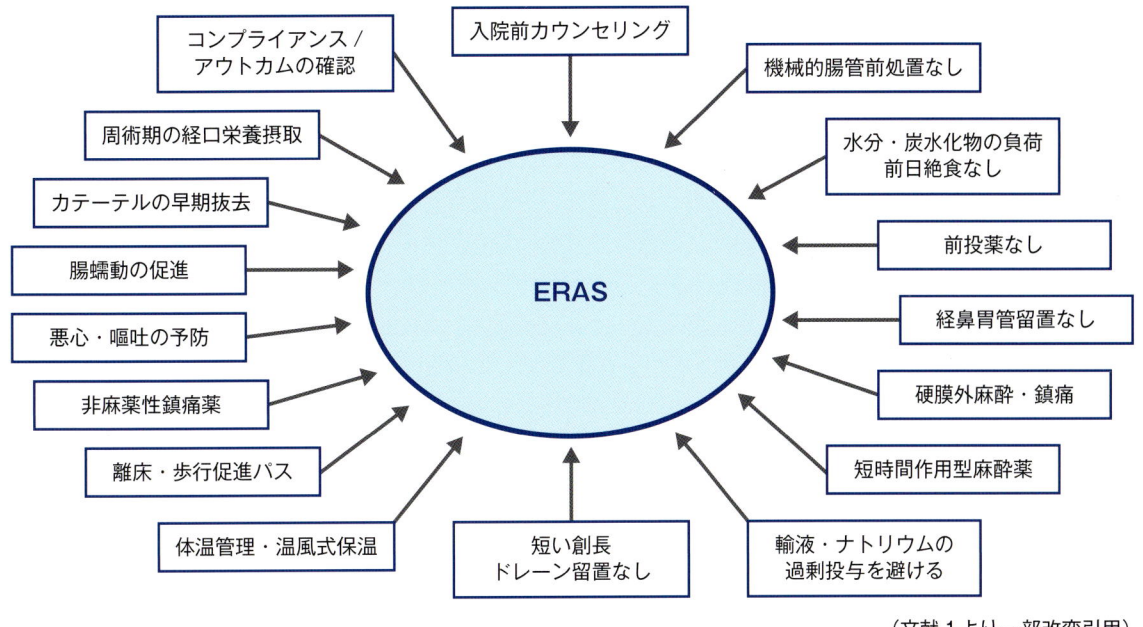

（文献1より一部改変引用）

表1 術前の禁飲食についての言及

	術前の禁飲食についての言及
ESPENの結腸切除における ERASプロトコル（2005年）	麻酔導入の6時間前まで固形物の摂取は可能
	麻酔導入の2時間前まで飲水は可能
	炭水化物の負荷として，12.6％炭水化物含有飲料水を手術前夜に800mL，手術当日の手術2～3時間前に400mL摂取することを推奨
日本麻酔科学会による術前絶飲食 ガイドライン（2012年）	清澄水の摂取は年齢を問わず麻酔導入2時間前まで安全（清澄水：水，茶，果肉を含まない果物ジュース，ミルクを含まないコーヒーなど）
	母乳の摂取は麻酔導入4時間前まで安全
	人工乳・牛乳の摂取は麻酔導入6時間前まで安全
	固形食の摂取については，エビデンスが不十分であり，含まれる栄養素もさまざまであることから，明確な絶食時間は示さない

（文献1，2より一部改変引用）

水化物含有飲料水は現在のところ市販されていないため，本邦での諸報告では経口補水液やサプリメントウォーターを用いて代用していることが多い。

本邦においては，日本麻酔科学会で術前絶飲食ガイドラインが示されており，「清澄水の摂取は年齢を問わず麻酔導入2時間前まで安全である」としている[2]。固形食の摂取については，液体に比べて固形食に関するエビデンスが不十分であること，固形食の定義が明確でなく，含まれている栄養素もさまざまであることから，明確な絶食時間を推奨することはせずに，上述の欧米の麻酔ガイドラインにおける記載を紹介するにとどめている。

腸管前処置について

腸管前処置は，物理的に経口腸管洗浄剤や腸管刺激性下剤を用いて排便を促し腸内の便塊を除去する「機械的前処置」と，経口抗菌薬を内服することで腸内細菌数を減少させる「化

学的前処置」があり，従来「機械的前処置」が広く行われてきた。「機械的前処置」は，良好な術野を得ることや，手術部位感染（surgical site infection；SSI）・縫合不全などの術後合併症を減少させることを期待して行われてきたが，結腸手術においては，これらの合併症を減少させる明確なエビデンスがないことや，前処置に伴う脱水，腸管粘膜障害，腸内細菌叢の乱れなどの弊害もあり，「機械的前処置」の適応について再考されるようになった。一方「化学的前処置」は，以前は術前数日間という比較的長期の抗菌薬投与が行われることが多く，耐性菌や偽膜性腸炎の発生リスクが懸念された結果，あまり行われなくなっていたが，近年の検討で，術前日のみの短期間の化学的前処置における有効性が報告されるようになり，徐々に行われるようになってきている。

　各ガイドラインにおける前処置についての記載を提示する（ 表2 ）。機械的前処置を単独でルーチンに行うことは，いずれのガイドラインでも推奨されていない。結腸切除のERASプロトコルでも，特に高齢患者にとって機械的前処置は負担が大きく，脱水・電解質異常のリスクにもなること，メタ解析で前処置がむしろ縫合不全のリスクを高めるとの報告もあることから，ルーチンには行うべきではなく，術中内視鏡を行う症例などに限定して行うべきとしている[1]。WHO（World Health Organization：世界保健機関）の「手術部位感染予防のためのグローバルガイドライン」では，成人の大腸待機手術症例において，SSIの予防のために機械的前処置と化学的前処置を併用すべきであると提案している[3]。なお，WHOのガイドラインでは，化学的前処置に使用する具体的な経口抗菌薬の種類・投与量については提示していないが，その理由は論文によって経口抗菌薬の使い方がさまざまなため，としている。SHEA/IDSA（米国医療疫学学会／米国感染症学会）のガイドラインでも，SSIのリスクを低下させる目的で化学的前処置を行うことは推奨されている[4]。一方，機械的前処置は単独で行ってもSSIの発生は低下させないとしている。化学的前処置と機械的前処置を併用することでSSI予防効果が増強されるかについては，データが少ないため不明であるとしている。なお，これらは主に結腸切除を念頭に置いた記述であり，直腸切除の場合のエビデンスはまだ十分ではないことに注意が必要である。患者一人一人の病態に応じて適宜，前処置の適応について判断する必要がある。

表2 腸前処置についての言及

	腸前処置についての言及
ESPENの結腸切除におけるERASプロトコル（2005年）	機械的前処置はルーチンに行うべきではない
NICE ガイドライン（2008年）	機械的前処置はSSIのリスクを低下させる目的でルーチンに行うべきではない
SHEA/IDSA ガイドライン（2014年）	SSIのリスクを低下させる目的で，経静脈抗菌薬と経口抗菌薬を組み合わせて使用する
	機械的前処置を化学的前処置と併用することでSSI予防効果が増強されるかは不明である
	経口抗菌薬を併用しない機械的前処置のみではSSIの発生を低下させない
WHOガイドライン（2018年）	成人の大腸待機手術例において， 1）機械的前処置を併用した経口抗菌薬による前処置をSSI予防のために行うべきである 2）機械的前処置を単独でSSI予防の目的で行うべきではない

NICE：National Institute for Health and Clinical Excellence（英国国立医療技術評価機構），SHEA：Society for Healthcare Epidemiology of America（米国医療疫学学会），IDSA：Infectious Diseases Society of America（米国感染症学会），SSI：surgical site infection（手術部位感染）

（文献1，3〜5より一部改変引用）

術後の栄養管理について（表3）

　結腸切除のERASプロトコルでは術後4時間からの経腸栄養剤の摂取の開始を推奨している[1]。およそ400mLの高カロリーの経腸栄養剤を手術当日から開始し，通常量の食事が摂取できるまで継続すべきとしている。また，栄養状態のよくない症例については退院後も経腸栄養剤を続けることを推奨している。術後早期から積極的に消化管を刺激して機能回復を早めることによって，術後合併症の発生率の低下，感染合併症の低下，在院日数の短縮などが得られることを企図としている。

　なお，術後早期からの経口摂取が可能となるには，ERASプロトコルで示されている複数の要素の達成が関係している。例えば，術後疼痛管理としてERASプロトコルでは短時間作用型麻酔薬を使用した術中管理，硬膜外麻酔や非麻薬性鎮痛薬を用いた術後管理を推奨しているが，これは，麻薬性鎮痛薬を使用した場合には消化管蠕動の低下，悪心・嘔吐の出現，意識レベルの低下などが起きて経口摂取の早期開始を妨げることがあるためである。また，術中の輸液やナトリウムの過剰投与を避けることが推奨されているが，これは，過剰投与されることで腸管が浮腫を起こし，術後の消化管機能の回復が遅延することを避けるためである。また，ERASプロトコルでは，早期の経口摂取を可能とするために，術後の悪心・嘔吐の発生リスクの高い症例（例えば，乗り物酔いの既往のある非喫煙女性）に対して定期的な制吐剤の投与が推奨されている。また，消化管蠕動を促進させるために術後の酸化マグネシウム製剤の経口投与が推奨されている。このようにERASプロトコルの内容は多様であり，外科系医師，麻酔科医師，看護師，薬剤師，栄養士，理学療法士などの多職種連携が重要となってくる。

　注意点としては，手術症例の全例に対して早期経口摂取を一律に適応とすべきではないことが挙げられる。例えば脳血管障害を併存している症例は誤嚥をきたしやすいため，食事開始のタイミングは慎重にすべきであり，症例一人一人に合わせた経口摂取開始のタイミングを判断する必要がある。また，結腸切除のERASプロトコルでは術後4時間からの経腸栄養剤の摂取の開始を推奨しているが，本邦では術当日からの経口摂取を開始している施設はまだ多くないのが現状である。本邦と欧米では医療制度や周術期管理の考え方などに違いがあるため，本邦に合った形での周術期管理について今後もさらに検討していく必要がある。

ESSENSE について

　ESSENSEは，日本外科代謝栄養学会によって2012年から開始された，術後回復促進を目的としたプロジェクトである[7,8]。ESSENSEの基本方針は，「手術の安全性を向上させつつ，患者満足を伴った術後回復促進対策のエッセンスは何かを検討し，これらに関する科学的根拠に基づいた情報を提供する」こととしている。そして，この基本方針を達成す

表3 術後の経口摂取についての言及

	術後の経口摂取についての言及
ESPENの結腸切除におけるERASプロトコル（2005年）	術後4時間からの経腸栄養剤の摂取開始を推奨
	手術当日から約400mLの高カロリーの経腸栄養剤を開始し，通常量の食事が摂取できるまで継続すべき
	栄養状態のよくない症例では，退院後も経腸栄養剤の摂取を続けることを推奨

（文献1より一部改変引用）

るための4つの基本理念として，①生体侵襲反応の軽減，②身体活動性の早期自立，③栄養摂取の早期自立，④周術期不安軽減と回復意欲の励起を掲げている（図2）。

　ERASプロトコルとESSENSEの違いとして，ERASプロトコルは，早期回復に向けて推奨される「医療者側の介入事項」そのものを提示しているのに対し，ESSENSEではその先のステップである，「介入の結果として得られる患者状態」に焦点を当てており，4つの基本理念が達成できるのであれば介入事項の詳細にはこだわらない[7,8]（図3）。ESSENSEでは，4つの基本理念を評価するための土壌を医療現場につくることを目指し

図2 ESSENSEプロジェクトの4つの基本理念

生体侵襲反応の軽減を中心的理念とし，それをベースとして，身体活動性の早期自立・栄養摂取の早期自立・周術期不安軽減と回復意欲の励起を目指すことが術後回復促進につながるとしている。

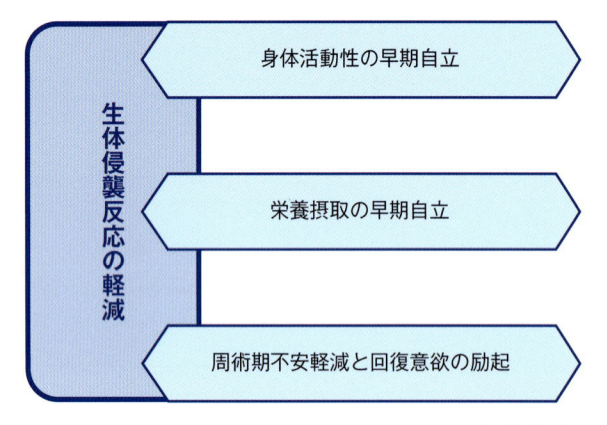

（文献7,8より引用）

図3 バランススコアカードによる周術期改善策の整理

ERASとESSENSEでは，その観点の階層が違う。

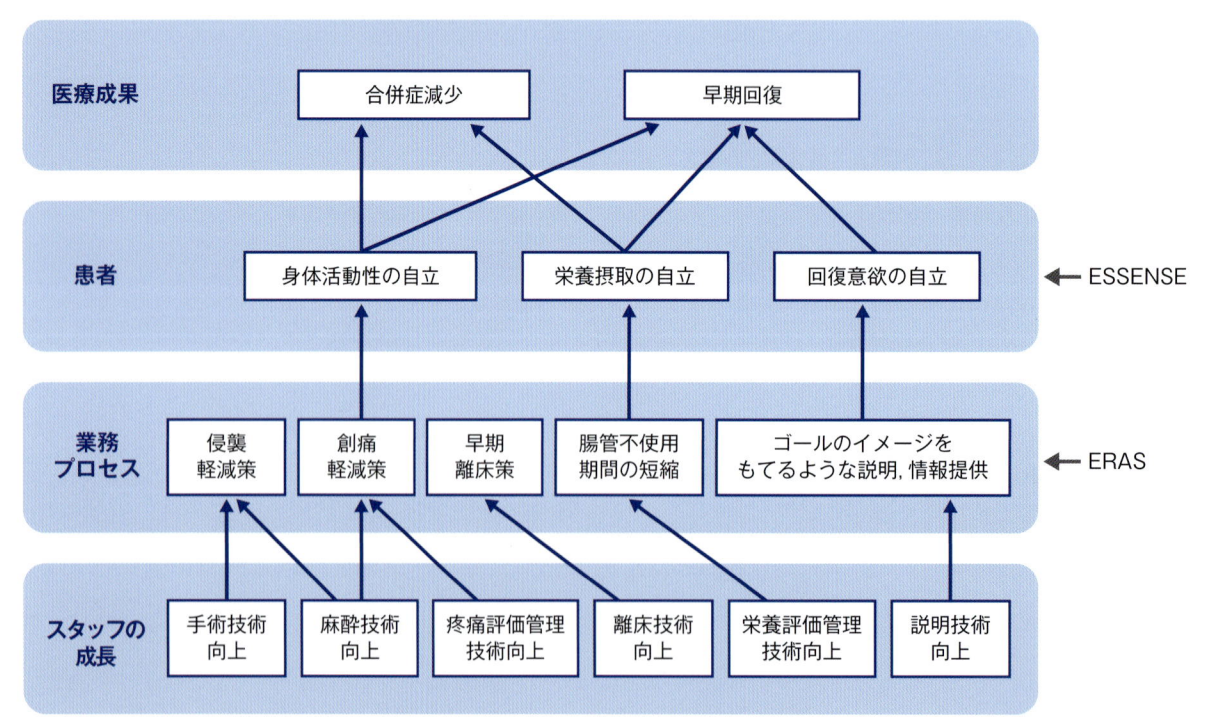

（文献7より引用）

ており，そのために実施しやすい評価法を提案している[8]。ESSENSEでは具体的に推奨される介入事項を提示してはいないが，上記4つの基本理念に関連し論文化された情報を構造化抄録の形で学会ホームページ（http://www.jsmmn.jp/essense/index.html）で提供している。

まとめ

　結腸切除のERASプロトコルを中心に，腸管利用手術における術前腸管処理と周術期栄養管理についての知見を概説した。ERASプログラムは欧米での医療をベースとしており，合理的な内容である一方で，医療制度の異なる本邦においては必ずしもすべてが取り入れられてはいない。また，ERASプログラムで提示された介入事項は一律に行われるべきものではなく，患者一人一人の病態・併存症に応じて適宜選択し，安全に運用する必要がある。一方，ESSENSEは介入の結果として得られる患者状態に焦点を置いたプロジェクトであり，ESSENSEはERASプログラムの介入結果を評価することにも寄与すると思われる。今後，ERASプロトコルやESSENSEの考えのもとで，さまざまなエビデンスが得られることで，本邦の医療に合った周術期管理法がさらに展開されていくことが期待される。

文献

1) Fearon KC, Ljungqvist O, et al: Enhanced recovery after surgery: a consensus review of clinical care for patients undergoing colonic resection. Clin Nutr 2005; 24: 466-77.
2) 公益社団法人日本麻酔科学会 術前絶飲食ガイドライン（http://www.anesth.or.jp/guide/pdf/kangae2.pdf）.
3) Global Guidelines for the Prevention of Surgical Site Infection. WHO Guidelines Approved by the Guidelines Review Committee. Geneva 2018.
4) Anderson DJ, Podgorny K, et al: Strategies to prevent surgical site infections in acute care hospitals: 2014 update. Infect Control Hosp Epidemiol 2014; 35: 605-27.
5) Leaper D, Burman-Roy S, et al: GUIDELINES Prevention and treatment of surgical site infection: summary of NICE guidance. Brit Med J 2008; 337.
6) ESSENSE（日本外科代謝栄養学会周術期管理改善プロジェクト）. 日本外科代謝栄養学会　周術期ワーキンググループ, 2014.
7) 宮田　剛: ESSENSEとはなにか－外科手術後の回復を促進するための4つのキーワード－. 外科と代謝・栄養 2013; 47: 147-54.
8) 宮田　剛: ESSENSE. 外科と代謝・栄養 2016; 50: 237-8.

II

失禁型尿路変向術

チューブレス尿管皮膚瘻術

福岡大学医学部腎泌尿器外科学講座講師　**入江慎一郎**
福岡大学医学部腎泌尿器外科学講座教授　**田中正利**

　尿管皮膚瘻は腸管を用いないこと，症例によっては後腹膜腔のみの手術操作で施行可能であることを考えると，低侵襲性の点で最も優れた尿路変向術といってよい。よって高齢患者が多い膀胱癌治療においては，膀胱全摘術の際の尿路変向術として重要な選択肢の一つとなる。一方，回腸導管は最も標準的な尿路変向術だが，術後15年，20年と経過するなかで，尿管腸管吻合部の通過障害や導管自体の通過障害を生じる症例がある。それに対し尿管皮膚瘻はいったんチューブレスが達成されれば，ほぼ永続的に安定した管理が可能となる。よって長期的な転帰を考えても利点のある術式である。ただしストーマ孔狭窄によりステント留置が必要となった場合には，尿路感染など術後合併症の多い術式となる。従って本術式の成功の可否は，チューブレスとなるかどうかにかかっている。本稿では尿管皮膚瘻術をチューブレスに導くためのポイントを示し，多くの症例で尿管皮膚瘻造設術が成功裏に終わることを望む。

適応，禁忌

　尿路変向を検討する際，性別・年齢にかかわらず適応となりうる。後腹膜腔のみの操作で手術を終えれば術後回復が早いことも考慮すると，尿管皮膚瘻は80歳を超える高齢者にも施行可能である。ほか片腎症例であれば尿管の取り回しに苦労することはないので良い適応となり，炎症性腸疾患により腸管利用尿路変向ができない症例にも選択肢となる。
　尿管皮膚瘻の適応とならない症例は肥満患者である。左右の尿管を1側にまとめるシングルストーマとする場合，肥満のため尿管が届かないことが制限事項となる。ぎりぎり距離が足りた場合も緊張がかかり，血流不良または埋没状態となりチューブレスとならない可能性が高くなる。このような症例では躊躇なく回腸導管を選択すべきである。また肥満でなくても体型が幅広く上下に短い症例では，尿管長が足りなくなる可能性がある。よってBMIなどの指数を参考にしつつ，最終的には術中の術者判断が必要である。
　尿管皮膚瘻は背の低いストーマ（フラッシュストーマ）となるため，回腸導管に比べ一人でパウチ交換を行うことが難しい場合がある。術前に家族構成や医療支援状況を確認し，術後パウチ管理の具体的な支援体制を整えておくことが必要である。

術前検査

　排泄性尿路造影または造影CTによる尿路の確認が必要である。重複尿管などの先天異常がないかどうか，水腎・水尿管の有無を確認しておく必要がある。術前画像は術後の尿路通過状態を比較する基準としても必要である。
　ストーマの位置決定はクリーブランドクリニックの5原則（ 表1 ）に則って行う。ただし回腸導管と違い，必ずしも腹直筋を通す必要がないので，腹直筋外側で皮膚のシワを避けつつ患者本人の視認可能な範囲で場所を決定する。尿管の長さによりストーマ作成位置を調整することがあるため，ピンポイントではなく三角形や楕円の範囲で示すことが多い（ 図1 ）。

表1 クリーブランドクリニックの5原則

1	臍より低い位置
2	腹直筋を貫く位置
3	腹部脂肪層の頂点
4	皮膚のくぼみ，しわ，瘢痕，上前腸骨棘の近くを避けた位置
5	本人が見ることができ，セルフケアをしやすい位置

図1 ストーマの位置決定
ⓐ臥位
ⓑ座位

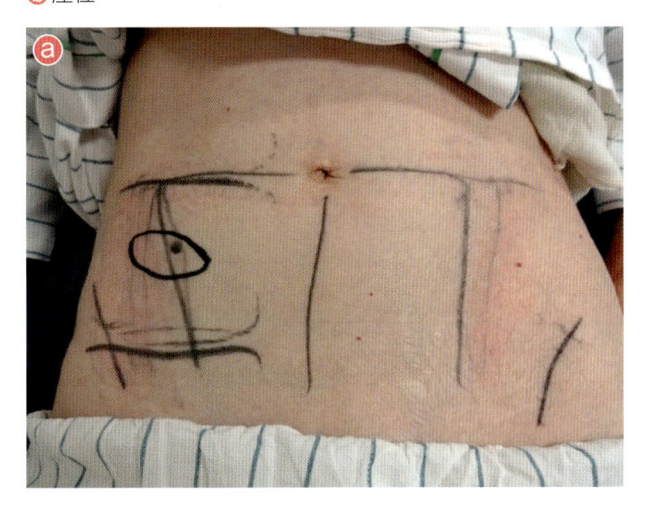
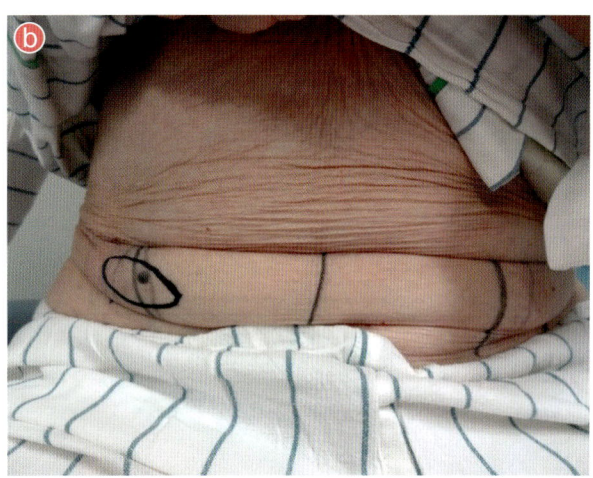

手術のアウトライン

1 体位および切開
2 膀胱壁と腹膜の剥離
3 尿管剥離
4 後腹膜トンネル作成
5 ストーマ作成位置の決定
6 ストーマ孔作成
7 ストーマ作成
8 カテーテル固定

手術手技

1 体位および切開

　仰臥位で行う。下腹部正中切開で膀胱前腔に達し，左右の内外腸骨血管を露出し，リンパ節郭清あるいは膀胱全摘除術の準備とする。この際，尿管皮膚瘻ストーマを作成する側の腹壁の裏まで剥離を進めておくと，その後の流れがスムーズである。

2 膀胱壁と腹膜の剥離

　尿管皮膚瘻造設では腹膜外操作を基本とする。まず左右精管を同定し切断した後，その

膀胱側を十分剝離しておく。こうすることで膀胱後面と腹膜との剝離の際，その到達点がわかりやすくなる。正中臍索を指標に膀胱頂部を同定し，膀胱壁と腹膜とを剝離する。この際，膀胱を粘膜鉗子で把持し，腹膜を頭側に引き上げるように緊張をかけると，膀胱壁と腹膜との間の疎な組織が明確になり，電気メスやペアンを用いた剝離が容易となる。

3 尿管剝離

尿管剝離はこの手術の大事なポイントである。総腸骨血管との交差部で尿管を確認し，周囲脂肪の膜を鑷子で摘み上げると，脂肪同士の隙間を確認することができる。この隙間を電気メスやハサミで上下に広げると，尿管周囲脂肪を付けたまま尿管の剝離がスムーズに進む。この際，ネラトンカテーテルや血管テープで尿管を確保してよいが，引っ張りすぎに注意する。左尿管は右側にまわす必要があるので，通常は腎下極まで剝離し，場合によって腎門部まで剝離を進める。この際，内側に性腺動脈からの分枝が流入するが，腎門部以外は尿管の可動性を高めるために切らざるを得ない。末梢側は尿管膀胱移行部まで剝離を進めると，周囲脂肪が少なくなるが，膀胱癌手術においては断端を術中迅速に提出することが通例なので，病理検査提出用と考え剝離しておく。離断した尿管にはスプリントカテーテルまたはシングルJカテーテルを挿入し糸で仮固定しておく。

4 後腹膜トンネル作成

腹膜に包まれた腸管を両側から包み込むようにつかみ，仙骨岬角または腹部大動脈分岐部を目安に中指と人差し指の先端を両側から少しずつ進めていくと左右から到達した指先が触知できる。ここでお互いの指先を触知しながら剝離を進めるとトンネルが開通する。指が2または3本通るスペースを確保する。この時血管側に近すぎる剝離を行うと下腹神経叢を含む索状物を拾ってしまうため，どちらかというと腹膜に沿って剝離を進めたほうがよい。右から通した指先に左尿管のスプリントカテーテル先端を把持し，尿管にねじれがないように右側に引き出す。

Advanced Technique

左尿管の長さが足りない場合は，尿管剝離を腎門部まで伸ばす。加えて後腹膜トンネルの剝離を頭側の下腸間膜動脈下縁まで広げることで，尿管が最短距離でトンネルを通過することになり，腹壁を通した際に余裕ができる（図2）。

5 ストーマ作成位置の決定

ここで両側尿管の長さを確認し，あらかじめマークしたストーマサイトのどの部分にストーマを作成できるか確認する。外側のほうが尿管長は短くてすむが，装具の取り付け位置としては正面に近いほうがよい。よって長さと位置の関係が最も良いと考えられる部位にストーマ作成位置を決定する。

6 ストーマ孔作成

ストーマ作成法には豊田法[1]，広川法[2]，有吉法[3]などさまざまな方法がある。それぞれ確実にチューブレスとすべく工夫された方法なので，施設で慣れている方法を選択してよい。ポイントは腹壁トンネルをまっすぐに通すことと，ストーマ形成の際，尿管壁に緊張をかけず余裕をもって形成することの2点である。

図2 尿管長の延長法

左尿管の中枢側は腎門部まで剝離を進め，後腹膜トンネルも下腸間膜動脈下縁まで剝離を広げることで，尿管が直線的にトンネルを通過することになり，最短距離でストーマ孔に到達する。

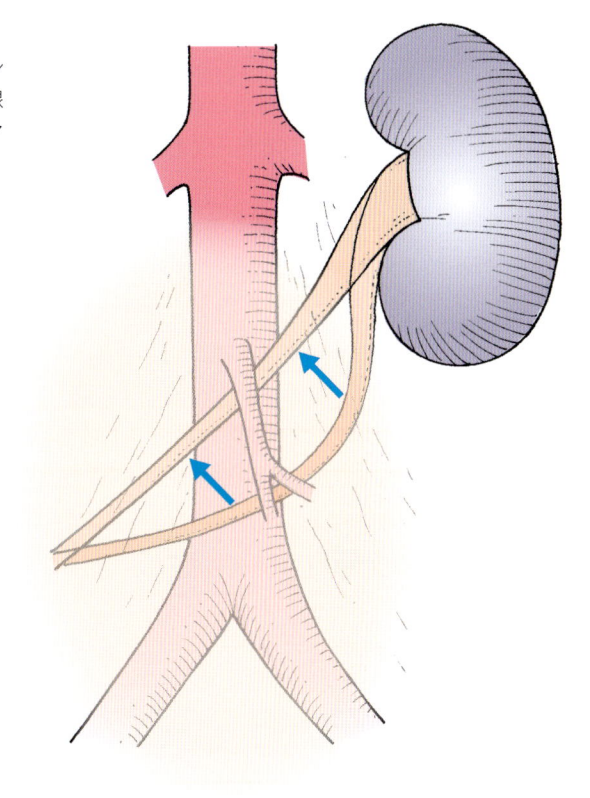

図3 ストーマ孔の切開デザイン

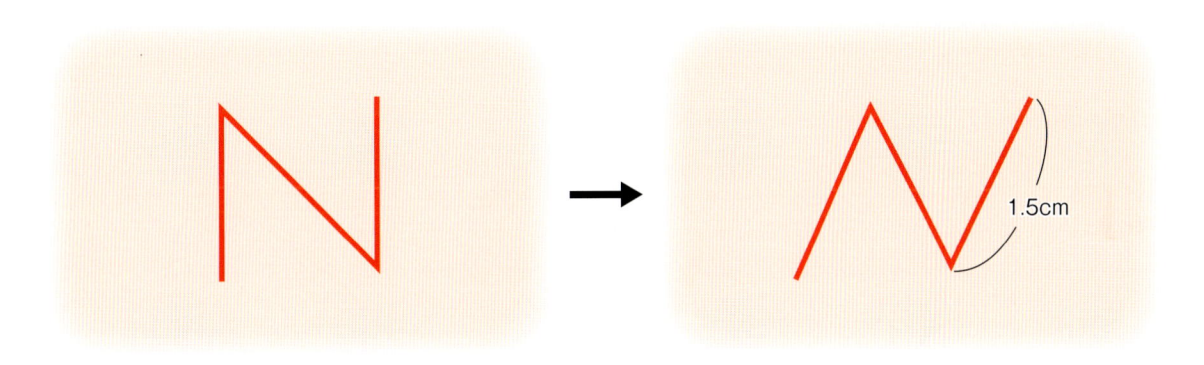

　ここでは有吉法を解説する。皮膚に1辺1.5cmほどのN字切開を加える。この際それぞれの皮弁が細くならないようやや開いた形のN字とする（**図3**）。皮下脂肪をペアンで開き，筋層もペアンで広げる。通常ストーマは腹直筋より外側に作成するので，この部分の筋層は外腹斜筋と内腹斜筋の内側縁であり，筋膜・筋層とも薄いためペアンで容易に開くことができる。トンネル径は指1本半から2本弱程度を確保する。拡張のない尿管2本を通す場合，指1本では狭く2本ではやや大きい。片側尿管皮膚瘻では指1本分でよい。拡張尿管の場合は皮膚切開，トンネル径とも適宜大きくする。孔を開ける際は皮膚と筋膜の位置をきちんと合わせておかないと，ズレを生じ皮下で尿管の屈曲を招き尿管狭窄の原因となる。コッヘル鉗子2本を正中創の筋膜にかけ，皮膚と筋膜をバランスよく引っ張ることで皮膚と筋層のズレを解消する。通常，腹直筋外側でストーマ孔を作成するので筋膜縫合は必要ないが，腹直筋を通す場合は筋膜のズレを防ぐため，3，4針前鞘と後鞘を合わせておく。

7 ストーマ作成

　ストーマ孔から引き出す尿管の長さは最低2cm程度必要である。尿管長に余裕があればさらに引き出し，余裕をもってストーマ形成を行い，余剰部分は最後にトリミングを行うぐらいであれば血流の維持されたストーマとなる。尿管の落ち込みを防ぐ目的で尿管側壁に4-0吸収糸で1針運針し筋層に固定する。尿管径が大きい場合は2針固定を行う。N字切開の三角皮弁の向きに合わせ，尿管に2.0～3.0cmのスリットを入れる。このとき，尿管末梢まで達している血管を損傷しないよう注意する。

　まず三角皮弁の根元と尿管側壁を固定し皮弁の落ち込みを防止する（ 図4 ①）。次に三角皮弁の頂点と尿管スリットV字先端部を縫合し（ 図4 ②），続いて三角皮弁の1片と長さが一致する尿管壁に運針する（ 図4 ③）。対側も同様に運針した後は，順に対側同士を合わせていくと，偏りのない吻合が完成する。一部，尿管同士を合わせる部分が出てくるが，2，3針で軽く合わせる程度で問題ない。吻合には4-0の吸収糸を用い，運針が密になりすぎないよう行うことが重要である（ 図5 ）。

8 カテーテル固定

　当科ではスプリントカテーテルを用いているため，ストーマ形成後，ストーマ周囲皮膚に糸でカテーテルを固定している。

図4 吻合手順
（わかりやすいように片側尿管で記載）

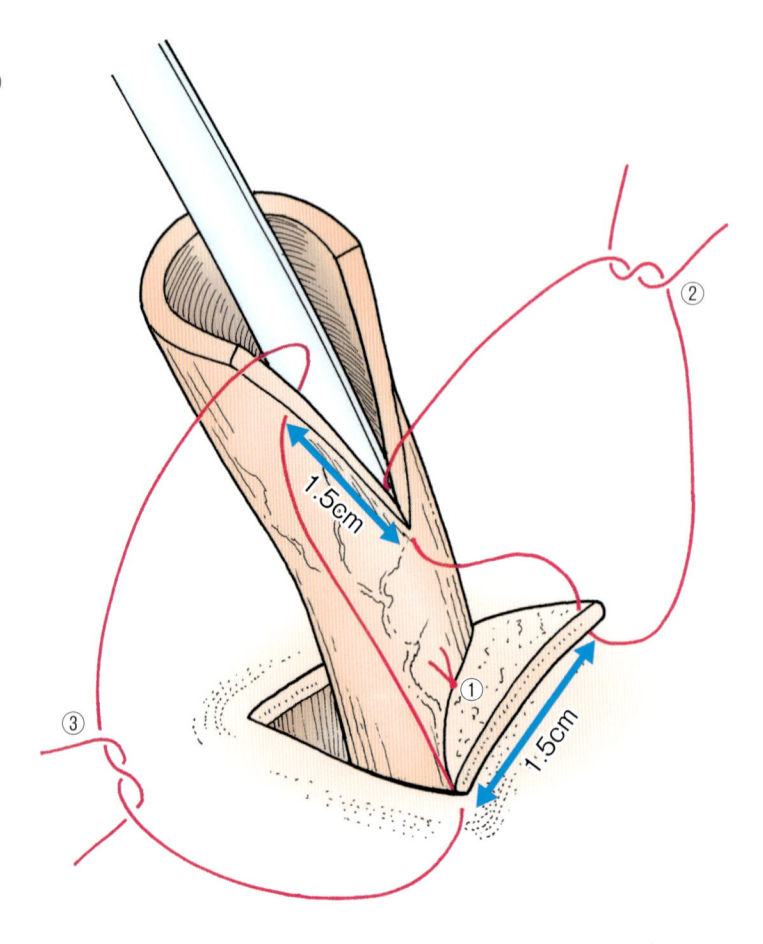

図5 有吉式完成図

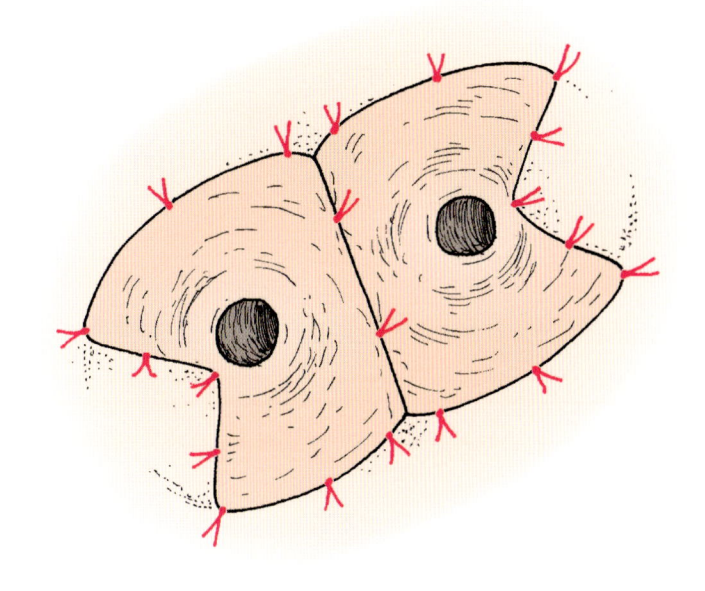

術後管理

　術後数日はストーマ表面に血塊が付着することが多いが，スプリントカテーテルからの尿流が保たれていれば無理に外す必要はない。7～10日をめどに片方ずつスプリントカテーテルを抜去する。右が抜けた2日後くらいに左を抜去，というスケジュールでよい。抜去直後は尿管の浮腫により一時的な尿流停滞を起こし，腎盂腎炎を発症することがあるが，完全閉塞とならない限りカテーテル再挿入は行わず，抗菌薬投与と点滴で経過をみるほうがよい。尿流を認めないあるいは尿路感染の軽快がみられない場合は，一時的にスプリントカテーテルあるいは栄養チューブを挿入しドレナージを図る。このとき，ブジーで拡張したり太いカテーテルを挿入することは避けるべきである。組織の線維化を招き，狭窄の原因となる。挿入するカテーテルは6Frまでとする。

　粘膜表面の色調が悪く白色調の場合，粘膜自体は壊死し周囲皮膚が覆いかぶさってくることになり，結果ピンホール状のストーマとなりやすい。よって挿入しているカテーテルは1～3カ月留置したままとし，外来で抜去したほうがうまくいく場合がある。

　ストーマ作成後の経時変化と注意点を **図6** に示す。

Advanced Technique

ストーマ狭窄の際の対処法を列記する。

1. 栄養チューブまたはシングルJカテーテルを挿入し1～3カ月間留置する。
2. 上記でうまくいかない場合，狭窄部をメスで鋭的に切開したうえでカテーテルを挿入し1～3カ月間留置する。
3. 切開してもうまくいかない場合は，狭窄部を輪状に切除し吸収糸で縁をかがるように運針し，カテーテルを挿入する。
4. 以上の処置でうまくいかない場合，カテーテル挿入で管理するのか，腎機能が悪化してもよいのでチューブレスで管理するか判断する。

文献
1) Toyoda Y: A new technique for catheters cutaneous ureterostomy. J Urol 1977; 117: 276-8.
2) Hirokawa M, Iwasaki A, et al: Improved technique of tubeless cutaneous ureterostomy and results of permanent urinary diversion. Eur Urol 1989; 16: 125-32.
3) Ariyoshi A, Fujisawa Y, et al: Catheterless Cutaneous Ureterostomy. J Urol 1975; 114: 533-5.

図6 ストーマ作成後の経時変化と注意点

術後3日

尿管粘膜への物理的刺激を避けるため，尿管粘膜表面に血餅が付着していても取り除かない。

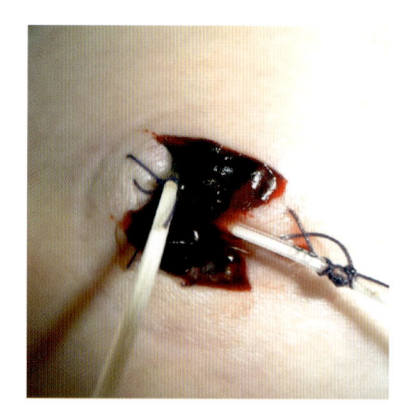

術後2週間

下方の尿管は血流良好で色調も良い。上方の尿管は血流不良のため壊死しかかっており，表面には白苔が付着している。尿流出の妨げとなるようであればカテーテル再挿入を検討する。

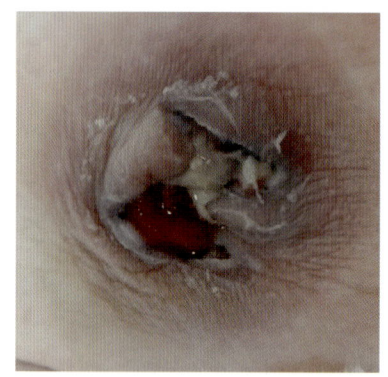

術後4週間

上方の尿管にはまだ白苔が付着している。自然脱落を待つが，尿流出の妨げとなる場合はカテーテルを挿入する。

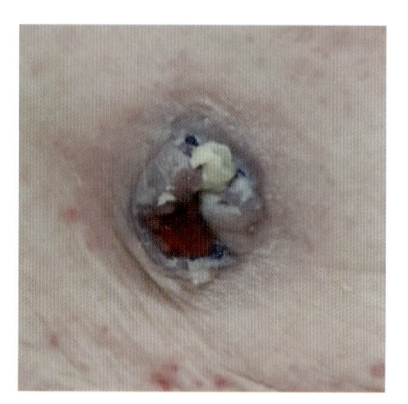

術後6週間

上方の尿管粘膜に付着していた白苔は脱落したが，色調不良である。今後，ピンホール状のストーマとなる可能性が高い。

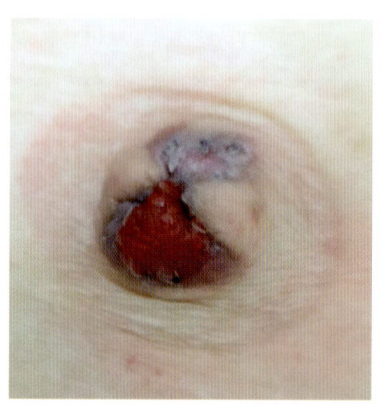

術後6カ月

下方の尿管粘膜は色調が保たれ，上方の尿管粘膜は皮膚に覆われピンホール状となっている。しかし尿流は保たれており，水腎症，腎機能悪化は認めない。

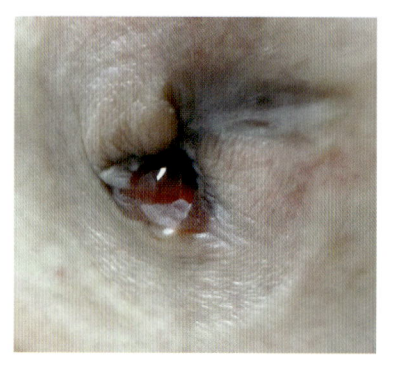

回腸導管造設術

宮城県立がんセンター泌尿器科診療科長　**川村貞文**

　回腸導管は1950年にBricker[1]により報告された術式で，手術成績が安定していて長期的にも合併症が少ない最もスタンダードな尿路変向術である。

　筆者らが通常行っている手技を中心に解説する。

適応，禁忌

　小腸に病変がある場合や，腹部臓器に放射線照射や腸管の手術既往がある症例では慎重に適応を検討する必要がある。

術前検査，術前準備

　ストーマサイトの決定が最も重要である。皮膚・排泄ケア（wound・ostomy・continence；WOC）認定看護師とともに，座位，臥位などさまざまな姿勢をとって皺の位置や，患者自身が見ることができてセルフケアしやすい位置などを確認して位置を決定する。第二候補まで位置を選定しマーキングしておく。通常は右腹部の臍より尾側で，腹直筋を貫く位置となる（ 図1 ）。

　腹直筋膜前鞘・後鞘の癒合部を損傷しないように位置決定することが肝要である。腹直筋はエコーで容易に確認することができる。

　術前から実際にパウチを貼ってイメージトレーニングを行うなどして，術後のセルフケア習得期間の短縮に努めている。

　腸管処置は行っていない。手術前日の夕食まで常食とし，21時以降は絶飲食とする。手術当日朝120mLグリセリン浣腸を行う。

手術のアウトライン

1. 尿管の剥離，誘導
2. 虫垂切除
3. 導管部腸間膜の処理
4. 回腸の離断・糞路の再建
5. 導管の洗浄
6. 尿管回腸吻合
7. 尿管導管吻合部の後腹膜化
8. ストーマ形成

図1 ストーマの位置
右腹部の臍より尾側で腹直筋を貫く位置。パウチ
が臍や創にかからないようにする。

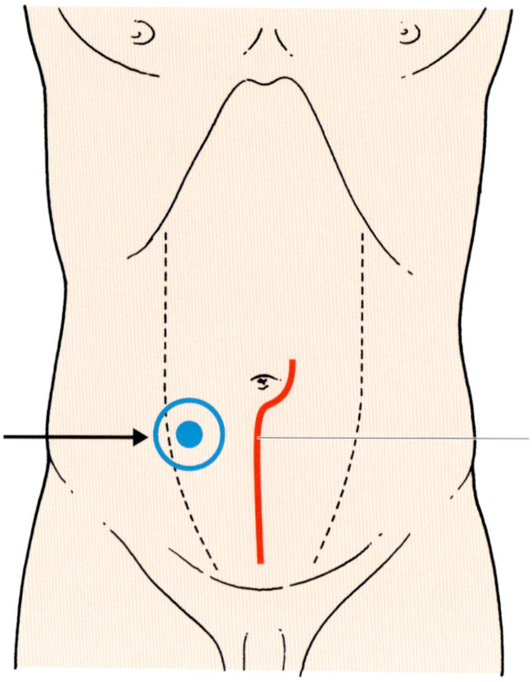

ストーマ位置　　　　　　　　　　　　　　　　　　　　　皮膚切開

手術手技

1 尿管の剥離，誘導

　膀胱全摘術の後に引き続いて行われるため，すでに尿管は剥離され，尿管ステント（筆者らは6.5Frユリテジンカテーテルを用いている）が留置されている。尿管の血流障害を防ぐため，栄養血管は可及的に温存し尿管をむき出しにしないように剥離する。断端を迅速病理検査へ提出して癌陰性であることを確認する。

　岬角前面の後腹膜を横切開（3〜4cmで十分）し，ここに両側尿管を捻れがないように注意して引き出す。特に左側は自然な走行となるよう尿管を頭側までしっかり剥離し，用手的に剥離したS状結腸背側を通して導く。

2 虫垂切除

　虫垂がある場合は虫垂切除を行う。虫垂間膜を結紮・切断する。虫垂根部をコッヘルで挟んで挫滅させ，この部位を絹糸で結紮する（図2a）。虫垂をメスで切断して断面はイソジン®で消毒する。タバコ縫合を置いて虫垂根部を埋没させる（図2b）。

3 導管部腸間膜の処理（図3）

　腸間膜を無影灯にかざして血管の走行をよく観察する。

　通常回盲部から約15〜20cmの部位を肛門側切開線とし，約15cmの導管を遊離するように切開ラインを決める。腸間膜切開は，肛門側は6〜9cm，口側は5〜6cmの長さでよい。

　腸間膜の切開は，まず漿膜のみを剪刃で切開し，脂肪組織は電気メスで切開，血管は長モスキートペアンですくい上げて3-0絹糸で結紮し切断する。出血しやすいので愛護的に行う。もしくは超音波切開装置で切断する。切開予定部位の腸間膜付着部を電気メスで2cmほど腸管から外して切り代をつくる。

図2 虫垂切除

ⓐ虫垂間膜を結紮切断する。
ⓑ虫垂断端はタバコ縫合で埋没させる。

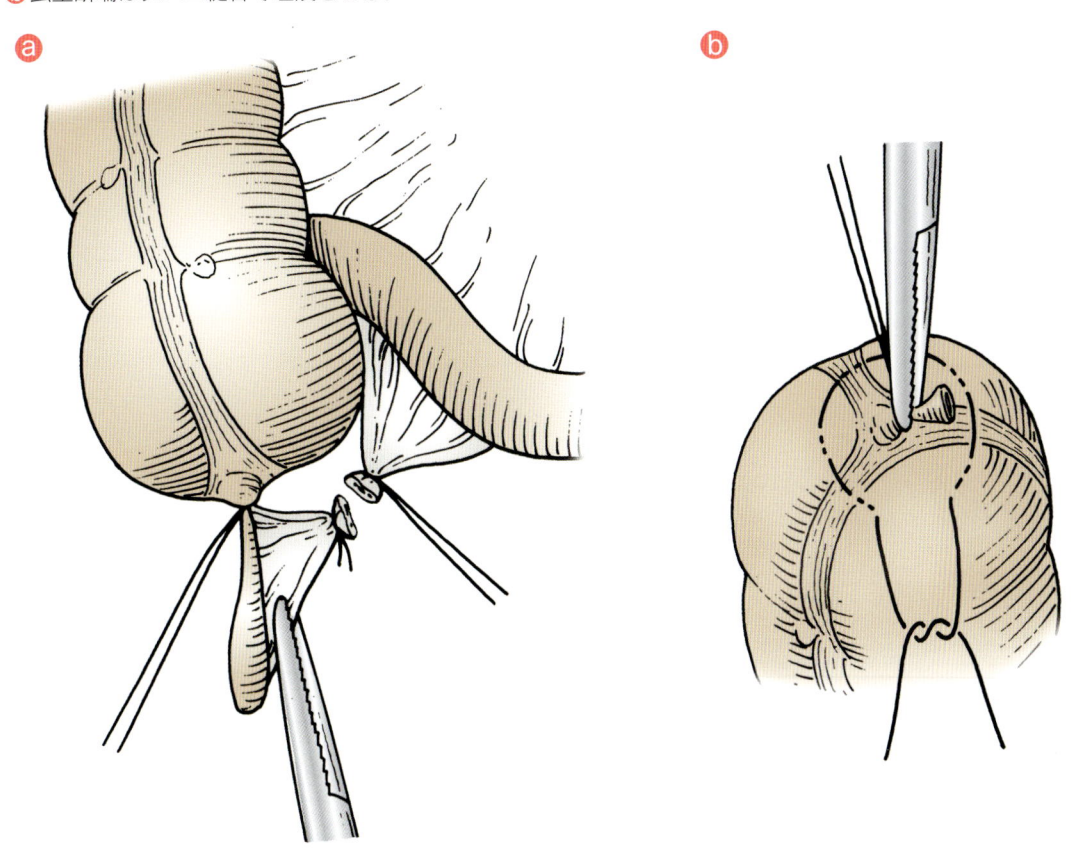

図3 腸間膜の処理・導管の遊離

回結腸動脈は切断しない。腸間膜のみを鋭的に切開した後，血管のみを拾って結紮する。腸間膜付着部は電気メスで2cmほど腸管から外して切り代をつくる。

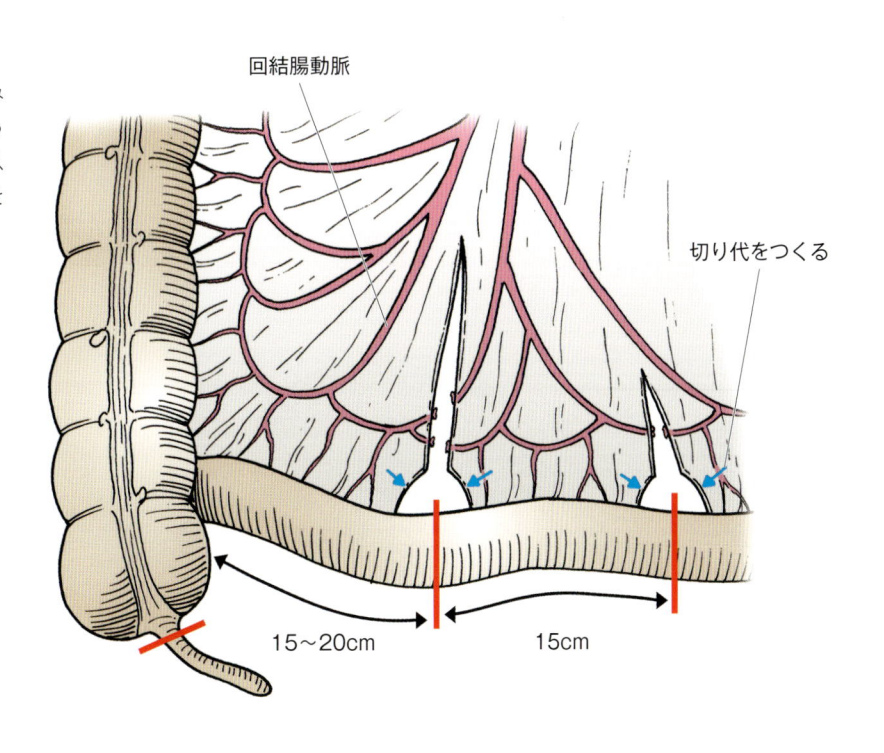

回結腸動脈

切り代をつくる

15～20cm

15cm

4 回腸の離断・糞路の再建

腸管処置の際は，術野を新たに穴圧布で覆い汚染を避ける。

⬤機械吻合

手技が容易で，カートリッジ4本までが保険適用になっている。腸鉗子をかけ，エンドGIA™などの吻合器で腸管を切断する。腸間膜反対側の腸管切断端の角を，カートリッジが入るくらいの穴が開く程度にはさみで切り落とす。両腸管の腸間膜反対側同士がバランスよく合うように，断端をアリス鉗子で把持挙上するか支持糸をかけるなどして，カートリッジを挿入してファイアーする（**図4a**）。

図4 糞路の機械吻合

ⓐ腸間膜反対側の腸管切断端の角を少し落としてカートリッジを挿入する。腸間膜反対側同士が合うようにしてファイアーする。
ⓑ断端をアリス鉗子で把持して，ステープルラインが重ならないようにし，ファイアーしたとき断端が逃げないようにする。
ⓒ腸管の側側吻合となる。

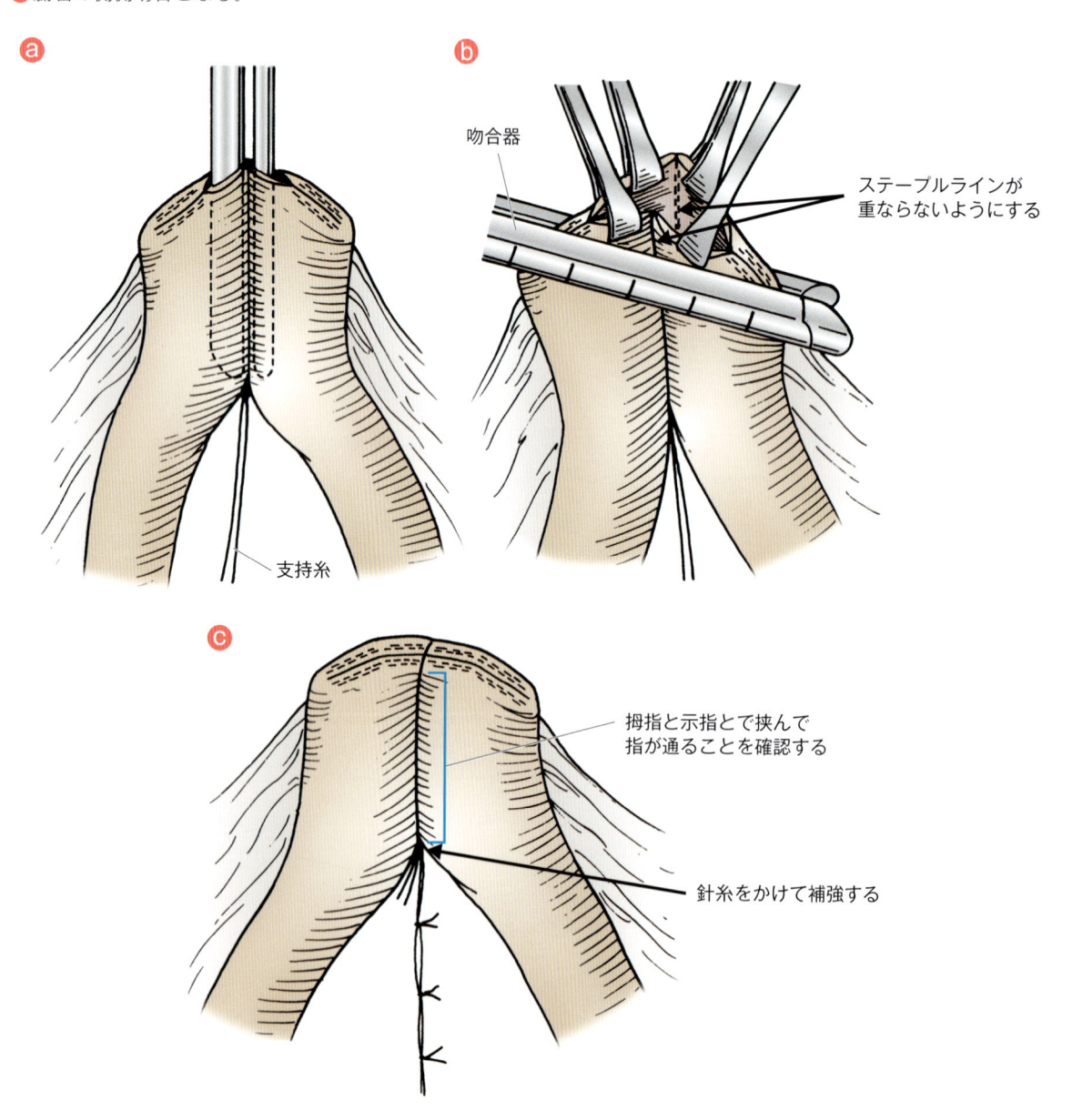

開放している断端をアリス鉗子でつまみ，ステープルラインが重ならないようにずらして合わせ，ここに吻合器をかけて縫合閉鎖する（ **図4b** ）。結果的に腸管の側々吻合となる。吻合部を拇指と示指とで挟んで，指先が通るくらいのリングができていることを確認する。縫合部の股のところは裂けやすいので，3-0針付きブラックシルクを1〜2針かけて補強する（ **図4c** ）。

必要に応じて吻合部の両端はタバコ縫合し，縫合部の漿膜を結節縫合してステープラーを埋没させて補強する。

●手縫いによる吻合（ **図5** ）

放射線治療後など腸管の血流が悪い場合は手縫いで吻合する。一層縫合あるいは二層縫合など縫合法はいろいろあるが，慣れた方法でよい。ここでは二層縫合について述べる。

口側および肛門側の腸管断端をイソジン®で洗浄する。両側腸管断端が接するようにそれぞれにかけた腸鉗子を並列させ，周囲を圧布で覆う。3-0針付きブラックシルクを腸間膜側とその対側の漿膜筋層にかけて支持糸とする。後面の中央に漿膜筋層縫合を1針かけておくと吻合面のバランスを取りやすい。両端針4-0バイクリル®を腸間膜側とその対側の粘膜層にかけ（外内−内外），支持糸とする。その一側の針を内に誘導して後面粘膜層を連続縫合（内外−外内）し，対側に至ったら対側の支持糸とで結紮する（ **図5a** ）。前面の粘膜層を連続縫合（外内−内外）する。前面の漿膜筋層を3-0針付きブラックシルクで結節縫合し，後面は腸鉗子を外して腸管を180°反転させて行う（ **図5b** ）。筆者らは，粘膜縫合のbiteは約2mm，漿膜筋層縫合は4mmくらいで行っている。腸間膜の切開縁は閉じて腸管が嵌頓しないようにする。導管は吻合された糞路回腸の尾側に位置することになる（ **図9** 参照）。

図5 糞路の手縫い縫合（二層縫合）

ⓐ腸鉗子を並列させる。腸間膜側とその対側の漿膜筋層に支持糸をかけ，後面の粘膜を4-0バイクリル®で連続縫合する。

ⓑ漿膜筋層は3-0針付きブラックシルクで結節縫合する。

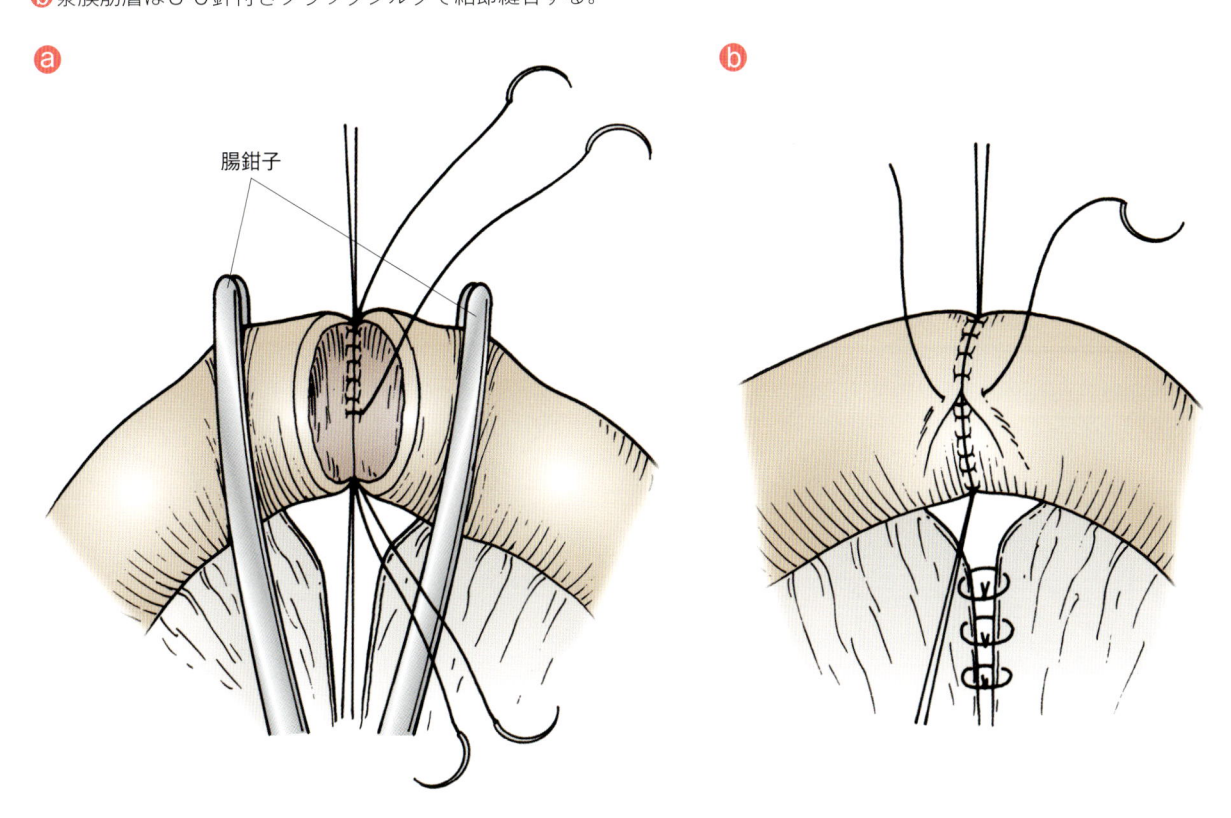

ⓐ

腸鉗子

ⓑ

5 導管の洗浄

導管肛門側断端はエンドGIA™のステープラーを切り落として完全に開ける。口側断端は角を切り落として小孔を開けてフォーリーカテーテルを挿入し，生理食塩水を注入して導管内を十分に洗浄する。肛門側にカップを置いてこれに廃液して吸引管で吸引し，術野の汚染を最小限にする。

6 尿管回腸吻合

左右尿管をそれぞれ導管に端側吻合するBricker法と，左右尿管を一本に縫合して導管口側端に吻合するWallace法とがある。それぞれで種々の変法が試みられている。

●Bricker変法／Nesbit法[2]（図6）

導管口側断端を完全に切り落として4-0バイクリル®で粘膜を連続縫合する。縫合両端はタバコ縫合し，その間の漿膜筋層は3-0バイクリル®で結節縫合して閉鎖する。左尿管12時に縦にスリットを入れ，先端部は切除する。約5mmのスリットが残るようにする。

導管の口側端から約1〜2cm離れた腸間膜付着部反対側のやや腹側の漿膜を，導管の長軸方向に小切開あるいは鑷子でつまんでメッツェンバウム剪刃で小さく切除する。筋層まで切除すると回腸粘膜が脱出してくるので，これを小切除する。

図6 Bricker変法／Nesbit法
ⓐ尿管12時に約5mmのスリットを入れる。まずスリット頂部側と反対側とを全層縫合して支持糸とする。
ⓑ支持の間を2針ずつかける。

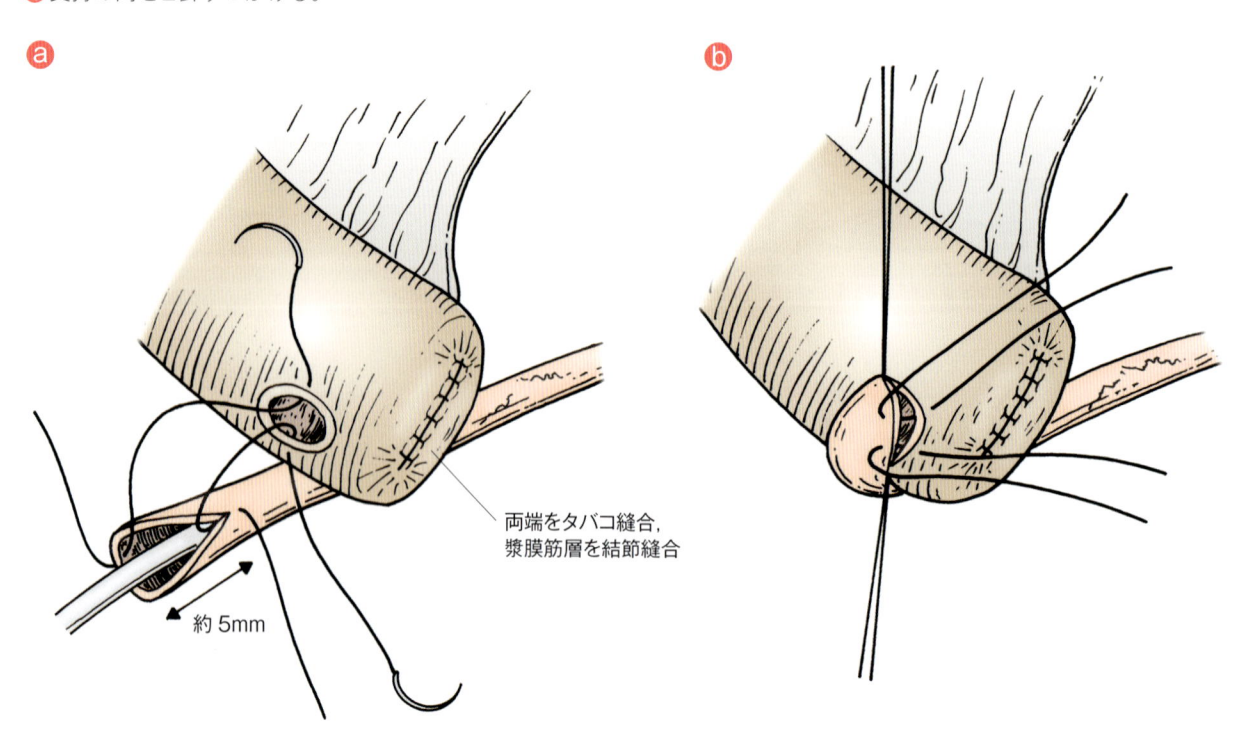

ⓐ

ⓑ

両端をタバコ縫合，
漿膜筋層を結節縫合

約5mm

　まず尿管スリット頂部と導管切除孔の後壁中央とを5-0バイクリル®で尿管を外内，導管を内外の順に全層縫合して支持糸とする。尿管ステントはラピッドバイクリル®で尿管壁に固定した後，ストーマ口側に引き出す。次にスリットと反対側の尿管と導管も同様に縫合し支持糸とする（**図6a**）。二つの支持糸の間を均等に2針（尿管を外内，導管を内外）で縫合する。計6針となる。スリット側の支持糸を，尿管の吻合する側に出すと吻合面の良視野が得られる（**図6b**）。

　右尿管も左尿管吻合部から1〜2cmくらい離れた位置に同様に吻合する。

●Wallace法[3]（**図7**）

　両側尿管12時に大きなスリットを入れ，スリットは回腸導管断端の口径と同じ長さに

図7 Wallace法
ⓐ尿管のスリット長を導管口径に合わせる。
ⓑ内側縁を連続縫合する。
ⓒ支持糸をかけて背側の尿管・導管縁を連側縫合する。その後尿管ステントを留置し固定する。
ⓓ腹側の尿管・導管を連続縫合する。

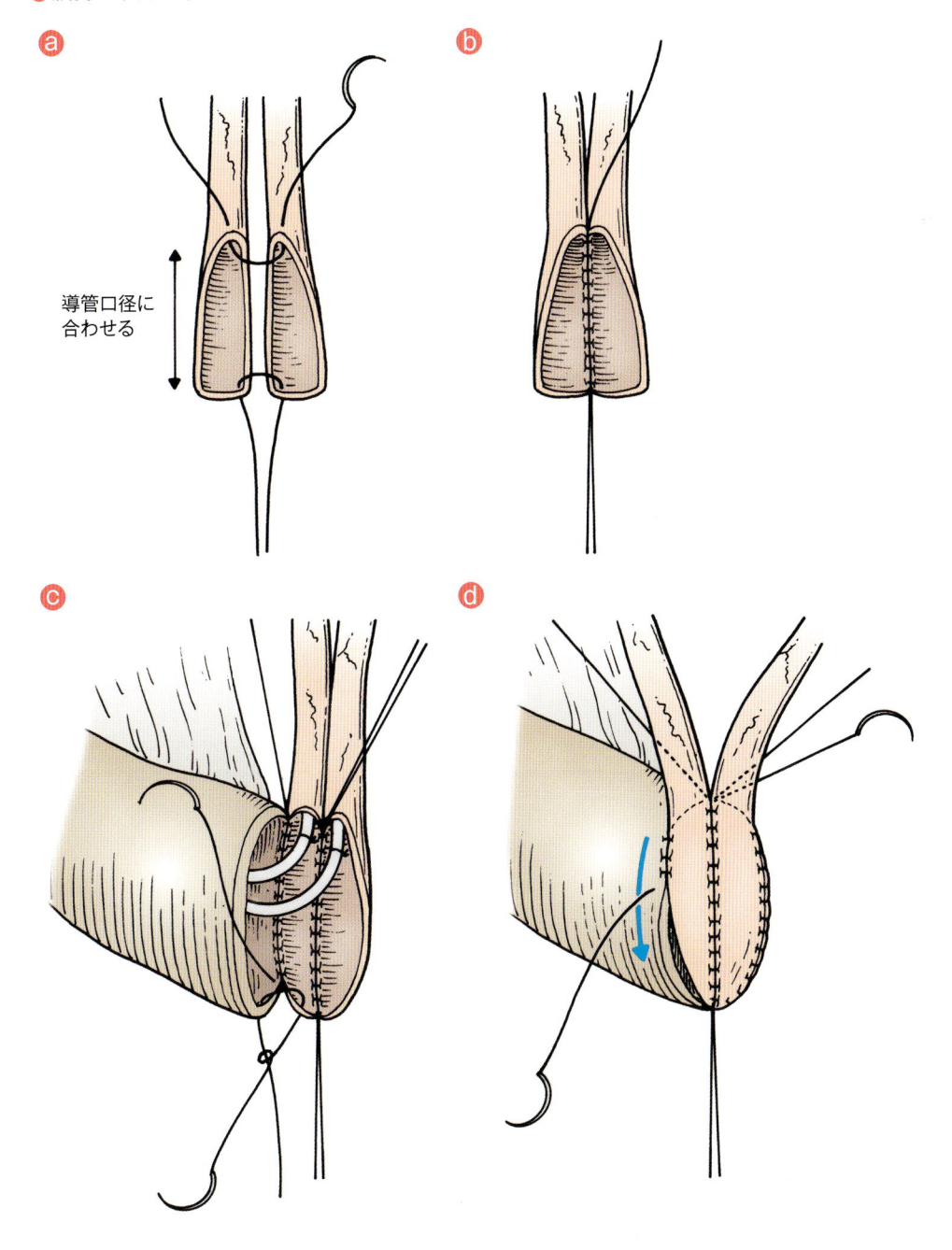

ⓐ

導管口径に
合わせる

ⓑ

ⓒ

ⓓ

なるように余分な尿管先端は切除する。両側尿管のスリットの頂点と下端を合わせて5-0バイクリル®で支持糸をかける（図7a）。この針糸で尿管内側縁を連続縫合して先端まできたら支持糸と結紮する（図7b）。

腹膜付着部とその反対側に，4-0バイクリル®で尿管・導管を外内・内外にかけて支持糸とする。この針糸で背側の尿管・導管縁を連続縫合する。尿管に尿管ステントを入れ直し，導管に引き出す。尿管ステントはラピッドバイクリル®で尿管壁に固定する（図7c）。腹側の尿管・導管を同様に連続縫合する（図7d）。

🔵その他

ここ数年筆者らが行っている弘前大法[4]を紹介する（図8）。

尿管12時のスリットは0.5～1.5cmと長めにする。尿管スリット頂部と導管切除孔の後壁中央を5-0バイクリル®で全層縫合して支持糸とし，尿管ステントを尿管壁に固定するまではNesbit法と同様である（図8a）。尿管ステントと尿管を導管内に押し込み，スリットと反対側の尿管外膜と導管漿膜を5-0バイクリル®で縫合し支持糸とする。支持糸の間を尿管外膜・導管漿膜で1～2針ずつ縫合する（図8b）。

この方法のほうが容易にwater-tightに縫合でき，吻合部の血流障害も少ない。導管内に押し込まれた尿管は自然に翻転してニップルを形成するようである。これまで吻合部狭窄は1例も経験していない。

図8 **弘前大法**

ⓐ尿管スリットの頂部と導管切開孔の後壁中央とを全層縫合し支持糸とする。
ⓑ尿管を導管内に押し込み，スリット反対側の尿管外膜と導管漿膜を縫合して支持糸とする。支持糸の間の尿管外膜・導管漿膜を1～2針ずつ縫合する。
ⓒ尿管を導管内にしっかり押し込む。粘膜は縫合しなくてよい。

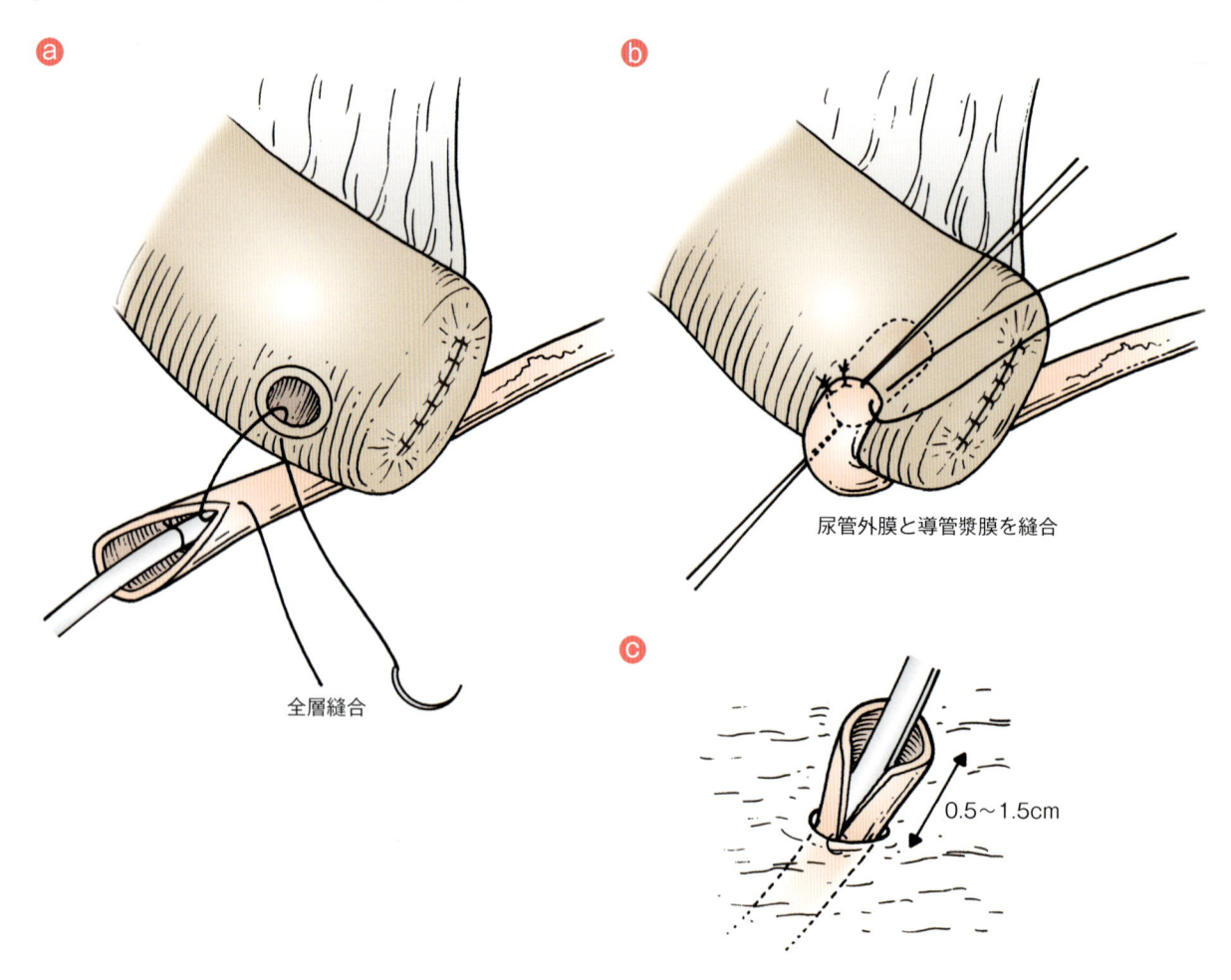

ⓐ 全層縫合

ⓑ 尿管外膜と導管漿膜を縫合

ⓒ 0.5～1.5cm

Advanced Technique

吻合部狭窄を避けるため以下の点に注意を払う。

- 血流障害を避けるために吻合部の尿管は可能な限り鑷子で把持しない。
- 吻合では，尿管のbiteは1mmくらいにしてしっかり全層にかける。biteをとりすぎたり，密に縫いすぎたりすると尿管の血流障害となる。
- 尿管のスリットと導管の孔は長さのバランスをよく考えて切開する。吻合糸の間隔もバランスよくとる。バランスが悪いと尿管が過伸展されて血流障害となり，逆に皺ができると尿漏れの原因となり余計な追加糸が必要になる。
- 尿管自体にも過度の張力が加わらないようにする。尿管長はちょうどよいと思う長さよりもさらに少し長めくらいでよい。

7 尿管導管吻合部の後腹膜化（図9）

　導管と後腹膜切開縁を3-0あるいは4-0バイクリル®で結節縫合し，導管口側断端と導管尿管吻合部を後腹膜化する。

8 ストーマ形成

●導管の固定（図10）

　開創器を外し，腹直筋膜に鉗子をかけて，助手に皮膚，皮下組織，腹直筋を正中に寄せてもらい，閉創時と同じ状態にする。この3層がずれないように注意を払いストーマ孔を作成する。

図9 尿管導管吻合部の後腹膜化
導管腸管膜の上に，吻合された糞路回腸が位置する。
糞路腸間膜の切開縁を閉じておく。

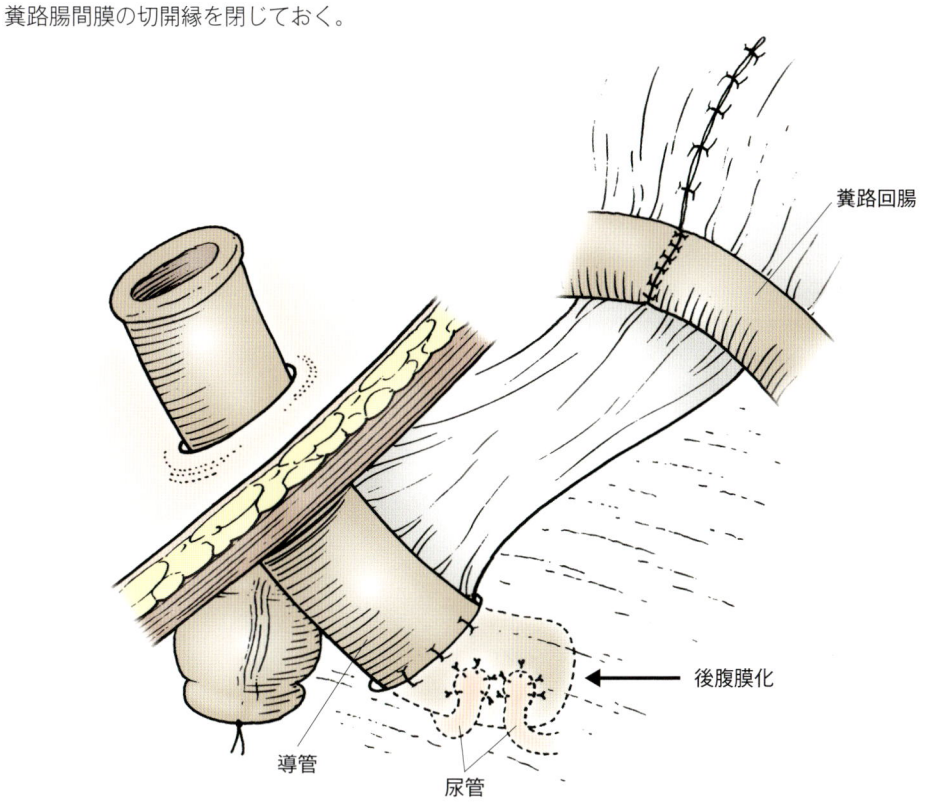

糞路回腸

後腹膜化

導管

尿管

皮膚切開は，ストーマ作成予定位置に10mL注射器の内筒のお尻部分を押し当てて圧痕をつくり，それをガイドに行うと容易である（図10a）。腹部が膨満している患者などでは頭尾側方向に少し長めの楕円形に切開すると，切除後正円になる。適度に電気メスで皮下脂肪を除去する。取りすぎるとストーマ周囲にdead spaceができる。

　助手に筋鉤で広げてもらって腹直筋膜前鞘を露出し，これを電気メスで十字切開する。筋鉤で腹直筋を左右に分ける（図10b）。腹腔内よりガーゼを当てて左手で押し上げながら，後鞘と腹膜を電気メスで十字切開する。指二本が楽に入るくらいの孔がちょうどよい。捻れがないように導管，および尿管ステントを腹壁外に誘導し，導管遠位端が皮膚から4cmほどの高さとなるよう調整する。腸間膜は左頭側に位置することになる。腹壁外に出た導管の高さが全周同じ高さになっていることを確認する。

　まず導管と十字切開した腹直筋前鞘のフラップの先端に3-0バイクリル®を4針かけモスキートペアンで把持しておく。後鞘にはかけない。間隔や高さがバランスよく針糸がかけられていることを確認してから結紮する（図10c）。さらに十字切開の切れ込みに4針かけて計8針で固定する。運針が慣れない場合は，導管を通す前に筋膜に針糸をかけておく（図10d）。腸間膜部分は血管に注意し膜だけを拾って吻合する。

　ニップルの形成は，閉腹後に行ったほうがバランスよく吻合できる。それまでは濡れガーゼで導管を覆っておく。

Advanced Technique

・傍ストーマヘルニアを避けるため腹直筋はスプリットしすぎない。固定糸の間隔を均等にバランスよく8針かければ，通常ストーマヘルニアが発生することはない。
・筋膜の孔が大きすぎた場合や，腸間膜部がうまく固定できない場合などは，腹腔側から腹膜腹直筋後鞘と導管漿膜とを2〜3針縫合し，傍ストーマヘルニアを予防する。

●ニップルの形成（図11）

　導管全層，皮膚の高さの導管漿膜，皮膚真皮に4-0 PDS®を対に4針かけて導管断端を外翻させ，ニップルを形成する。4針かけ終わってから結紮したほうがバランスよく縫合できる。縫合の間は導管全層と皮膚真皮とを2針ずつ縫合する。計8針となる。ストーマの高さは1〜2cmとなる。

術後管理

　術中入れていたNGチューブは手術終了時に抜去する。第一病日から飲水を開始する。腸管蠕動促進のためガムを咀嚼させ，第2〜3病日からはGFO®を内服させている。問題がなければ流動食を開始する。

　尿管ステントは第10病日ごろに造影して抜去している。抜去時に発熱することがあるので，予防的に抗生物質を内服させ，日を変えて片側ずつ抜去している。ドレーン抜去後を目安にストーマのセルフケア練習を開始する。

文献

1）　Bricker EM: Bladder substitution after pelvic evisceration. Surg Clin north Am 1950; 30:1511-21. (reprint. J Urol 2002;167:1140-5.)
2）　Nesbit RM: Ureterosigmoid anastomosis by direct elliptical connection; a preliminary report. J Urol 1949; 61:728-34.
3）　Wallace DM: Uretero-ileostomy. Br J Urol 1970; 42:529-34.
4）　Koie T, Ohyama C, et al: Experience and functional outcome of modified ileal neobladder in 95 patients. Int J Urol 2006; 13:1175-9.

図10 ストーマ形成

ⓐ 10mL注射器内筒のお尻部分を押し当てて圧痕をつくり，これをガイドに皮膚切開する。

ⓑ 腹直筋膜前鞘を電気メスで十字切開し，腹直筋を左右に分ける。

ⓒ 腹直筋膜前鞘と導管に均等に4針かけた後に結紮する。

ⓓ 導管を腹壁に通す前に腹直筋膜前鞘に針糸をかけておくと運針しやすい。

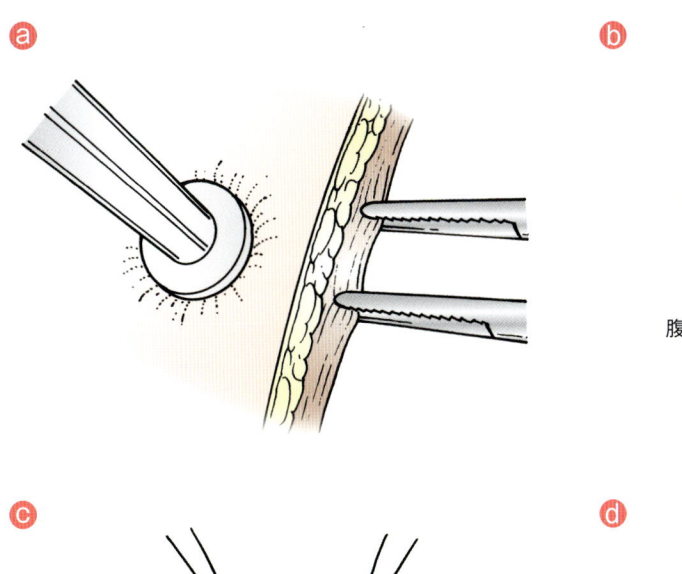

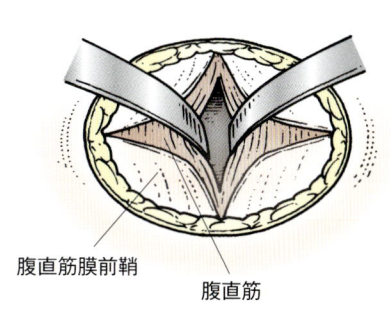

腹直筋膜前鞘　腹直筋

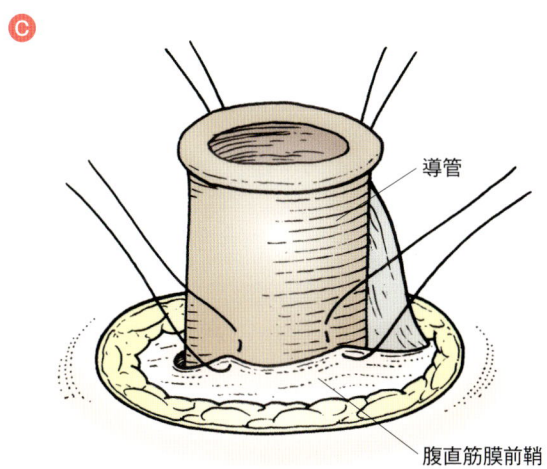

導管

腹直筋膜前鞘

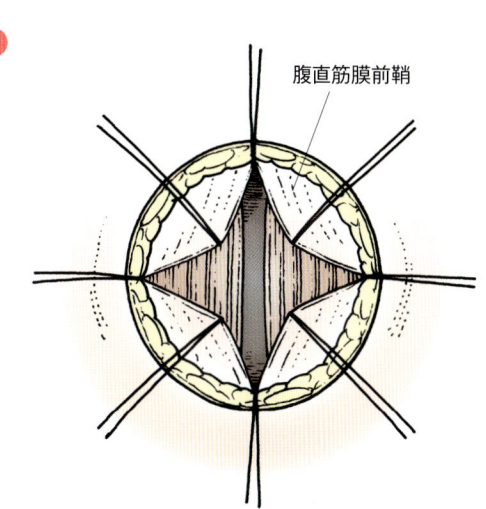

腹直筋膜前鞘

図11 ニップルの形成

ⓐ 導管全層，皮膚の高さの導管漿膜，皮膚真皮に4-0 PDS®を均等に4針かけた後に結紮する。

ⓑ その間をそれぞれ2針ずつ導管全層と皮膚真皮にかけて縫合する。

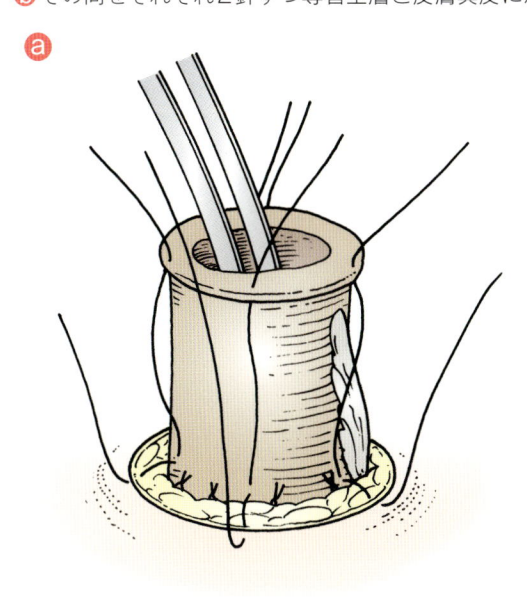

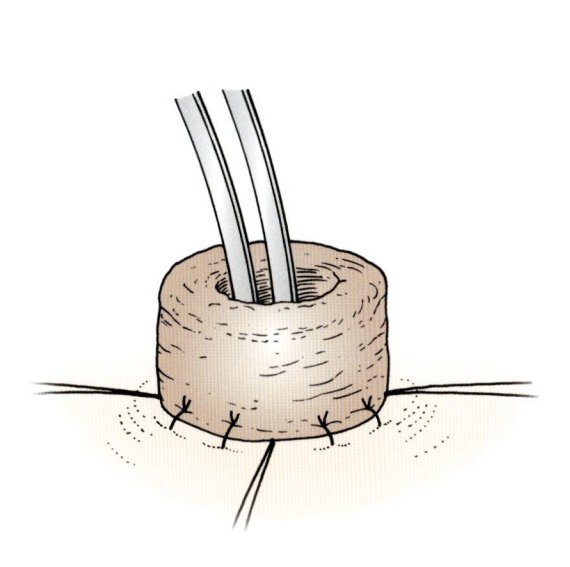

結腸導管造設術

兵庫医科大学泌尿器科学講座准教授　**兼松明弘**

国立がん研究センター中央病院泌尿器・後腹膜腫瘍科医長　**松井喜之**

失禁型尿路変向術としては回腸導管，尿管皮膚瘻が代表的な術式である。今日の臨床現場で結腸導管の適応は限られており，骨盤放射線照射後で回腸や下部尿管の使用が難しい場合の横行結腸導管に限られると思われる。筆者自身もそれ以外の結腸導管作成の経験はない。本稿は結腸導管の歴史と原理について概説し，技術的には横行結腸導管に絞って述べる。

歴史と原理

回腸と比較して結腸は遊離と吻合の手技が複雑で，吻合不全のリスクもやや高いために，尿路変向の導管としては第一選択ではない。結腸使用のメリットとしては逆流防止機構が小腸と比較して作成しやすいことがあるが，逆流防止機構のある結腸導管が回腸導管に対して優位であるという結論は得られなかった。

● 回盲部導管 [1~3]

結腸を使う導管としては回盲部を使用する方法も報告されている。この方法では回盲弁が自然の逆流防止機構となるメリットがあり，腎盂腎炎の発症が減少することが期待されていた。（ 図1 ）。しかし本邦からの147例の報告では，回盲部導管においても腎盂腎炎や結石などの尿路合併症の頻度はそれぞれ13.6%，5.4%と報告されており，回腸導管に比べて決定的なメリットはなかった。またこの方法では導管の回腸部分に尿がうっ滞するためか，炎症による狭窄が発生することが報告されている。

● S字結腸導管 [4,5]

S字結腸だけを遊離する導管も報告されているが（ 図2 ），この方法は主として骨盤内臓器全摘後に，腸管腸管吻合なしにダブルストーマを作成できることを利点として選択されていた。ここでも大腸に粘膜下トンネルをつくる試みが行われている [5]。

● 横行結腸導管 [6,7]

横行結腸導管はSchmidtらにより1978年にまとまった症例数が報告された [6]（ 図3 ）。その後現在に至るまで一般的な術式とはいえないが，近年筆者らは骨盤照射症例の尿路変向に採用してその有効性を報告している（ 図4 ）。本法は骨盤内に放射線が照射されていて，下部尿管や回腸が使用できない場合の導管作成としてはほぼ唯一の選択となる。横行結腸導管を作成するうえでのハードルは，泌尿器科医にとって扱い慣れない横行結腸を使用することである。筆者自身は導管の遊離と結腸結腸吻合はすべて消化器外科医の応援を依頼している。これにより慣れない臓器を扱うリスクとストレスを軽減して尿路変向に専念することができる [7]。

図1 回盲部導管のシェーマ

尿管を回腸末端に吻合し盲腸をストーマとする術式で，回盲部が逆流防止機構として機能することを期待して行われていた。

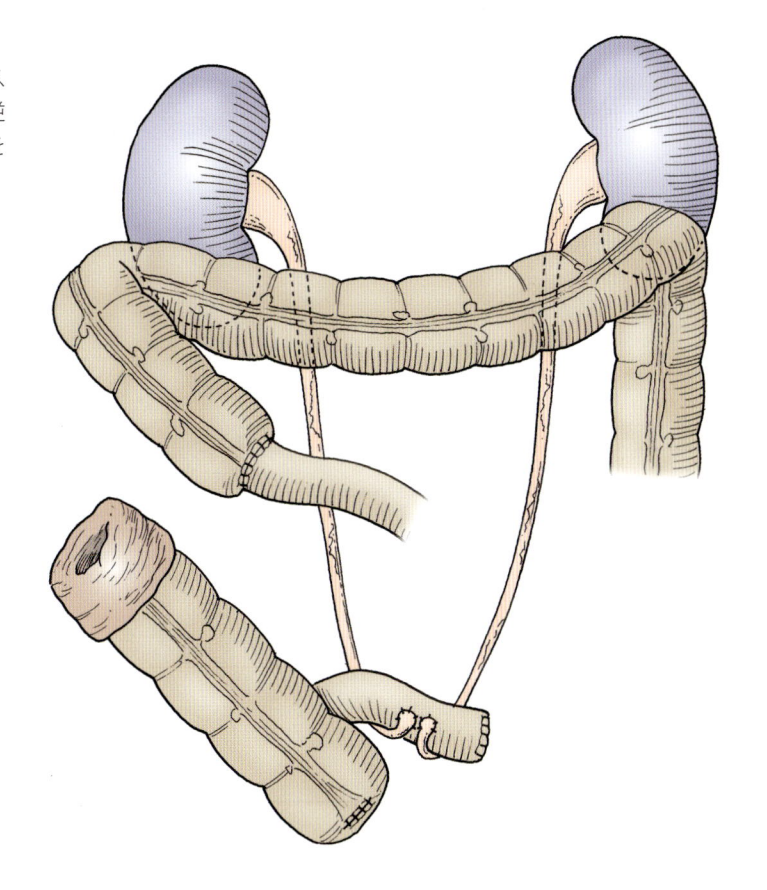

図2 S字結腸導管のシェーマ

この図では導管を遊離して残るS字結腸同士を吻合しているが，ダブルストーマを作成する際に腸腸吻合の必要がないのがメリットとされた。

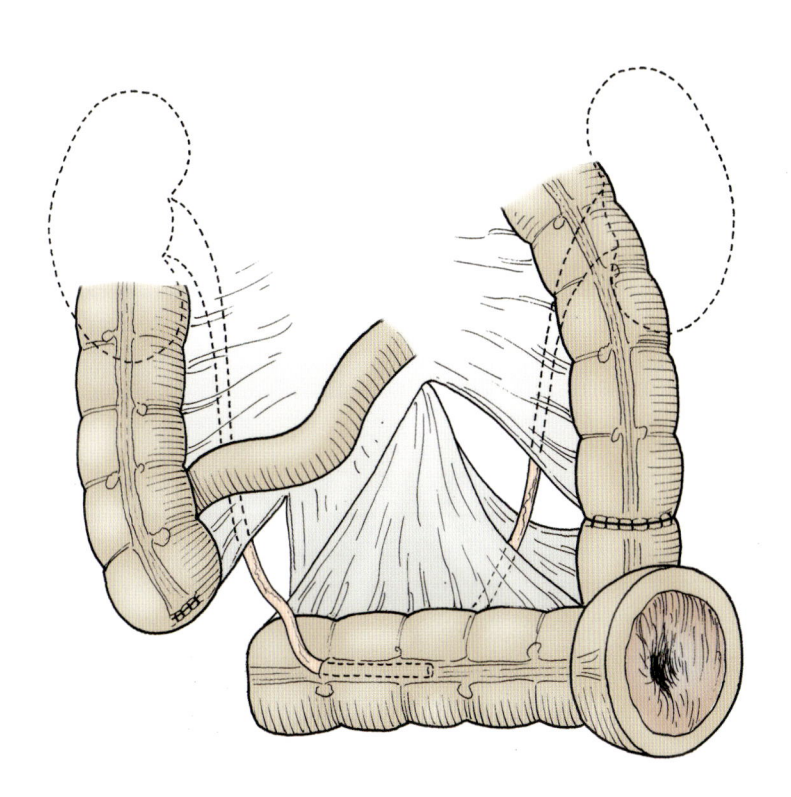

図3 横行結腸導管（Schmidtの原法）

尿管は交叉部付近で確保され，かなり長めに取る記述になっている。現在適応となる症例では交叉部より下は放射線の影響がある場合が多く，余剰長はあまりないことが多い。

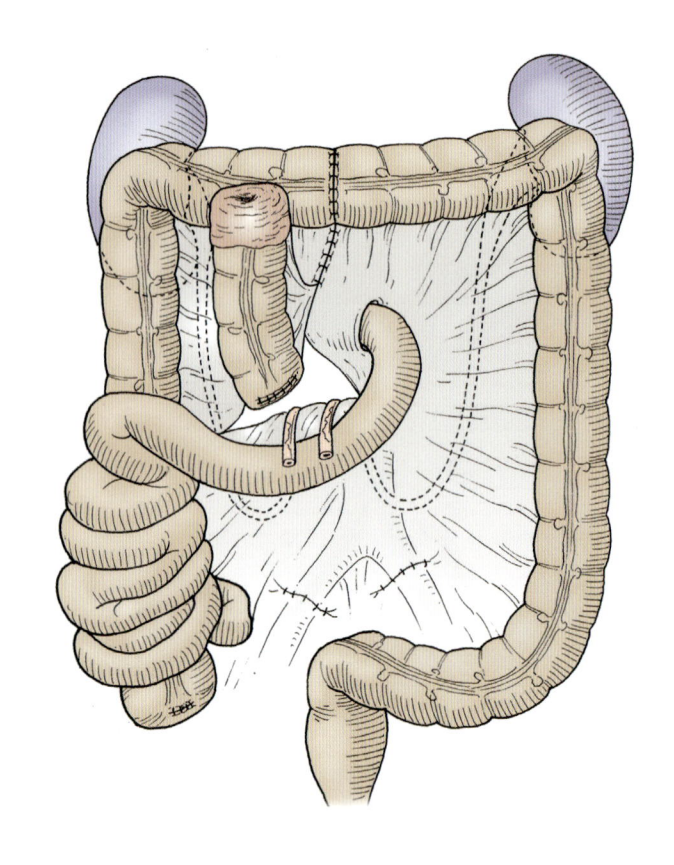

図4 尿管をTreiz靱帯の右側に引き出したところ

ⓐ写真，ⓑシェーマ
尿管は交叉部付近で切断しても，Treiz靱帯右側の後腹膜開窓部から余裕をもって引き出すことが可能である。

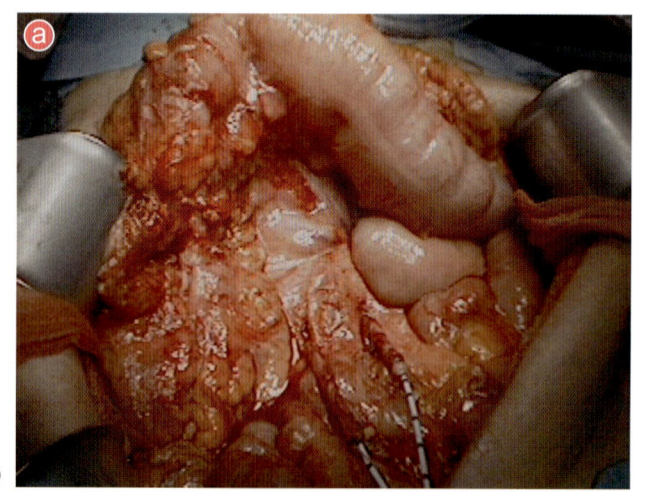

（文献7より転載）

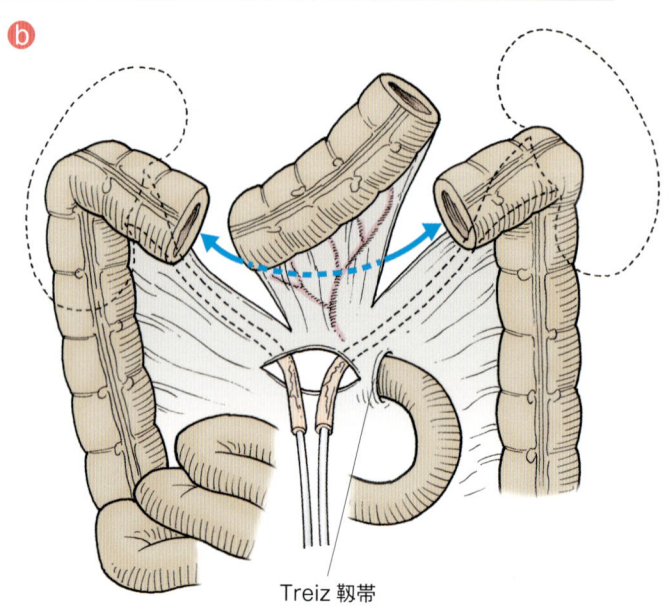

Treiz 靱帯

適応，禁忌

　横行結腸導管の適応は比較的限定されているが，骨盤放射線療法後で回腸および下部尿管に放射線の影響が及んでいる症例では考慮されてよい。尿路変向が必要となる病態としては，悪性腫瘍のための膀胱全摘や膀胱合併切除以外に，修復不可能な膀胱腟瘻や，難治性の骨盤内膿瘍などがある。後者では骨盤内臓器の摘除は困難である場合も多いが，膀胱を空置した場合には死腔感染や，放射線照射・慢性炎症による二次発癌がありうるので，全身状態が許すかぎり摘出を考えるべきである。

　消化管疾患の既往については詳細な病歴聴取を行う。特に横行結腸導管を遊離したときに，下行結腸の血流が障害される可能性のある症例は禁忌となる。クローン病などの炎症性腸疾患やLynch症候群のような消化器癌多発疾患も適応外である。

術前検査，術前準備

　大腸癌の発生率が増加しつつある昨今であり，便潜血や結腸内視鏡検査を術前検査として考慮するべきである。

◯栄養状態・全身状態

　比較的侵襲の大きい手術であり，通常の耐術性があることが必要である。

◯ストーママーキング

　横行結腸導管では左右いずれにもストーマの作成が可能である。尿路変向だけの場合，マーキングは回腸導管と同様の考え方でよい。糞路ストーマの永久ストーマも同時に作成する場合には，右側に糞路，左側に尿路ストーマが配置される（図5）。術前腸管処理は通常の尿路変向と同様である。

図5 糞路ストーマ（①）をdouble barrelで右側，尿路ストーマ（②）を左側にならべたところ

結腸導管は正中付近に血管茎があるので，左右どちらにもストーマを作成することが可能である。症例によっては図のように右側に糞路ストーマ（①），左側に尿路ストーマ（②）を作成する場合もある。

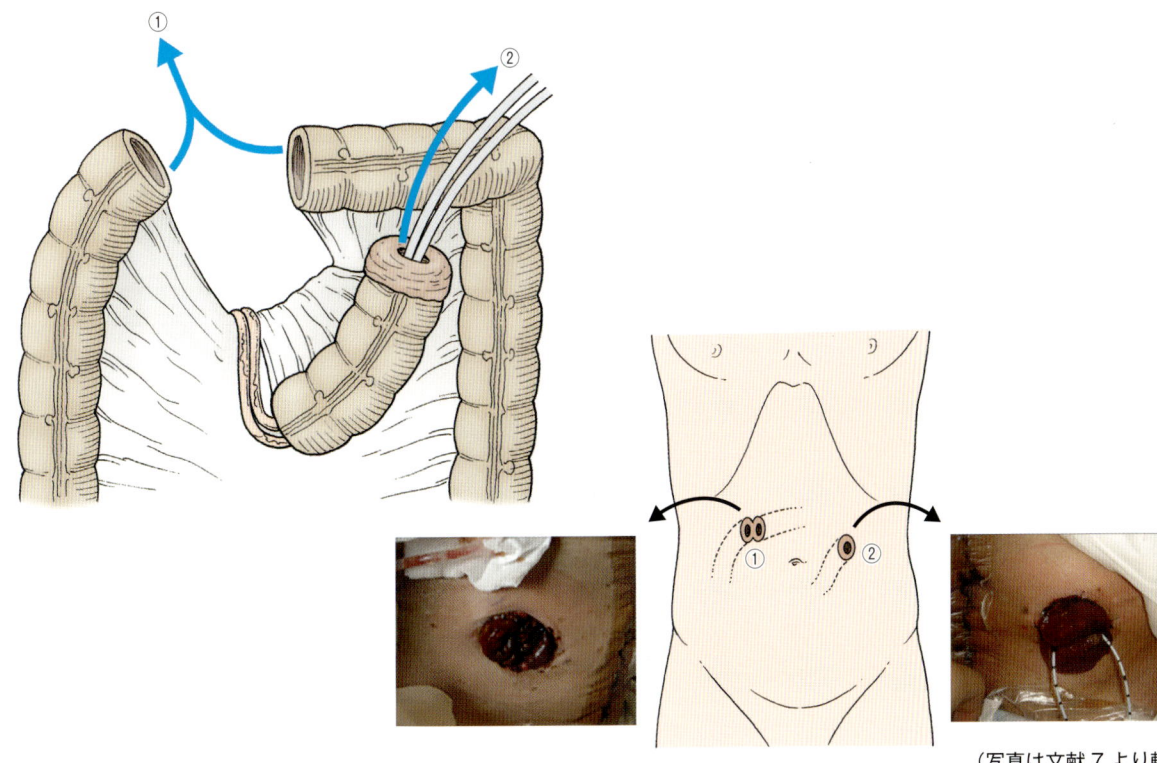

（写真は文献7より転載）

手術手技

1 麻酔

通常の全身麻酔の術前準備と導入でよい。

2 体位

膀胱全摘をする場合には低位砕石位で行う。尿道を摘除しない場合でも，骨盤内放射線照射後は癒着が予想され，直腸診ができる必要がある。膀胱全摘をしない場合には仰臥位をとる。

3 皮切

膀胱全摘をする場合には剣状突起から恥骨上に至る正中切開が必要であるが，これは本術式の短所の一つである。膀胱全摘をしない場合には上腹部正中切開で，尿管剥離に必要なだけ尾側に伸ばす。

4 尿管剥離

Schmidtの原法の図では尿管を腸骨血管交差部付近で確保しているような描写になっているが（図3），現在の手術適応例は骨盤への放射線照射例なので，左右ともに結腸を授動して交差部よりも頭側で尿管を確保することが多い[7]。尿管に放射線が当たっているかどうかと，尿路変向に必要な尿管長の判断は難しいこともある。最初は余裕をもった長さを確保し，Wallaceのプレートに一本化するときにspatulationの深さによりちょうどよい長さに調整する。

5 尿管授動

結腸間膜の授動をTreiz靱帯の方向に伸ばして左右の尿管を通すトンネルを作成する。両側尿管が同じ長さであればTreiz靱帯の右側の後腹膜を縦に開窓するとほぼ中間地点になる（図4）。右のほうが長ければTreiz靱帯の左側に開窓することも可能である。萩原らは，横行結腸導管は可動性に富むので尿管はもう少し尾側でも吻合可能であるとしているが[7]，われわれが対象とした骨盤内照射症例では，血管交差部付近での尿管切断例が多いため尿管長に制限があり，必然的に上述の部位に決定された。

6 結腸導管遊離

　前述のとおり消化器外科医に依頼している。大網と横行結腸の間を切開して，盲嚢腔を頭側に残すラインで横行結腸を遊離する。中結腸動脈を栄養血管とする導管をデザインして遊離する。導管が腹腔内をまっすぐに腹壁に向かって通るので，導管長は長すぎて屈曲が強くならないようにデザインすると，体型にもよるが15〜20cmくらいになる。

7 結腸結腸吻合または結腸ストーマ作成

　同様に消化器外科医に依頼している。結腸結腸吻合はfunctional end-to-endによる器械吻合が一般的である。結腸ストーマを右側に作成すると，尿路ストーマは左側に位置する（図5）。

8 尿管導管吻合（図6）

　前述のように，尿管導管吻合に逆流防止弁を作成することに決定的なメリットはないとされている。尿管を腸間膜の背側を通して腹腔内に導き入れて，結腸ヒモに粘膜下トンネルを作成して吻合することが記述されているが，実際には①尿管の走行が複雑で長い距離を要し，②吻合部の後腹膜化が困難であり，③導管の固定が必要である。筆者は結腸導管の価値を再検討して導入するにあたり，Wallace法を採用した。これにより①尿管長は比較的短くシンプルな走行ですみ，②と③については吻合部の後腹膜化がそのまま導管の近

図6 Conjoined法（Wallace法）
左右の尿管を並べてプレートとし，導管の末端に吻合する方法である。同方向に並べるのが標準的だが（ⓐ），尿管の長さが足りなかったりねじれが問題になる場合には左右互い違いに作成する方法もある（ⓑ）。プレートは導管に連続縫合で吻合する。

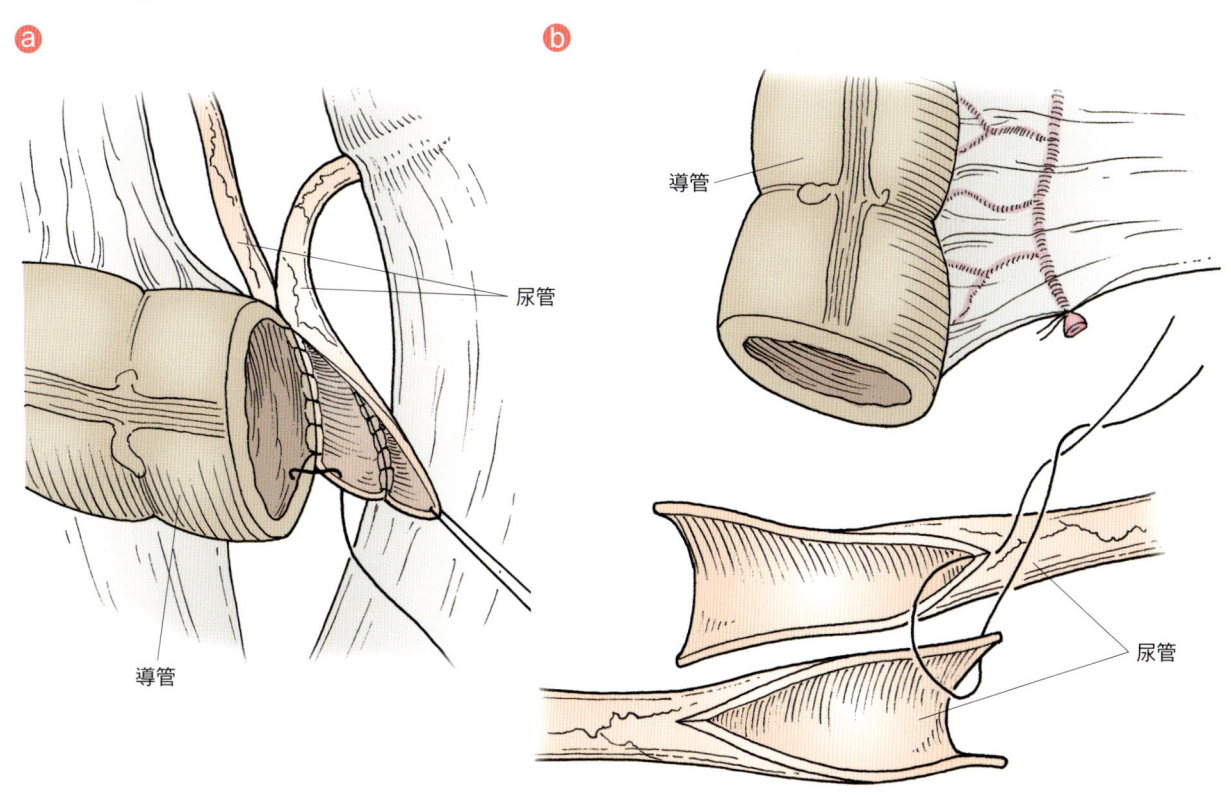

ⓐ　尿管　導管

ⓑ　導管　尿管

位側の固定となる簡便な術式となった。

2cm程度のspatulationを両側の尿管に入れ，4-0吸収糸で尿管同士を接合させる。次に両側それぞれの尿管のspatulationしたところに4-0吸収糸をアンカーとして入れて腸管と固定し，以後は連続吻合を行う。尿管長が足りない場合には余剰腸管を縫縮する。尿管を逆方向同士に向ける変法も，尿管長がない場合には可能である。

尿管ステントは4.7または6FrのシングルJカテーテルを使用し，4-0バイクリルラピッド®で尿管に固定し，尿管導管吻合のときに導管尾側から引き出す。

最後に吻合部近くの導管壁と周囲の後腹膜を3-0吸収糸で数針合わせて，吻合部が後腹膜で被覆された状態とする。

9 尿路ストーマ作成

筆者は筋膜前鞘を縦切開し，導管を，腹直筋を貫通させ，筋膜に4針3-0ポリグラクチン糸で固定している。回腸導管と同様，高さのあるストーマを3-0ポリグラクチン糸が表面に出ないような運針でニップル状に形成する。ステントはストーマ辺縁の皮膚に非吸収糸で1本ずつセパレートに固定する。

DO NOT

トラブルのもとになる手技

尿路ストーマをつくる場合の皮膚切開が大きすぎると，どれだけストーマの高さをだしてもフラットストーマとなることは避けられない。腸管の太さは個人差があるので，ワンパターンの太さで対処することはできない。初めて大腸でウロストミーをつくるときには，外科医と相談しながらでも適切なサイズを決めていくべきである。導管の長さも同様で，短すぎれば陥没し，長すぎれば腹腔内で屈曲する。尿管との吻合部から腹壁までの距離をしっかり見極めて導管の長さを決める。患者が一生用いるストーマである。

術後管理

本術式は汚染創手術に分類されるので，第二世代抗菌薬を手術前を含めて3日間投与する。

術後ステントは2〜3週間留置する。尿培養の菌種に合わせた十分な抗菌薬投与のもとに造影して抜去する。回腸導管術後では，ステント造影はわれわれは現在行っていないが，結腸導管は頻度が低いので，リークとパッセージのチェックのためのステント造影はなお行っている（ **図7** ）。

術後合併症

術後早期合併症として腎盂腎炎2例，腸閉塞2例，創部離開2例，骨盤内膿瘍2例を認めた。また晩期合併症としてストーマ周囲炎・ストーマ周囲ヘルニア・反復性腎盂腎炎・下肢リンパ管炎を各1例に認めた。腎盂腎炎の理由はストーマ位置が高いことや尿管長が短いためかもしれない（ **図8** ）。Wallace法による吻合はフリーに尿管導管逆流する方法であるが，逆流防止機構があっても腎盂腎炎が起こりうることが報告されている。

図7 術後ステント留置中の横行結腸のステント造影

ステント造影でステント周囲から導管への造影剤の流出と，吻合部リークがないことを確認している。造影には感染のリスクがあり抗菌薬カバーが必須である。

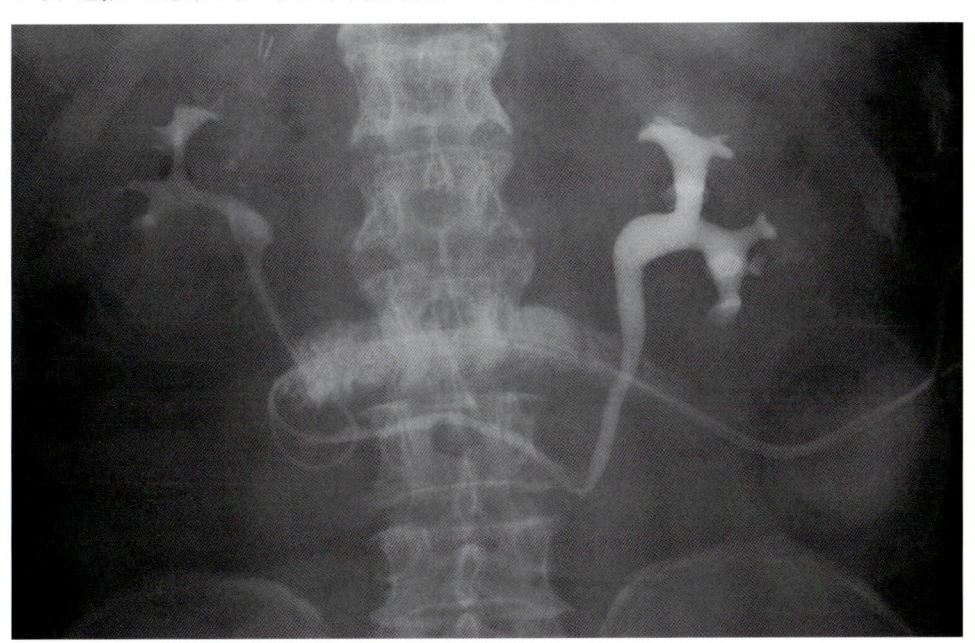

図8 横行結腸導管の術後の排泄性尿路造影

尿路変向が腹腔内の位置で行われているのがわかる。

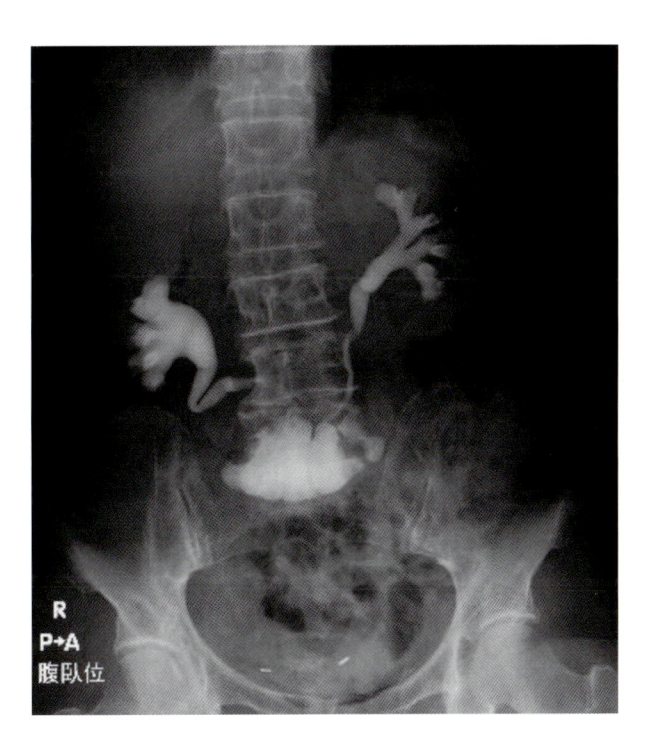

結語

　横行結腸導管は消化器外科医の応援が得られれば，手技的な難易度は回腸導管と変わらず，多くの泌尿器科施設で施行可能である。骨盤照射後の患者における最善の尿路変向法であり，可能な症例には考慮されるべきである。

文献

1)　柏井浩三, 川西宏信, 他: 回結腸導管造設術について. 日泌尿会誌 1976; 67: 172-7.
2)　Zinman L, Libertino JA: Ileocecal conduit for temporary and permanent urinary diversion. J Urol 1975; 113: 317-23.
3)　Horton CE Jr1, Lebowitz RL, et al: Strictures in the ileal portion of ileocecal conduits in children and young adults. J Urol 1989; 141: 120-2.
4)　Gonzales ET Jr, Baum NH, et al: Sigmoid conduit: review and description of technique. Urology 1977; 10: 579-81.
5)　Dagen JE, Sanford EJ, et al: Complications of the non-refluxing colon conduit. Urol 1980; 123: 585-7.
6)　Schmidt JD, Hawtrey CE, et al: Transverse colon conduit: a preferred method of urinary diversion for radiation-treated pelvic malignancies. J Urol 1975; 113: 308-13.
7)　松井喜之, 兼松明弘, 他: 骨盤部放射線照射後症例に対する尿路変向術: 横行結腸導管再訪. 泌尿紀要 2014; 60: 365-70.
8)　萩原正通, 中薗昌明, 他: 結腸導管造設術の経験. 日泌尿会誌 1987; 78: 1740-5.

III

自然排尿型尿路変向術

Hautmann型代用膀胱再建術

国立がん研究センター中央病院泌尿器・後腹膜腫瘍科医長　**松井喜之**
国立がん研究センター中央病院泌尿器・後腹膜腫瘍科科長　**藤元博行**

適応，禁忌

　自然排尿型尿路変向術を行うためには尿道温存が必要であるが，膀胱癌に対する根治的膀胱全摘術において尿道摘除を同時に行うべき症例については，いまだはっきりとしたコンセンサスは得られていない。

　一般的に，男性では前立腺部尿道，女性では膀胱頸部に腫瘍を認める場合は，尿道再発リスクが高く尿道摘除を同時に行うべきであると考えられるが，男性において精阜より近位側の前立腺部尿道に腫瘍を認めても，術中迅速病理診断にて尿道断端に悪性腫瘍を認めなければ代用膀胱による尿路変向は絶対禁忌ではないとの意見もある[1]。ただし，このような高リスク群に代用膀胱を行う場合は，術前に再発リスクについて十分説明を行っておく必要がある。

　また，尿を腸管に溜める代用膀胱では，腎機能低下症例（血清クレアチニン 1.5 mg/dL 以上）では尿の再吸収が起こり，術後の高クロール性アシドーシス[2]や骨ミネラルの喪失[3]などをきたしうる。肝機能障害症例では，尿路感染に起因する代用膀胱からのアンモニア吸収による高アンモニア血症が問題となる可能性もある[4]。尿道周囲を広汎に切除しなければいけないような進行症例や，もともと腹圧性尿失禁が著明な女性では，術後尿失禁によるQOL低下の可能性があり適応を慎重に決定する必要がある。逆に女性膀胱全摘後では，パウチが後方へ落ち込むことでhypercontinenceを引き起こす可能性も存在する[5]。さらに，高齢で全身状態が不良であったり，精神的な問題をもち受診コンプライアンスが悪い症例では，代用膀胱機能の維持が困難な可能性があり，この場合も適応は慎重に検討しなくてはならない。

　代用膀胱は尿を腸管に溜めるためストーマを必要とせず，術後患者のQOLは高いと考えられているが，自然排尿型代用膀胱では尿意が基本的に消失するため夜間尿失禁をきたす。残尿の増加により将来，自己導尿あるいは尿道カテーテルの留置が必要となる可能性もあるため，この方法はあくまで「代用」であり，不便な面もあることを術前に説明することは重要である。

術前準備

　近年，術前腸管処理は不要との報告もあるが[6]，当院では2日前入院にて低残渣食，前日から絶食としている。前日から輸液を行い，脱水を予防し電解質を補正する。前日モビプレップ®，当日朝グリセリン浣腸にて腸管前処置を行っている。

手術のアウトライン

1. 尿管の確保
2. 尿道の切断
3. 利用回腸の選択
4. 遊離回腸の作成
5. 脱管腔化
6. パウチの作成①：腸管プレート縫合
7. 尿管の吻合
8. 尿道の吻合
9. パウチの作成②：パウチの閉鎖
10. 閉腹

手術手技

1 尿管の確保

尿管の剥離の際には血流を保つため，Gerota筋膜を付けた状態で剥離をする。また本法では，左尿管はS状結腸間膜の後面を左から右に回す必要があるため，可能なら左尿管はなるべく長く確保する必要がある。

2 尿道の切断

排尿がスムーズな症例の尿道括約筋の動きは術後も柔らかく，排尿が困難な症例ではこの動きが固いことが圧倒的に多い。このように術後の排尿困難の原因としては，尿道および括約筋が炎症などにより硬く変性することが挙げられる。従って，尿道の離断に際しては前立腺全摘と同様に尖部で尿道を離断するが，周囲構造をできるだけ愛護的に扱い，炎症などを極力防ぐことを重要視している。

3 利用回腸の選択

自排尿型新膀胱は膀胱を形成した後，これを尿道と吻合するため，当然のことながら新膀胱が尿道に届く必要がある。また，ただ届けばよいということではなく，たるみがなく適切な緊張をもっていることが必要である。あまりにたるみがあると膀胱頸部が変形し術後排尿困難の一因となると考えられる。尿道と作成する新膀胱との距離をコントロールするためには，腸管の血管の構造を理解する必要がある。腸管がどこまで尿道側に伸びるかは腸間膜の厚みと血管によって規定される。腸間膜に多量の脂肪が貯留している場合には，その伸びが不良である。

次に血流支配であるが，小腸は上腸間膜動脈により血流を得ている。上腸間膜動脈は大動脈より分岐しており，最も末梢である回盲部に向かい扇のような構造となっている。小腸はこの枝から分岐した辺縁動脈により栄養されている。動脈は伸びないため動脈は腸管がどこまで届くかの規定因子となる。最も尾側まで伸びるのは回盲部であるが，例えば脂肪が大量に蓄積しており，回盲部付近の回腸が骨盤底に下ろせず尿道に到達できない場合には尿道吻合ができないことになる。このときは回腸導管などを選択する必要がある。

4　遊離回腸の作成

　上記のポイントを考慮しながら腸管を選択し，一片が20cm程度のN型に並べ，大まかな形を形成してみる（原法はW型であるが，N型のほうが排尿効率が良い印象があり，当院ではN型のパウチとしている）。もし尿道までの距離に余裕がありすぎると判断されれば，選択する腸管をさらに口側に移動して確保する。各プレートでは辺縁動脈の中心部が最も伸びる（図1）。このようなことを理解することで，上腸間膜動脈の伸展性の関係で尿道まで緊張をもって到達できるようになる。問題がなければ，腸管を離断し50～60cm程度の遊離回腸を確保する（腎機能が低下している症例ではパウチからの再吸収を抑制するため，パウチ容量をやや小さく設定するため利用腸管長を短めにする）。回腸の確保は回腸導管と同様である。

　消化管吻合は自動縫合器によるfunctional end to endで行っている。腸間膜の血管走行がわかりにくい場合は，ライトを腸間膜背後から照らして血管の走行を透見して確認する。腸間膜の切開は，肛門側は辺縁動脈から10cm程度，口側は5cm程度切り込みを入れている（図2）。これは肛門側が最も末梢まで到達するため，吻合する回腸の腸間膜と距離が必要であるためである。

5　脱管腔化

　遊離回腸を生理食塩水で洗浄する。口側断端にフォーリーカテーテルなどを挿入し，生理食塩水にて洗浄し，腸内容物を十分除去する。これらは必須の操作ではないが，腸管を完全に脱管腔化して縫合などを行う代用膀胱では，術後創感染の頻度が回腸導管に比べて高くなるため，これを少しでも回避するためである。その後10～20mLのシリンジの内筒を腸管に挿入し，これをガイドに腸間膜付着部対側で腸管を全域切開する（図3）。

図1　遊離回腸の選択
腸間膜の血管構造を意識して遊離回腸を選択する。

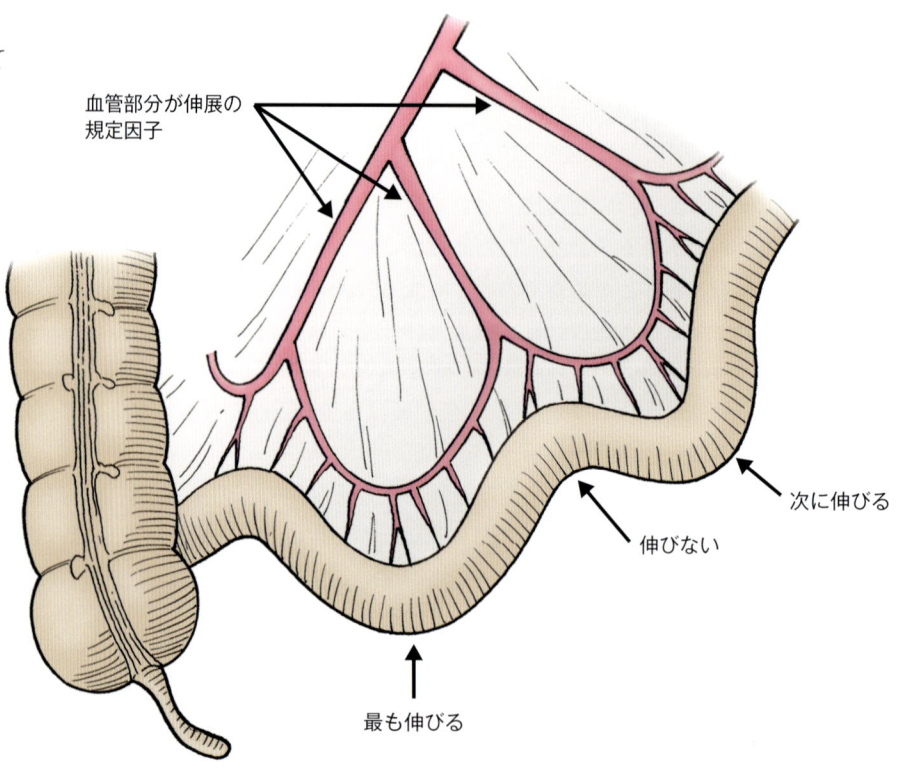

血管部分が伸展の規定因子

次に伸びる

伸びない

最も伸びる

図2 腸間膜の切開

骨盤底に到達するように，肛門側の腸間膜を，口側よりも長めに切開する。

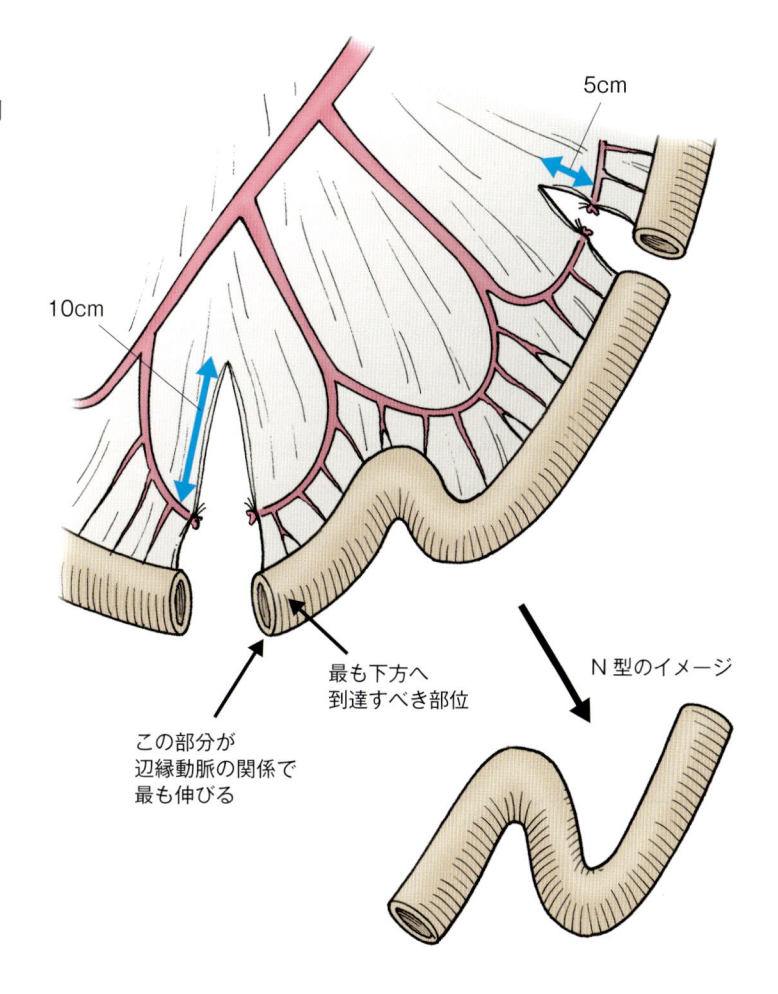

5cm

10cm

最も下方へ
到達すべき部位

この部分が
辺縁動脈の関係で
最も伸びる

N型のイメージ

図3 脱管腔化

ⓐ シリンジ内筒の太さでちょうどよいテンションを保つことができる。
ⓑ 切開はすべて間膜対側を直線的に切開する形でよい。

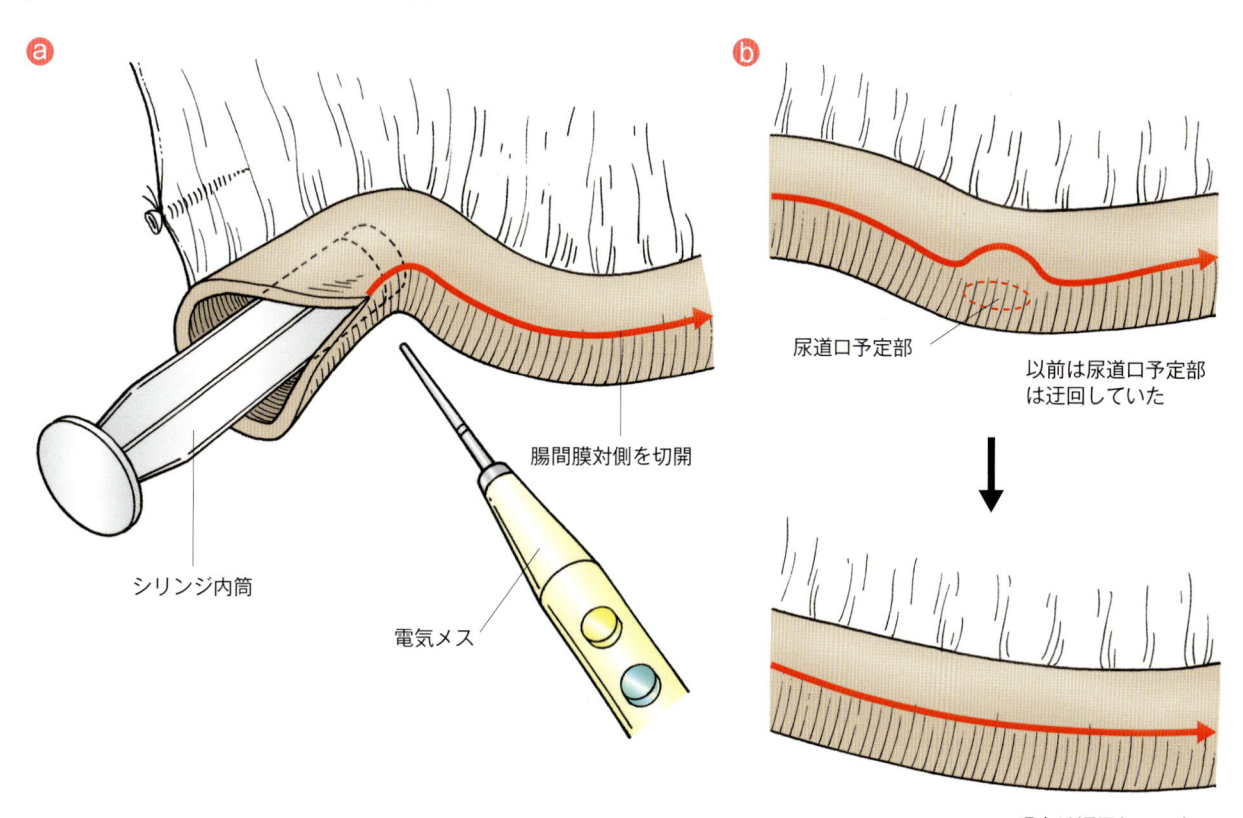

ⓐ

腸間膜対側を切開

シリンジ内筒

電気メス

ⓑ

尿道口予定部

以前は尿道口予定部
は迂回していた

現在は迂回していない

以前は尿道吻合予定部位の腸管は，吻合部をつくるためにこの部位で切開線をどちらかに迂回させていたが，内尿道口の穴を開けることにより，腸間膜付着部から最も遠い部分に阻血の問題があると考え実施していない。

6　パウチの作成①：腸管プレート縫合

　脱管腔化した回腸をN型に並べ，支持糸をかける。各プレートの断端ならびに中央にそれぞれ4-0の吸収糸を5本かける。後壁にあたる各々のプレートを3-0バイクリル®を使用し，2～3針ごとにロックをかけながら連続縫合する。このとき，縫合するラインに適切な緊張をかけることが安定した縫合を可能とするポイントである。このため縫合するプレートの両端においた吻合糸を引っ張り，これを覆布などに固定すると楽である（図4）。

　次に新膀胱頸部を縫合する（図5）。この部位では結節縫合としている。これは尿道吻合を行う際にいろいろな位置を検討し，最も適切であると思われる部位で吻合糸を外し，これを尿道に吻合するためである。頸部を吻合した後，引き続きプレートの左右を吻合していく。ただしこの段階では次に行う尿道吻合ができる程度とする。N型では最も右寄りのプレートは，腸管の縦軸方向と横軸方向の腸を吻合することとなるため，必要に応じて図5のようにトリミングをかけてから縫合する。

7　尿管の吻合

　Le Duc-Camey法にてパウチ後壁に左右尿管を吻合する（図6）。尿管吻合部にケリー鉗

図4 各々のプレートの縫合（N型パウチ）
テンションを保ちつつ，チームに分かれて縫合を行うことが時間短縮につながる。

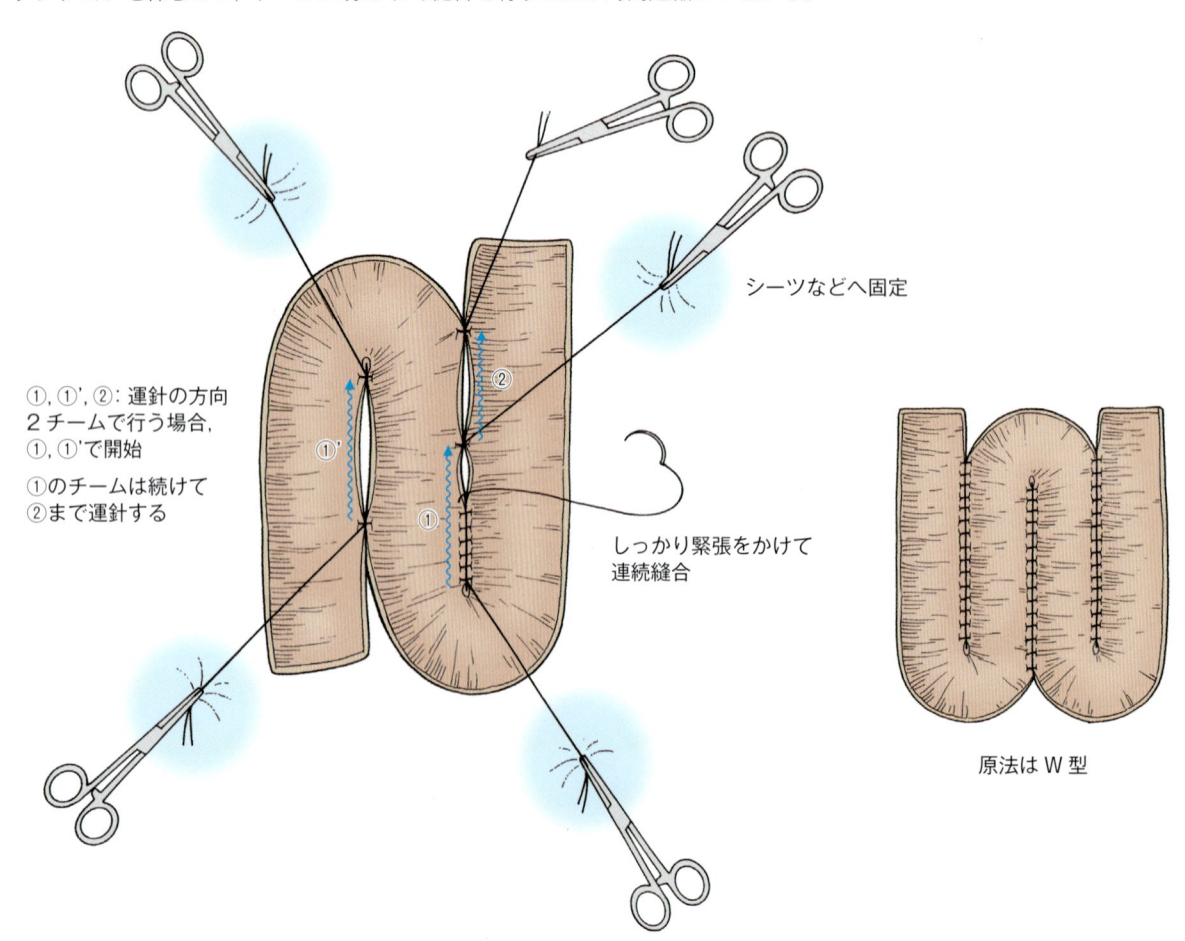

①, ①', ②：運針の方向
2チームで行う場合，
①, ①'で開始

①のチームは続けて
②まで運針する

しっかり緊張をかけて
連続縫合

シーツなどへ固定

原法はW型

図5 新膀胱頸部の縫合

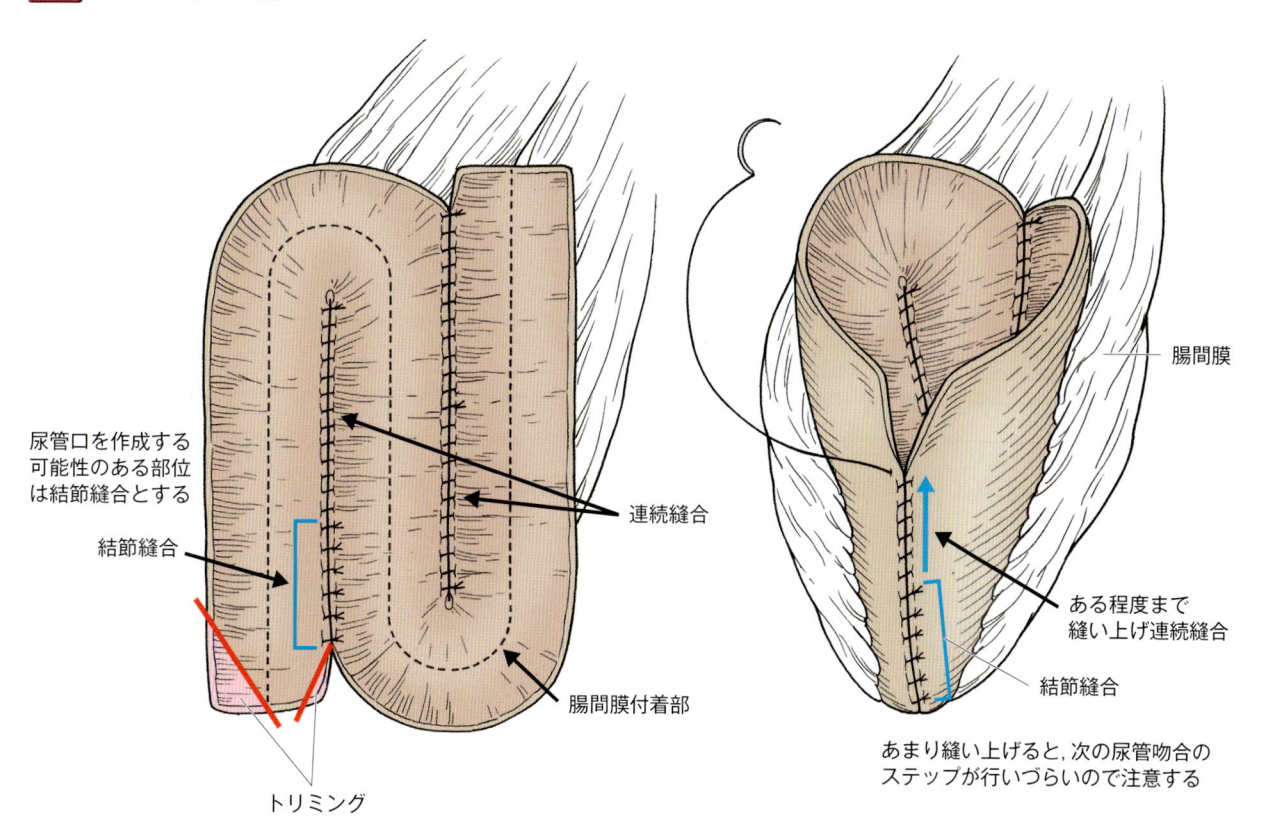

尿管口を作成する
可能性のある部位
は結節縫合とする

結節縫合

トリミング

連続縫合

腸間膜付着部

腸間膜

ある程度まで
縫い上げ連続縫合

結節縫合

あまり縫い上げると，次の尿管吻合の
ステップが行いづらいので注意する

図6 左右尿管の吻合

尿管にテンションがかかりすぎない
位置を選ぶことが重要である。

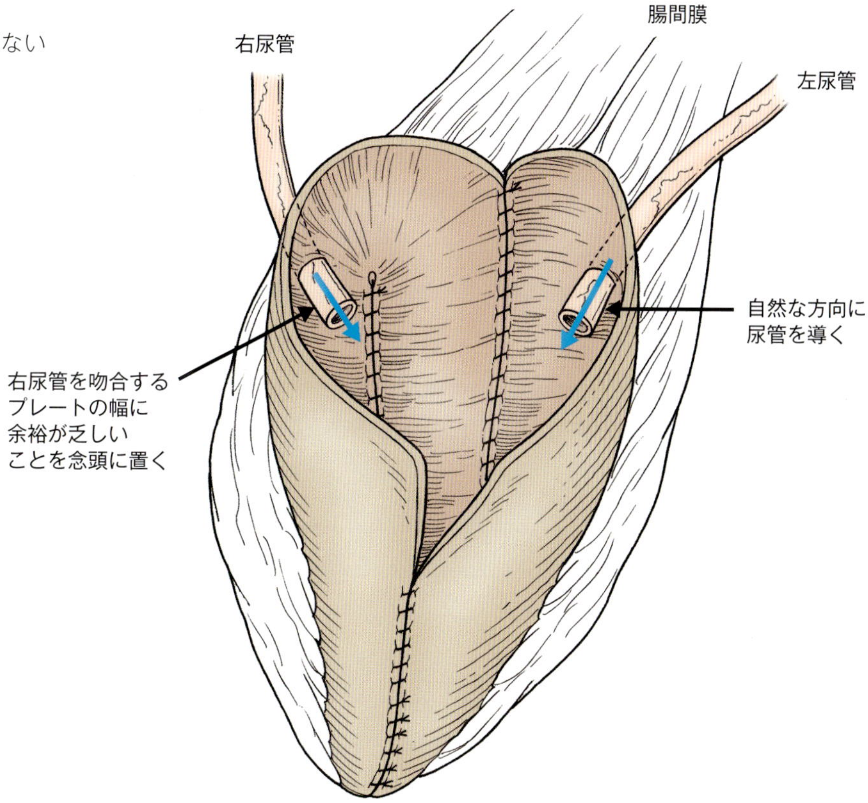

右尿管

腸間膜

左尿管

右尿管を吻合する
プレートの幅に
余裕が乏しい
ことを念頭に置く

自然な方向に
尿管を導く

子などで鈍的に約8mm程度の穴を開け，尿管が吻合される部分の粘膜を尿管走行の方向を意識しながら約2cm除去する。貫通部で尿管外膜を粘膜欠損部に5-0バイクリル®にてアンカー縫合した後，尿管断端腹側を1cm程度縦切開し，パウチ粘膜欠損部先端に5-0バイクリル®にて縫合する。さらに尿管側方において尿管外膜とパウチ粘膜を5-0バイクリル®糸にて固定する（図7）。右尿管吻合部位がプレート外側に寄り過ぎると，最終的なパウチ縫合時に支障をきたすことがあるので注意する。

　近年，低圧な代用膀胱尿管吻合においては，逆流防止術は無理をして行う必要はないとされる。Le Duc-Cameyの問題点としては，逆流よりもむしろ吻合部狭窄の頻度が高いことが報告されており，尿管にテンションをかけないことと尿管血流を障害しないことが重要である。

● トラブルシューティング：十分な長さの尿管が確保できなかった場合の腸管の選択

　尿管が癌の進展などにより十分な長さが確保できなかった場合には，脱管腔化しない腸管を使い尿管と吻合する。遊離回腸の口側あるいは肛門側の腸管は脱管腔化せず，煙突として残しておく。

左尿管が短くなった場合：S状結腸の後面で尿管を吻合することが必要となる。総腸骨あたりまでは尿管が確保できている場合にはS状結腸間膜の裏を通して吻合することが可能である。しかしそれ以上，上部尿管での吻合となると，S状結腸間膜で結腸動静脈のない場所で間膜に穴を開け，回腸の口側を貫通させS状結腸の後面で吻合する（図8）。

図7 尿管外膜とパウチ粘膜の固定

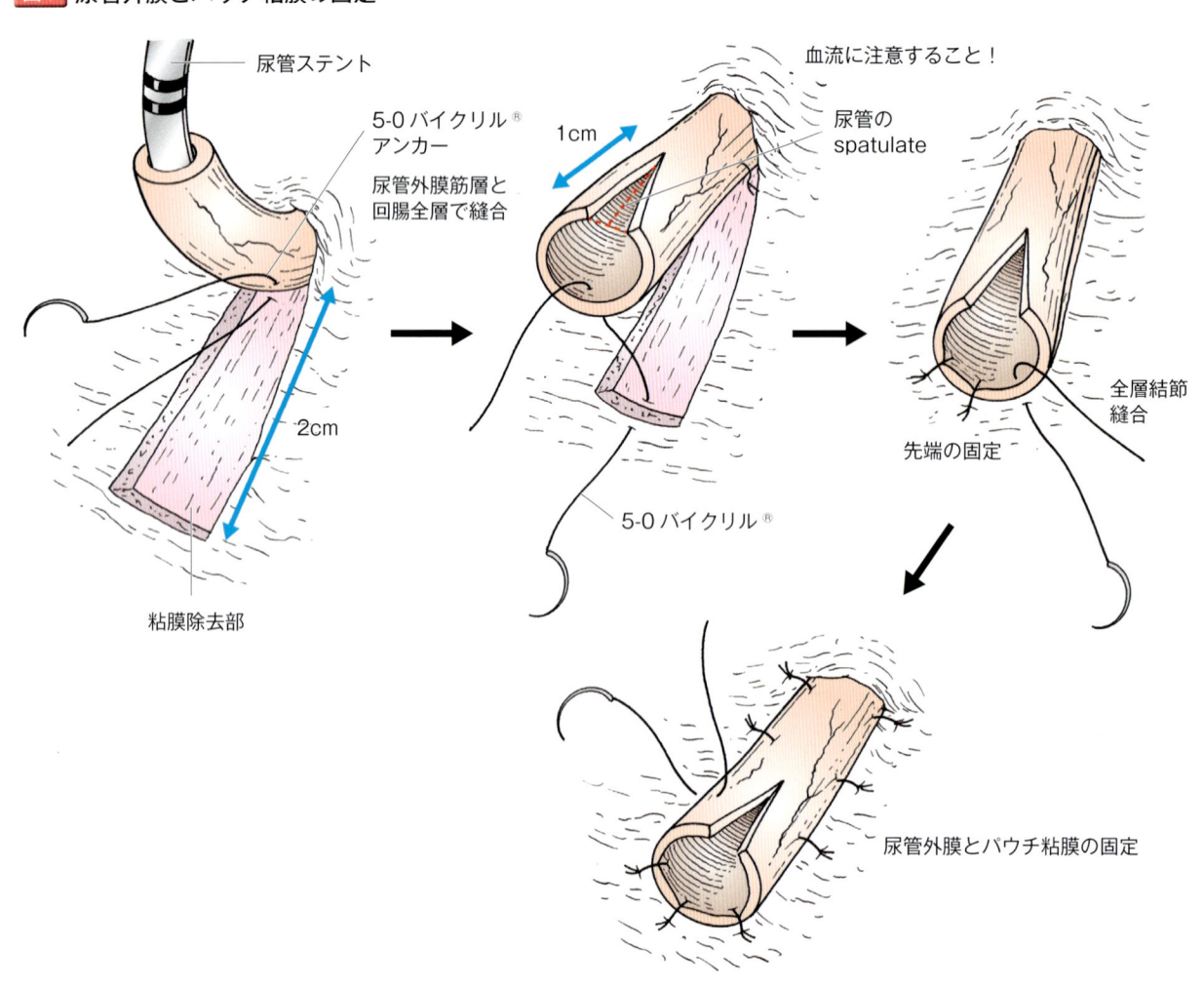

44

図8 左尿管が短くなった場合

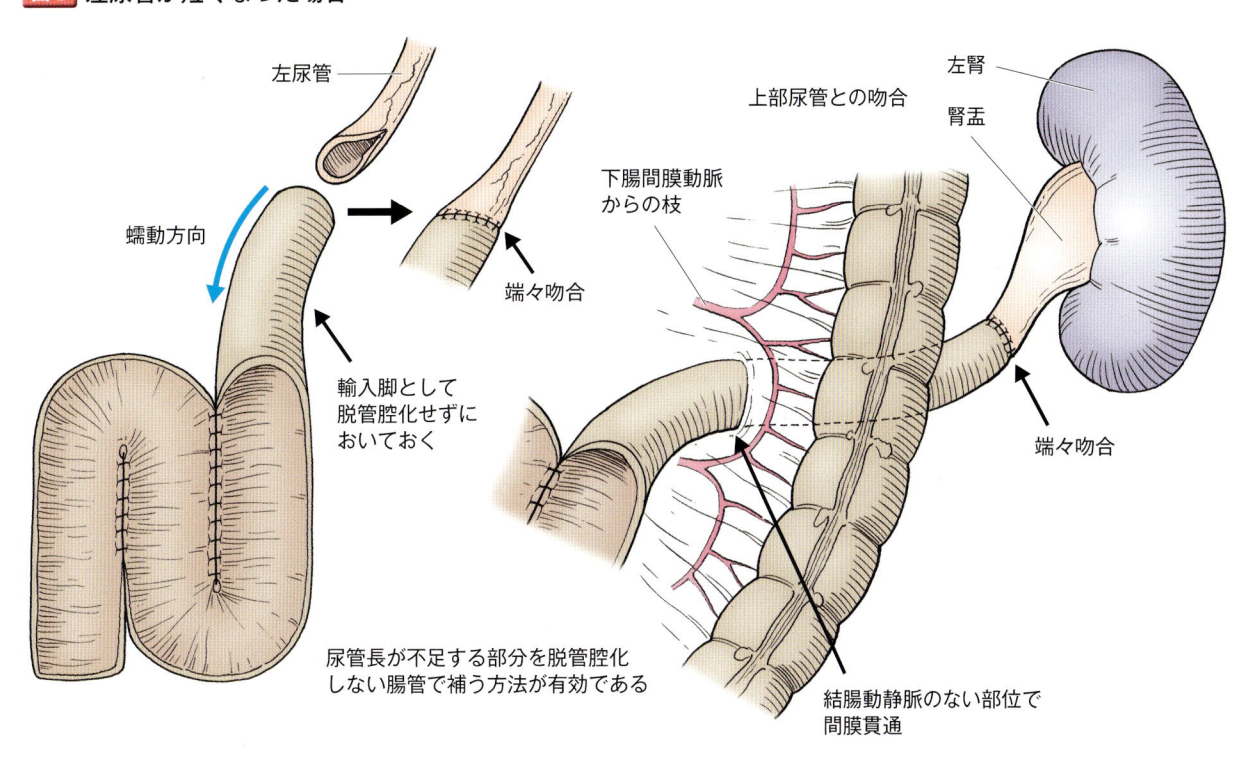

左尿管

蠕動方向

端々吻合

輸入脚として
脱管腔化せずに
おいておく

尿管長が不足する部分を脱管腔化
しない腸管で補う方法が有効である

上部尿管との吻合

下腸間膜動脈
からの枝

結腸動静脈のない部位で
間膜貫通

左腎

腎盂

端々吻合

右尿管が短くなった場合：パウチをW型として肛門側の腸管を脱管腔化せずそのまま尿管と吻合することで対応する（**図9a**）。N型で対応する場合には肛門側にもう一つの遊離回腸をつくり，これを介在させることで対応する（**図9b**）。この方法では腸管を順蠕動にすることができる。

8 尿道の吻合

　パウチを完全形成してから尿道を吻合するか，尾側のみ形成してある程度形がわかる状態とした段階で尿道を吻合するか，術者によって好みが分かれるところである。パウチ内腔から指などでパウチを骨盤底へ押すことが可能なこともあり，半分パウチを形成した段階で尿道吻合するのがよいのではないかと考えている。

　この段階でもう一度尿道断端へパウチを近づけ，最適な吻合部を決定する（**図10**）。容易に到達し周りがたるんでいるような場合は，さらにパウチの背側部分を尿道口として選択する（**図11**）。後面を引き出すことで，たるみを取ることができる。尿道パウチ吻合は，恥骨後式前立腺全摘時の膀胱尿道吻合と同様の方法で6針程度結節縫合する。パウチ粘膜の外反は行っていないが，もし吻合部の粘膜のアタッチメントを気にするなら，パウチ内に縫合糸を引き込む形で行うようにすれば，尿道口の形状がより漏斗状になりやすい（**図12**）。

図9 右尿管が短くなった場合

尿管の不足長によって**ⓐ**, **ⓑ**を使い分けるとよい。

ⓐ W型での吻合　　　　　　　　　　　　**ⓑ** N型での吻合

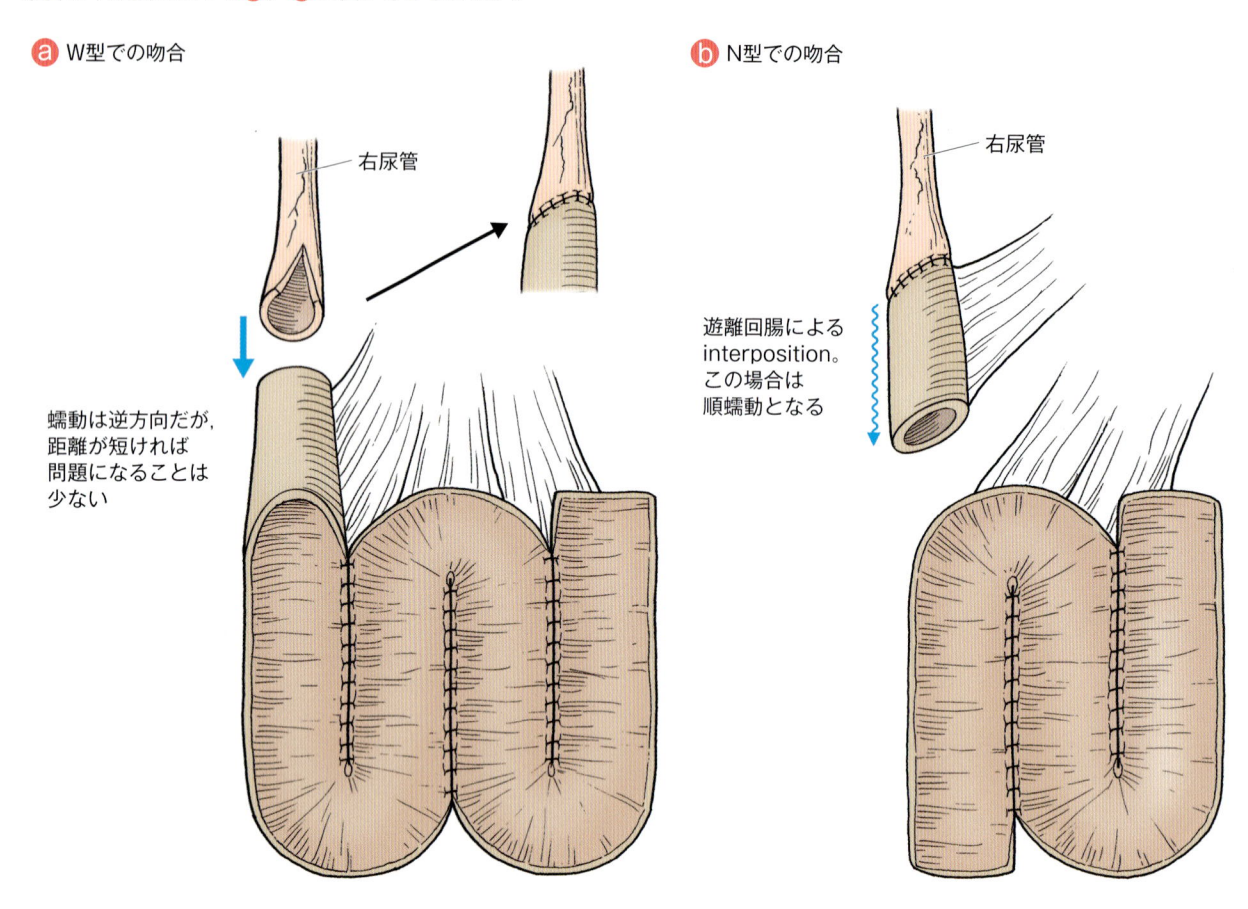

右尿管

蠕動は逆方向だが,
距離が短ければ
問題になることは
少ない

右尿管

遊離回腸による
interposition。
この場合は
順蠕動となる

図10 尿道断端とパウチの最適な
　　　吻合部の決定

指を入れて尿道に近づけることで吻合
部の的確なイメージを作りやすい。

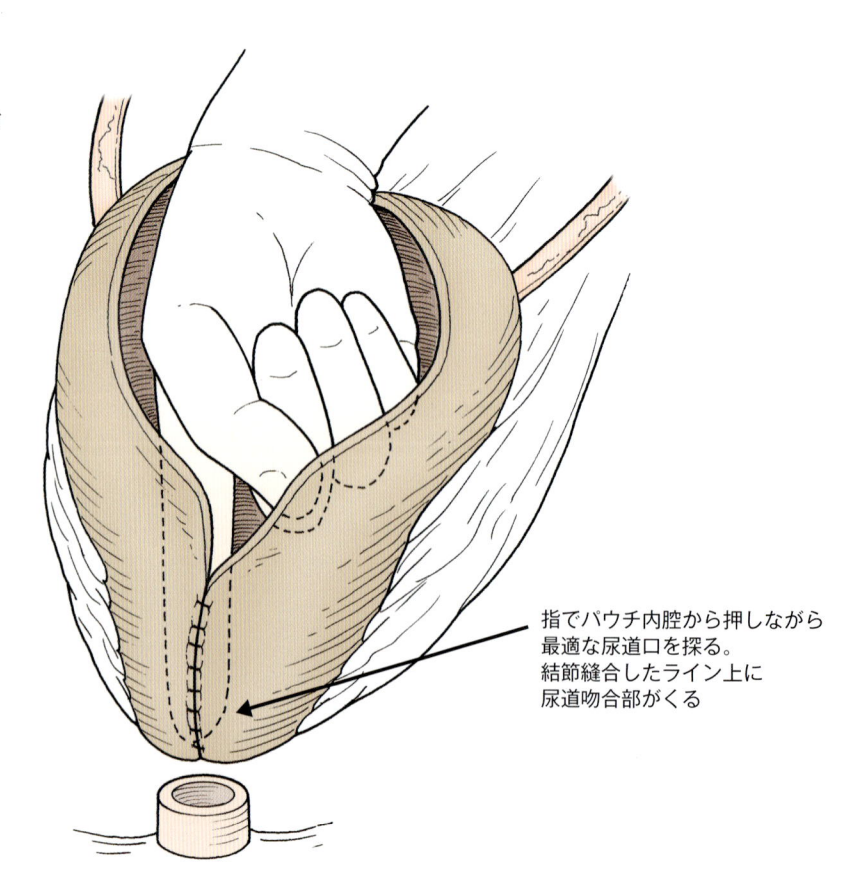

指でパウチ内腔から押しながら
最適な尿道口を探る。
結節縫合したライン上に
尿道吻合部がくる

図11 最適な尿道口の選択

尿道まで届きづらいとき ◀━━━ 通常の吻合 ━━━▶ たるみがあるとき

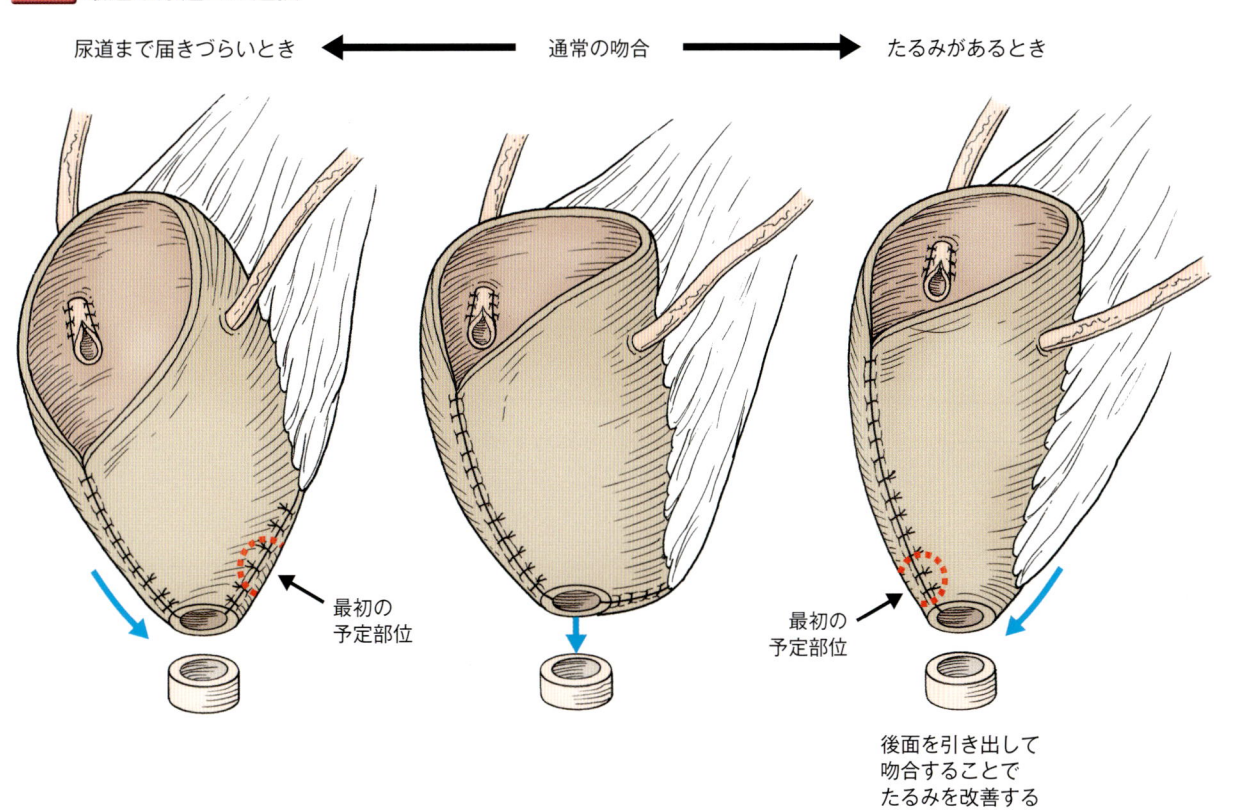

最初の
予定部位

最初の
予定部位

後面を引き出して
吻合することで
たるみを改善する

図12 尿道とパウチの吻合

通常の方法でも血管障害がなければ吻合不全になることは少ない。

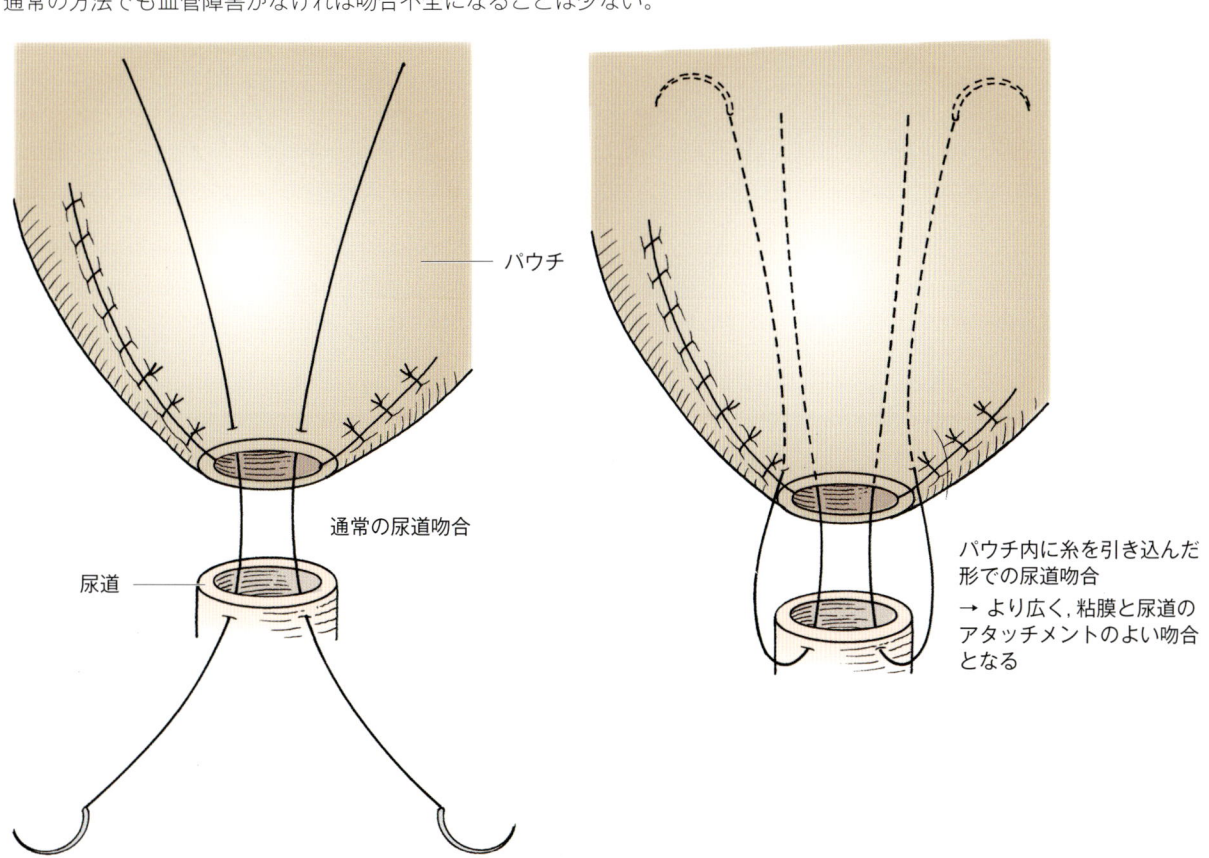

パウチ

通常の尿道吻合

尿道

パウチ内に糸を引き込んだ
形での尿道吻合
→ より広く，粘膜と尿道の
アタッチメントのよい吻合
となる

●トラブルシューティング

尿道吻合部が届かない場合，以下のことを順に試してみる。

①下肢のみを挙上することで吻合部が近接する。

②助手に会陰部を圧迫させる。

③パウチをさまざまな角度に回転させる。

④回盲部から上行結腸外側の腹膜を切開してパウチの可動性をよくする。

⑤パウチの尿道吻合予定部位をやや前面に設定し直す（**図11**）。ケリーなどで尿道吻合部の一部を保持して，これを目一杯尿道に近づけ，その間に吻合糸を結紮する。何本かは脱落することもあるが吻合部が外れなければよしとする。このような場合吻合糸との間に隙間ができるがこれも無視する。術後時間はかかるが自然に閉鎖することを期待する（**図13**）。

それでも届かない場合は，パウチの縫合を解き，もう一度パウチデザインの再検討を行い，それでも無理なら代用膀胱以外の尿路変向を選択すべきである。

> **DO NOT**
>
> 尿道まで新膀胱が届かないからといって，むやみに新膀胱の腸間膜を切開して距離を延長しようとしてはならない。出血を助長するだけでなく，新膀胱の血流障害をきたす可能性がある。

図13 尿道吻合部が届かない場合
ある程度の隙間は許容範囲であるが，まったく届かない場合は勇気をもって再検討を行うことも必要である。

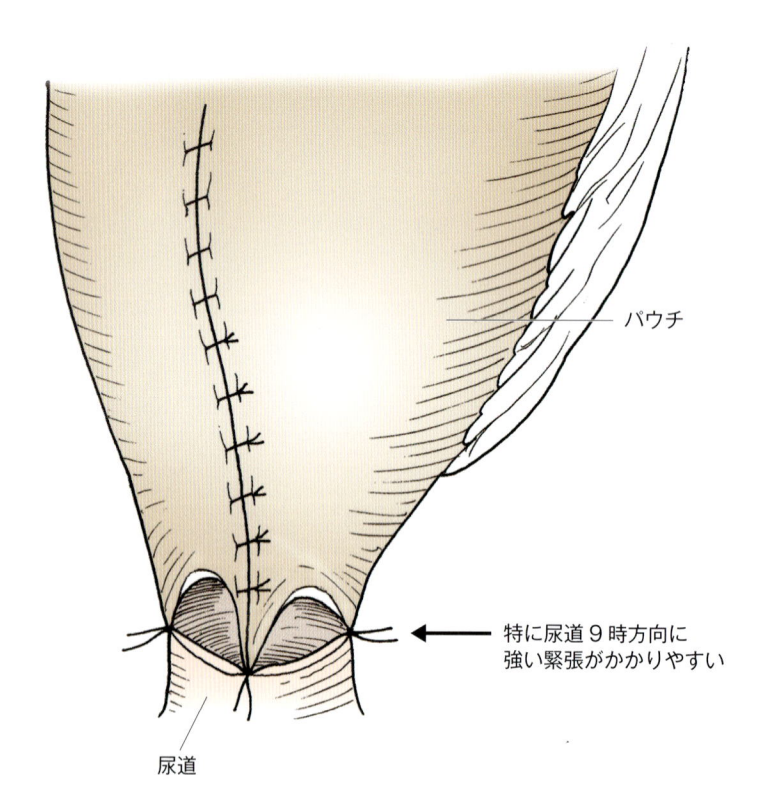

パウチ

特に尿道9時方向に
強い緊張がかかりやすい

尿道

図14 パウチの閉鎖
排尿効率がよい形状を意識して，
最後のパウチ縫合を行う。

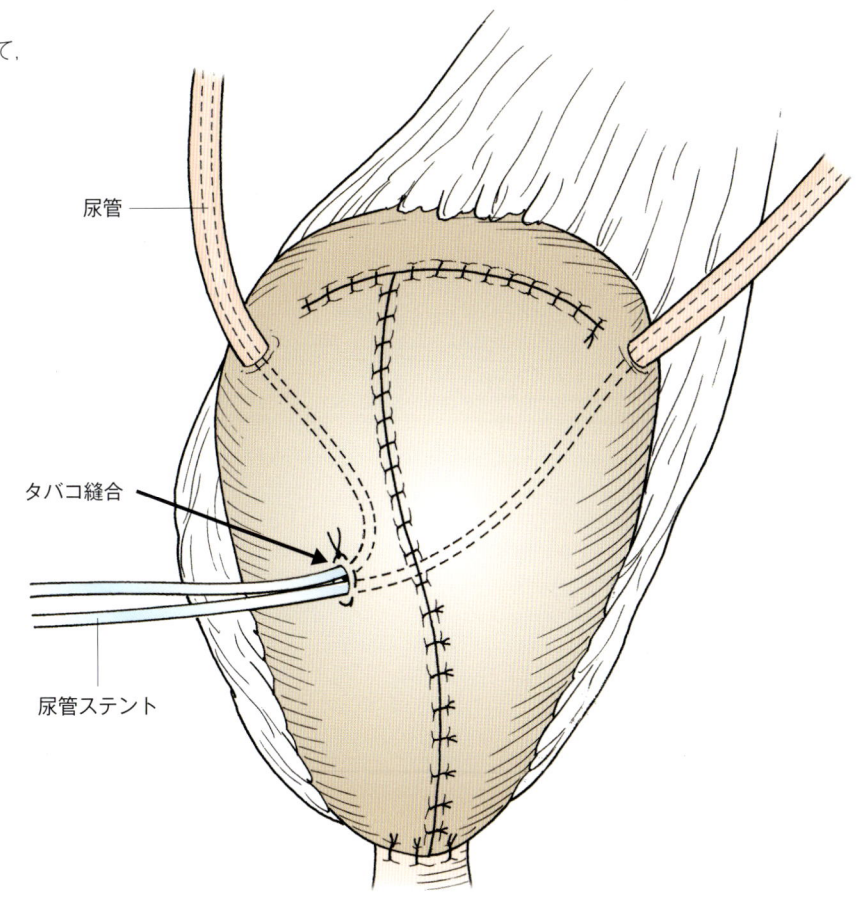

尿管

タバコ縫合

尿管ステント

9 パウチの作成②：パウチの閉鎖

　尿管カテーテルは形成されたパウチの中央あたりで外側に引き出し，貫通孔は4-0バイクリルラピッド®にてタバコ縫合してカテーテルを固定する。この固定はカテーテルを伝わって尿が膀胱外に漏れるのを防ぐ意味をもつ。残りのパウチ前面を閉鎖する。尾側は縦に，頭側は通常横に縫合してパウチの形を整える（図14）。

10 閉腹

　吻合部，腸間膜にねじれや血流障害がないことを確認し，腹腔内洗浄を十分に行う。ドレーンを留置し，できれば大網でパウチを覆うようにする。不足分はセプラフィルムなどを使用して癒着を予防する。

術後管理

　尿管カテーテルの閉塞が疑われた場合には，5mL程度の生理食塩水で洗浄してみる。代用膀胱からは特に術後5〜7病日あたりから多量の腸粘液が脱落するため，洗浄が必要となる。前立腺全摘と異なり腸管で膀胱を形成するため，早期に尿道カテーテルを抜去しても膀胱自体のコンプライアンスが悪く早期の尿禁制の回復にはつながらない。

10〜14日目で造影検査を行い，尿管新膀胱吻合部・尿道新膀胱吻合部に漏れのないことを確認する。漏れがない場合には抗生物質内服下に順次尿管カテーテルを抜去し，21日目ごろに尿道カテーテルを抜去する。尿道カテーテル抜去時には膀胱造影を行い，モニターを見ながら患者に腹圧のかけ方，括約筋の動き，尿道の弛緩方法などを教える。カテーテル抜去直後は，尿失禁が認められ，この間はパットなどを使用する。骨盤底筋運動を指導し，尿失禁の早期改善を目指すとともに，残尿測定が可能なように自己導尿方法を指導する（定期的な導尿は行わない）。

文献

1) Hautmann RE: Surgery illustrated—surgical atlas ileal neobladder. BJU Int 2010; 105(7): 1024-35.
2) Mills RD, Studer UE: Metabolic consequences of continent urinary diversion. J Urol 1999; 161(4): 1057-66.
3) Fujisawa M, Nakamura I, et al: Changes in calcium metabolism and bone demineralization after orthotopic intestinal neobladder creation. J Urol 2000; 163(4): 1108-11; quiz 295.
4) Hautmann RE, Volkmer BG, et al: Long-term results of standard procedures in urology: the ileal neobladder. World J Urol 2006; 24(3): 305-14.
5) Anderson CB, Cookson MS, et al: Voiding function in women with orthotopic neobladder urinary diversion. J Urol 2012; 188(1): 200-4.
6) Pruthi RS, Nielsen M, et al: Fast track program in patients undergoing radical cystectomy: results in 362 consecutive patients. J Am Coll Surg 2010; 210(1): 93-9.

Studer型代用膀胱再建術

札幌医科大学泌尿器科学講座教授　**舛森直哉**

　筋層浸潤性膀胱癌などにより膀胱を全摘した場合，尿路変向術が必要となる。自然排尿型代用膀胱（新膀胱）は，腸管を利用して蓄尿のためのパウチを作成し，パウチの一端を尿道に吻合することにより自然排尿を可能とする尿路変向法である。ストーマを要さないため，ボディーイメージを損なわず生活の質が維持される。自然排尿型代用膀胱には，回腸を利用するStuder法やHautmann法および結腸を利用するReddy法がある。本稿では，著者が施行している開放手術における回腸利用自然排尿型代用膀胱Studer法について解説する。

適応，禁忌

　回腸利用自然排尿型代用膀胱の適応を **表1** に示す。尿道合併切除が必要な症例や，括約筋機能を含めた尿道機能が廃絶している症例は適応外である。パウチからの尿の吸収により高クロール性代謝性アシドーシスが生じることがあるので，術前の腎機能が保たれていることが重要である。当科では，eGFR 45mL/分/1.73m^{2}以上を目安としている。また，腹腔内手術や腹膜炎の既往，腸管の放射線曝露，クローン病などにより腸管の利用が困難と考えられる症例も適応外である。

　さらに，術後は自己導尿によるパウチ洗浄などの自己管理を要し，また，尿失禁，特に夜間の失禁が遷延したり，過禁制になる可能性があることなどを十分理解している必要がある。

表1 回腸新膀胱の適応

A. 患者因子
1. 患者の要求と理解
2. 腎機能が保たれている
3. 重度の肝障害を有さない
4. 腸管の状態が保たれている
5. 考慮すべきその他の因子（年齢，性別，全身状態，併存疾患，放射線治療の既往など）

B. 腫瘍因子
1. 男性：前立腺部尿道に癌を認めない
女性：膀胱頸部に癌を認めない
2. 考慮すべきその他の因子（腫瘍の位置，深達度，扁平上皮化生の存在，リンパ節転移の有無など）

Studer法とHautmann法との大きな違い

Studer法とHautmann法の大きな違いは，長い輸入脚があるかないかである（**図1**）。15〜20cmの長い輸入脚をもつStuder法の利点として，①短い尿管を利用できる（尿管を短くできる），②尿管吻合が容易（特に肥満症例），③順蠕動の輸入脚はパウチ内の尿の上部尿路への逆流防止に多小は関与，④輸入脚を利用して回腸導管へのre-diversionが可能，が挙げられる。Studer法ではパウチ作成のために40cmの回腸を使用するが，脱管腔化により容量は4倍に，内圧は1/4となる（**図2**）。

図1 Studer法とHautmann法

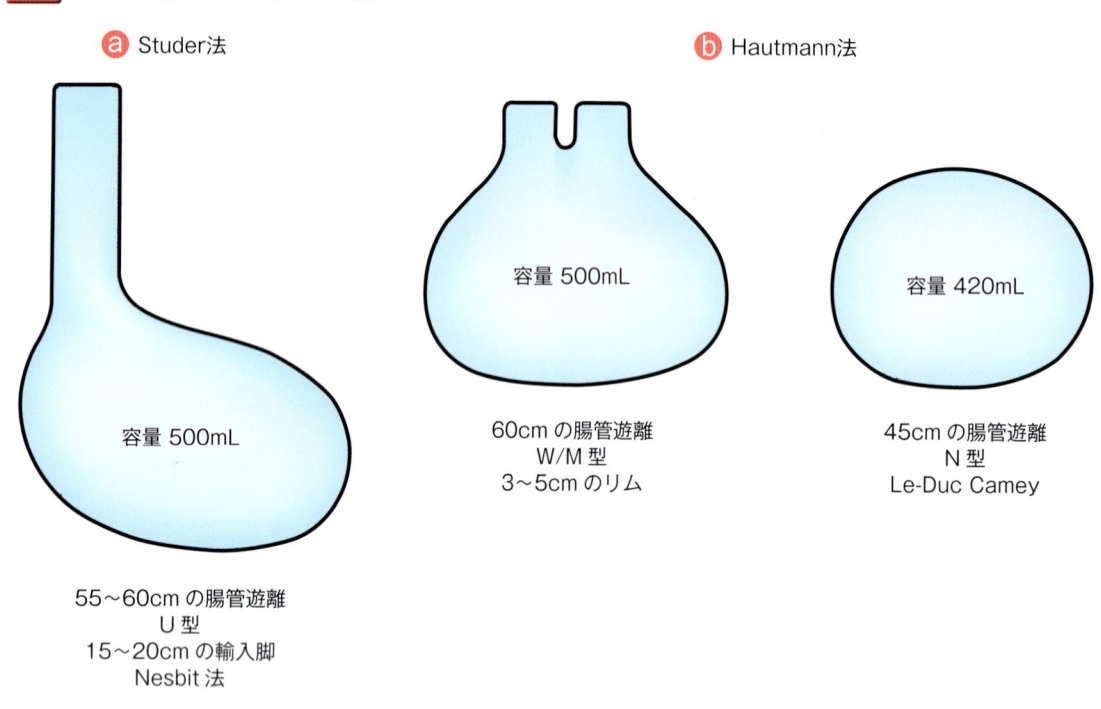

ⓐ Studer法

容量 500mL

55〜60cm の腸管遊離
U 型
15〜20cm の輸入脚
Nesbit 法

ⓑ Hautmann法

容量 500mL

60cm の腸管遊離
W/M 型
3〜5cm のリム

容量 420mL

45cm の腸管遊離
N 型
Le-Duc Camey

図2 脱管腔化による高容量・低圧パウチ作成

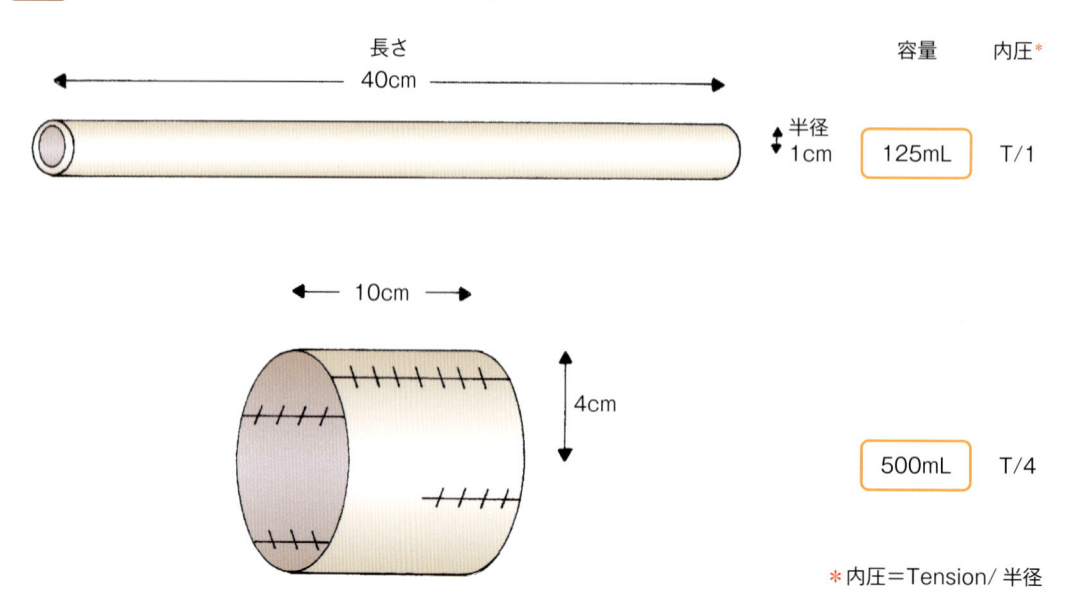

長さ 40cm　半径 1cm　容量 125mL　内圧* T/1

10cm　4cm　500mL　T/4

＊内圧＝Tension/ 半径

術前検査，術前準備

　血液検査，胸部Ｘ線写真，心電図，肺機能検査，尿検査，尿培養などを行う。高侵襲である根治的膀胱摘除術と同時に施行することが多いため，必要に応じて麻酔科にコンサルトする。尿培養が陽性であれば手術3日前から感受性のある抗菌薬を投与する。メチシリン耐性黄色ブドウ球菌(methicillin-resistant *Staphylococcus aureus*；MRSA)が検出された場合は，テイコプラニンを手術3日前から術後3日目まで投与している。

　手術前日の朝と昼に易消化食を摂取した後は絶食であるが，前日夕および手術当日朝は周術期食(OS-1 500 mLを1本，アルジネードウォーター125 mLを2本)を摂取させる。

　手術当日朝に新レシカルボン坐剤®1個を直腸内に挿入する。麻酔導入後に胃管を挿入し，手術終了と同時に抜去する。周術期感染予防は，βラクタマーゼ配合ペニシリン系抗生物質あるいは第二世代セフェム系抗菌薬を執刀30分前から開始し，術中は3時間ごとに投与する。

手術のアウトライン

1 麻酔
2 体位
3 尿道の切断
4 腸管切離位置と尿道吻合部位の決定
5 腸管切離と糞路再建
6 遊離回腸の洗浄
7 回腸新膀胱のデザイン
8 後壁の作成
9 前壁の縫合
10 輸入脚と尿管の吻合
11 パウチと尿道の吻合
12 パウチの閉鎖
13 尿管吻合部の後腹膜化

手術手技

1 麻酔

　全身麻酔下に硬膜外麻酔を併用して行う。

2 体位

　開脚気味の仰臥位とする。乳頭～外陰～大腿部まで十分消毒する。

3 尿道の切断

　男性では，根治的前立腺摘除術と同様に，骨盤底筋・外尿道括約筋の熱的・機械的損傷に注意する。女性においては，術後の失禁と過禁制のバランスからみた適切な尿道切離位置は明らかではないが，当科では膀胱頸部から1.5 cmで切断している。

4 腸管切離位置と尿道吻合部位の決定

　回盲部から15〜25cmの回腸を肛門側の切離位置とし，そこより近位の55cmから60cmの回腸を遊離する（**図3**）。腸間膜の切開長は肛門側10cm程度，口側5cm程度であるが，腸間膜が厚くパウチの可動が不良になると予測される症例では，肛門側の切り込みを腸間膜根部方向に延長する（**図3** ①）。

> ## DO NOT
>
> 腸間膜の根部をあまり細くすると，パウチの回転により，腸間膜が捻れて血流障害を起こす。4〜5cmの幅をもたせる。

　作成したパウチが骨盤底に届かず尿道との吻合が困難にならないように，尿道吻合部位の決定は重要である。Studer法では，尿道との吻合予定部位は切離回腸肛門側より10〜12cmとなる（**図3**）。この部位が陰茎根部付近あるいは恥骨結合上縁皮膚に届くことを確認する（**図4**）。腸管に対して直角方向に走向する太い動脈のある位置の腸間膜の伸展は不良であるため，そのような位置を避けて尿管吻合部位と腸管切離位置を決定する。

図3 腸管切離位置と尿道吻合部位の決定

遊離回腸の可動性の確保：①腸間膜の切開の根部への延長，②吻合予定部位の近位の腸間膜の漿膜の横切開。

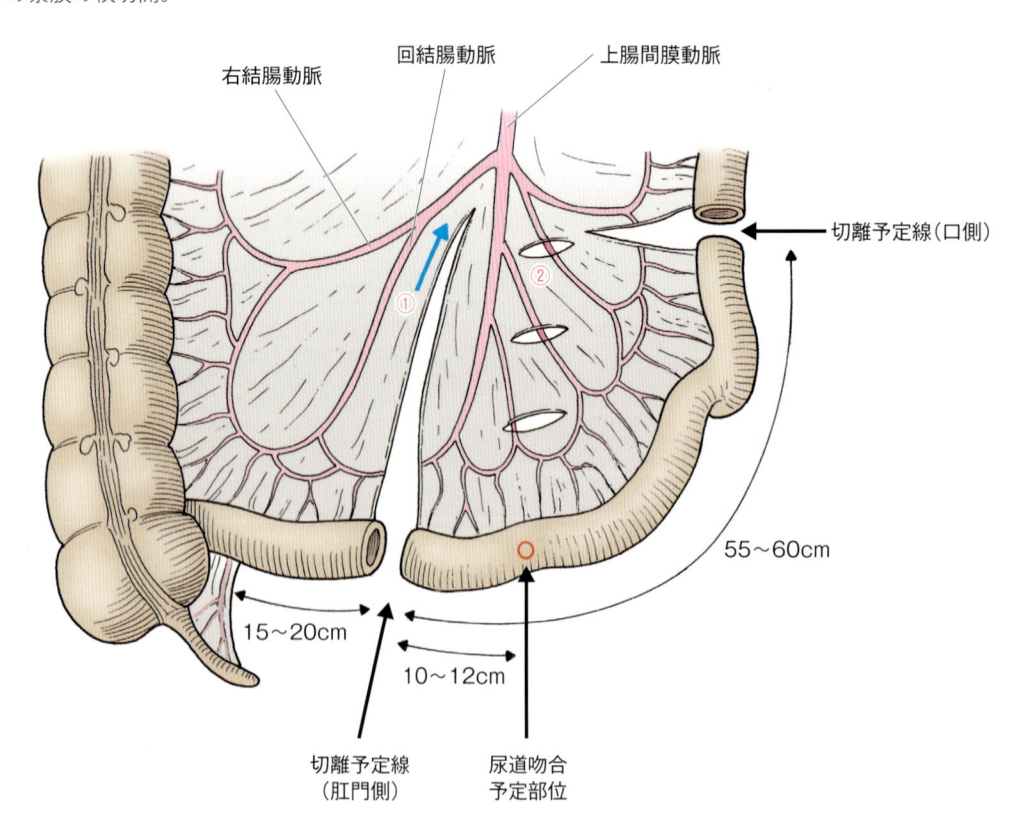

図4 尿道吻合部位の決定

尿道吻合予定部位が陰茎根部付近あるいは恥骨上縁皮膚に届くことを確認する。

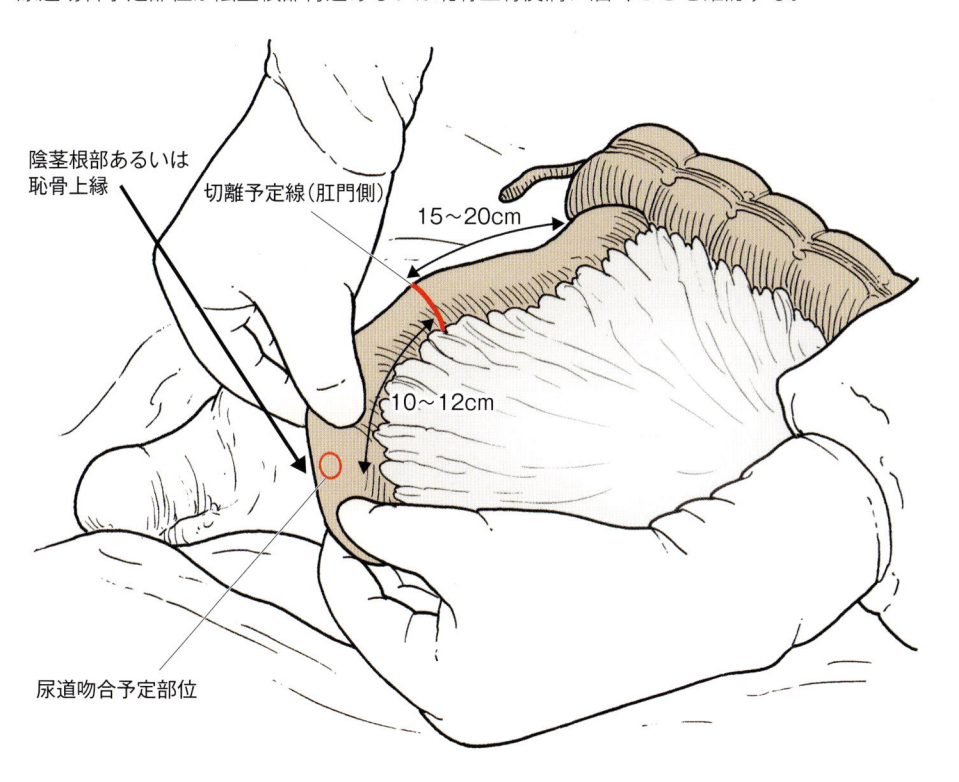

陰茎根部あるいは
恥骨上縁

切離予定線(肛門側)

15～20cm

10～12cm

尿道吻合予定部位

Advanced Technique

上腸間膜動脈の左側の腸間膜に切り込みを置いた場合，血管障害の懸念から切開線を延長できないことがあるため，上腸間膜動脈の右側に切り込みを置き，これの終末枝と回結腸動脈の間の無血管野を根部方向に延長する(**図3** ①)。これでも吻合予定部の可動性が不十分であれば，腸間膜の漿膜表面に横切開を置いて減張を図る(**図3** ②)。また，吻合予定部位の動脈アーケードよりも近位の血管を切断することにより，さらなる腸間膜の伸展が得られるが，遊離回腸の血行障害には十分な注意が必要である。

5 腸管切離と糞路再建

　腸管切離および糞路再建の方法については詳細を他項に譲る。当科では，腸管の切離にはEESリニヤーカッター75mmセレクターブルー(形成後のレッグの高さ1.5mm)を，糞路再建の際の内腔の形成には同ブルーを，腸管断端の閉鎖には同ゴールド(形成後のレッグの高さ1.8mm)を使用して機能的端々吻合を行っている。

6 遊離回腸の洗浄

　回腸末端にも腸内細菌が存在しており完全な無菌状態ではないとの報告もあることから，当科では，遊離回腸内腔の洗浄を行っている。遊離回腸口側のステープラーを切離し，ここよりネラトンカテーテルを挿入して，浣腸器あるいはカテーテルチップシリンジを用いて腸管内を生理的食塩水で洗浄する。

　図5 のように，回腸新膀胱をデザインする。肛門側切離位置より20cmで回腸をU字に折り返し，40cmの部分を3-0バイクリル®糸あるいは3-0 PDS®糸を用いて固定する（ 図5a ）。遊離回腸の肛門側40cmを脱管腔化する。腸間膜付着部より約1.5cmの腸管壁をバイポーラシザーズあるいは電気メスを用いて切開する（ 図5b ）。助手は，粘膜鑷子を腸管内に挿入してある程度腸管壁に張力をかけて，切開ラインを術者に明示する。遊離回腸の口側15～20cmを輸入脚として使用する。

図5 回腸新膀胱のデザイン
ⓐ肛門側切離位置より20cmで回腸をU字に折り返す。
ⓑ回腸の脱管腔化

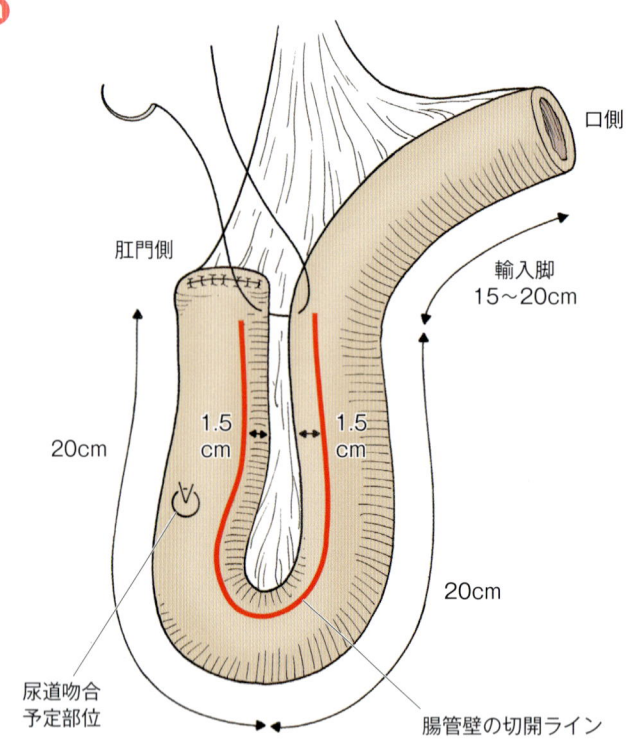

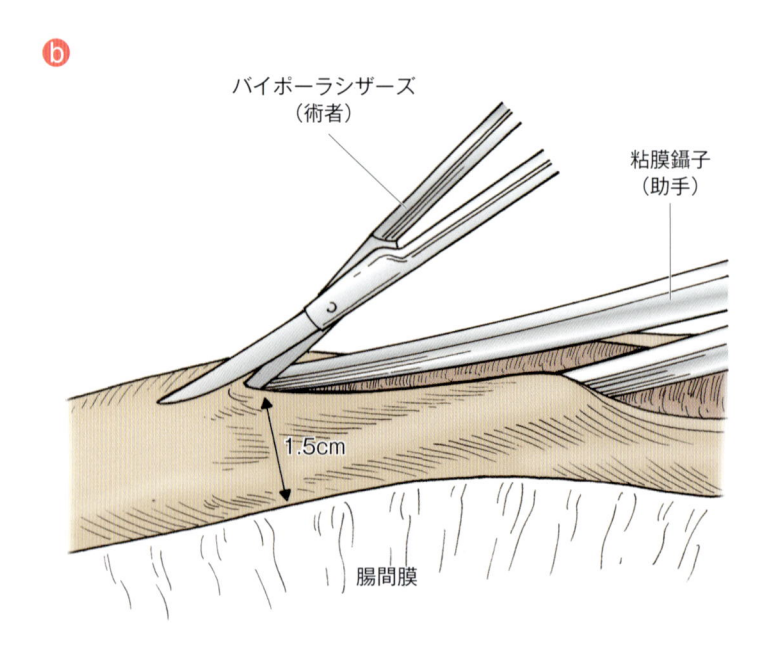

8 後壁の作成

　パウチの後壁となる腸管を3-0 PDS®糸あるいは3-0バイクリル®糸を用いて連続縫合する（図6）。5mm間隔で，それぞれ3mmの腸管壁を拾って連続縫合する。3cmごとに結節縫合を追加する。10cmの中点に支持糸を置き，術者と第一助手の2人で中点に向かって同時に縫合を行うと時間が節約できる。

9 前壁の縫合

　図7のように前壁を折り返す。後の操作のためのwindowを残して，前壁も後壁と同様に縫合する。

10 輸入脚と尿管の吻合

　当科では，以前はLe-Duc Camey法で尿管を輸入脚に吻合していたが，現在ではNesbit法で尿管吻合を行っている。

　6FrのシングルJカテーテルを挿入した左尿管を，S状結腸間膜の背側を通して右側に移動する。膀胱癌に対して総腸骨動脈〜正中仙骨領域までのリンパ節郭清を行った症例では，この操作は容易である。尿管は，末梢側の血流障害による狭窄を回避するために，過

図6 後壁の作成

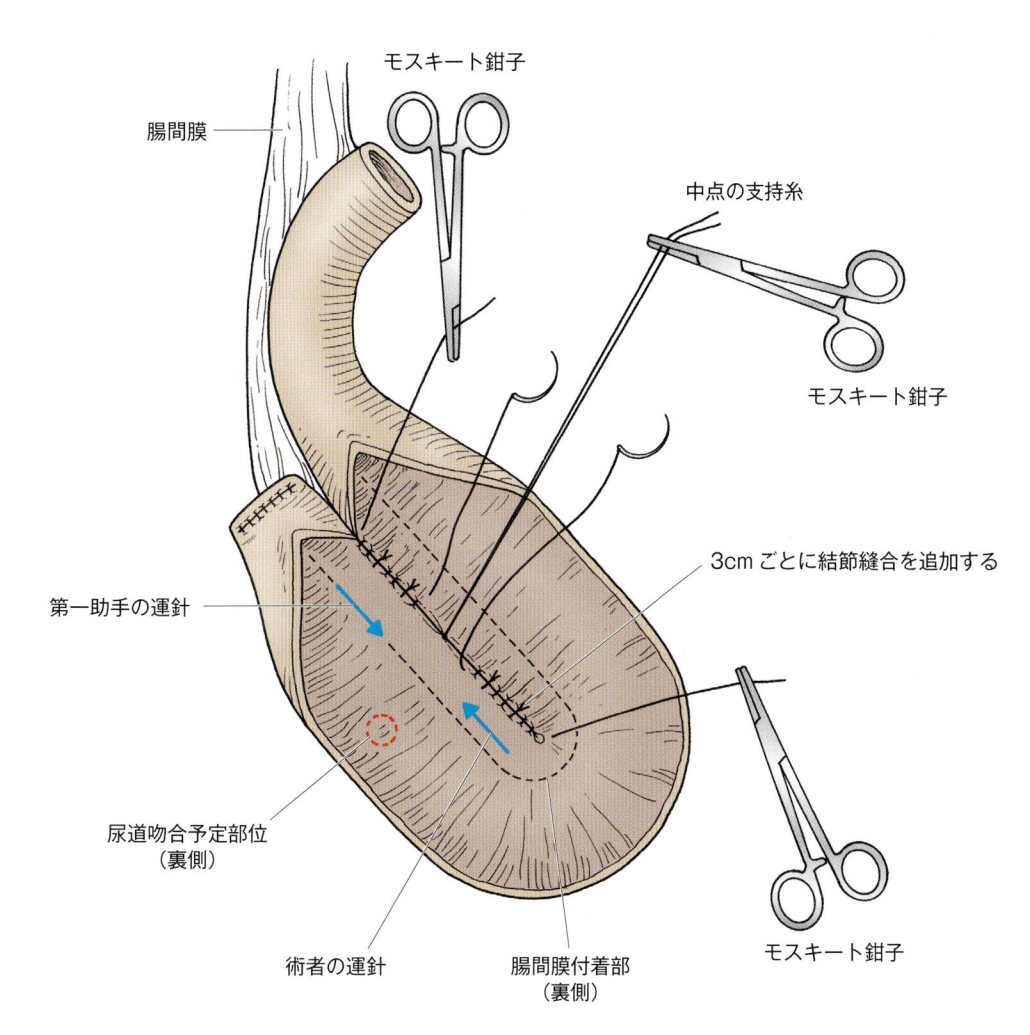

腸間膜
モスキート鉗子
中点の支持糸
モスキート鉗子
3cmごとに結節縫合を追加する
第一助手の運針
尿道吻合予定部位（裏側）
術者の運針
腸間膜付着部（裏側）
モスキート鉗子

図7 前壁の縫合

ⓐ 前壁の折り返し

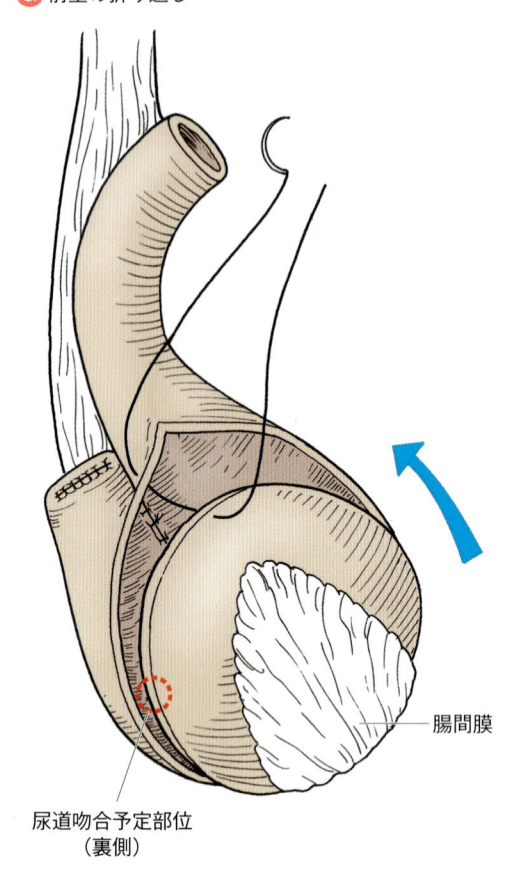

腸間膜

尿道吻合予定部位
（裏側）

ⓑ 前壁の縫合

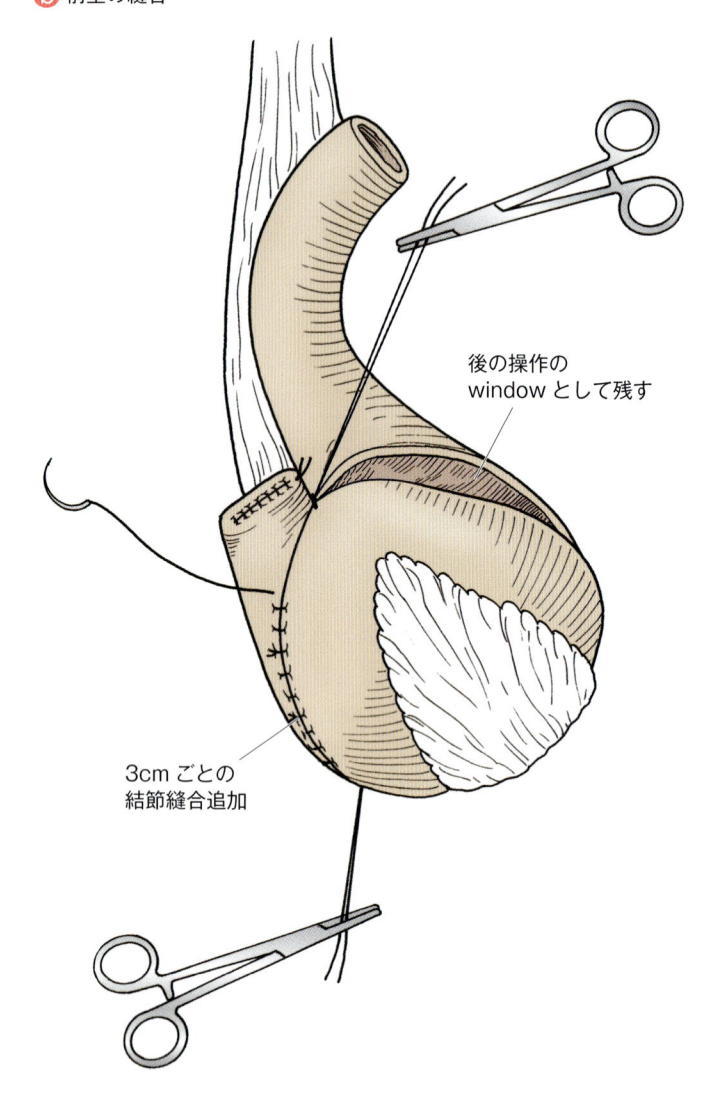

後の操作の
window として残す

3cm ごとの
結節縫合追加

不足ない距離で切断する。尿管の外側（血管流入部の対側）に10〜15mmのspatulationを置く。当科では，左尿管は輸入脚の頭側に，右尿管はその約2cm尾側に吻合することが多い（**図8a**）。

　輸入脚の内腔より直角鉗子の先端を吻合予定部位に押し当て，尖メスにて腸管壁を切開する。直角鉗子の先端を挿入して約1cmの幅に広げる。当科では腸管壁の切除は行っていない。シングルJカテーテルを把持して輸入脚に引き入れる。

　尿管吻合は，4-0 PDS®糸を使用して8針程度の結節縫合で行う。尿管壁は2mm程度，腸管壁は腸粘膜を落とさずに3mm程度拾うようにする。spatulationの先端とその対側に運針してそれらを支持糸として牽引し（**図8b**），この間に左右3針程度追加する（**図8c**）。連続縫合を行う場合は，結紮時に縫合糸が過剰に締まって巾着状にならないように注意する。輸入脚の頭側を3-0 PDS®糸の連続縫合で閉鎖する。

図8 尿管の吻合
ⓐ尿管吻合部位，ⓑ ⓐを裏から見る，ⓒ尿管の吻合

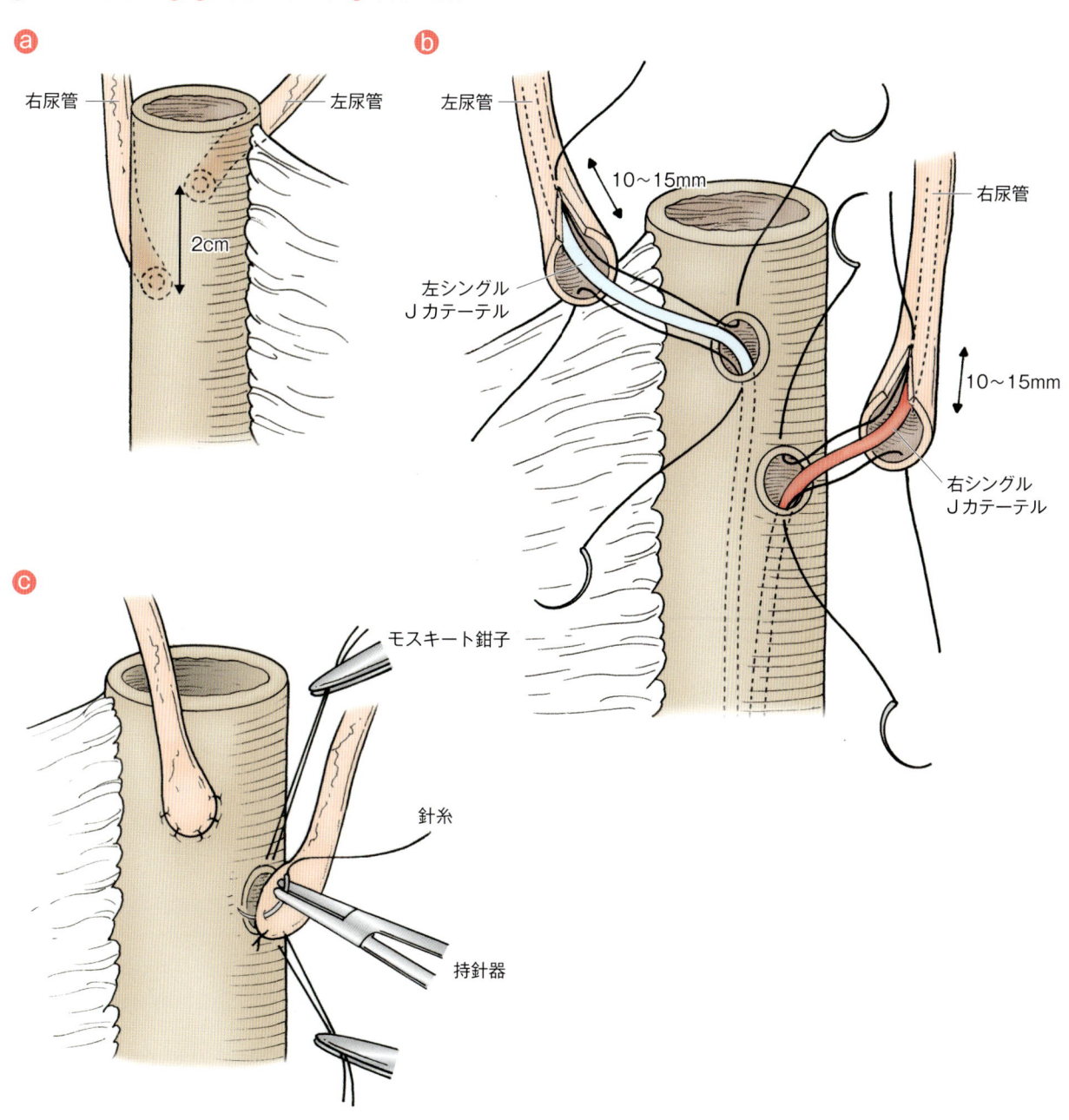

ⓐ
右尿管
左尿管
2cm

ⓑ
左尿管
10〜15mm
左シングル
Jカテーテル
右尿管
10〜15mm
右シングル
Jカテーテル

ⓒ
モスキート鉗子
針糸
持針器

11 パウチと尿道の吻合

　パウチと尿道の吻合部位を最終決定する。この部位はパウチの前壁縫合の最下端ではなく，その背側になる。最下端に吻合すると，吻合部の屈曲が生じて排尿障害に至る。Windowより術者の指を挿入して，尿道とパウチの吻合が張力なく可能であることを確認する（**図9a**）。

　吻合部位を決定したら，パウチのwindowより直角鉗子を挿入し，吻合予定部位に先端を押し当てて尖メスを用いて穿孔し，約1cmの幅に拡げる。尿管吻合と同様に，パウチ壁の切除は行っていない。腸管粘膜と尿道粘膜の親和性は良好であるため，両者のある程

図9 尿道吻合部位の確認

a windowより術者の指を挿入して，尿道とパウチの吻合が張力なく可能であることを確認する。吻合部はパウチの前壁縫合の最下端ではなくその背側である。

b 尿道吻合部粘膜の外翻(6〜8針)

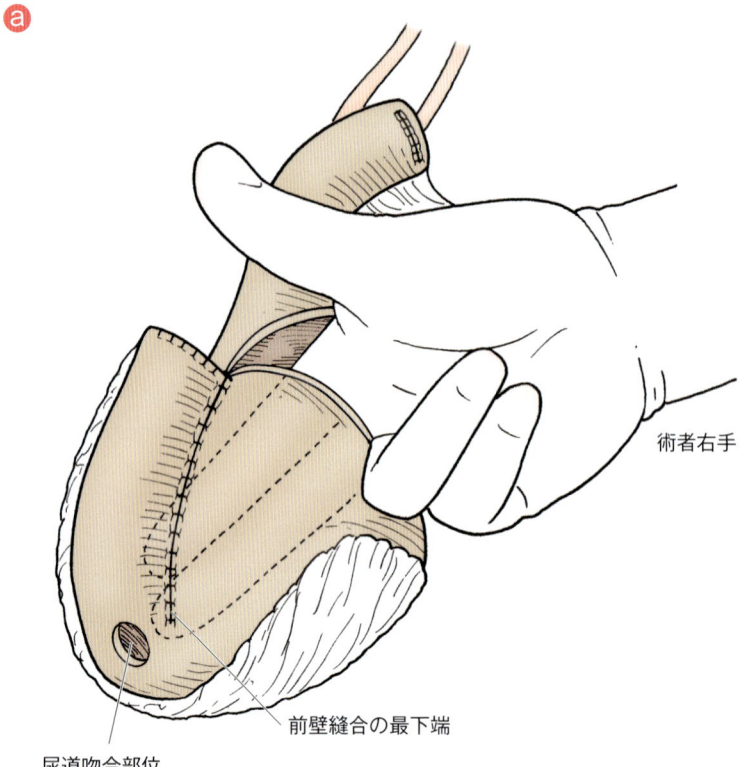

術者右手

前壁縫合の最下端

尿道吻合部位
（パウチ前壁縫合の最下端の背側）

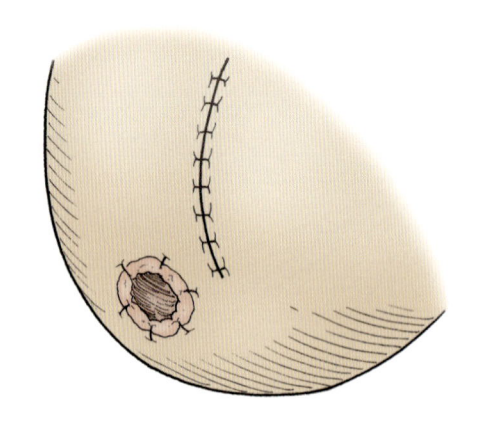

度の整合が得られれば創傷治癒に問題はないが，4-0 PDS®糸を使用して6〜8針程度粘膜の外翻(eversion)を行っている(**図9b**)。吻合径が拡がりすぎないように注意する。

　当科では，開放手術の場合は，結節縫合にてパウチと尿道を吻合している(**図10**)。尿道より挿入した金属ブジーをガイドにして，2-0 PDS® II (CT-2)を尿道の6時，8時，10時，4時，2時の順番で運針する。結紮時に裂けないように尿道壁は5mm程度の厚さでかける。特に6時は背側のDenonvilliers筋膜を含めてしっかりと拾う。骨盤底が狭い・深い症例に対しては，患者の左側に立った右利きの術者は，上半身を患者の頭側に向けて骨盤底を覗き込みながら，6時，8時および10時は外→内で(**図10a**)，4時と2時は内→外(**図10b**)で運針するとやりやすいこともある。尿道から20Frカテーテルを挿入してパウチ内に引き込む。次いで，尿道運針部位に対応するパウチ壁を尿道と同じ順番で内→外で運針する(**図10c**)。内→外で尿道に運針した4時と2時は，2-0 PDS®糸と同じサイズの丸針を用いて内→外で運針する。パウチ壁の運針の厚さは5mm程度とする。

図10 尿道とパウチの吻合

ⓐ 尿道への運針（6時, 8時, 10時）

外→内へ運針する

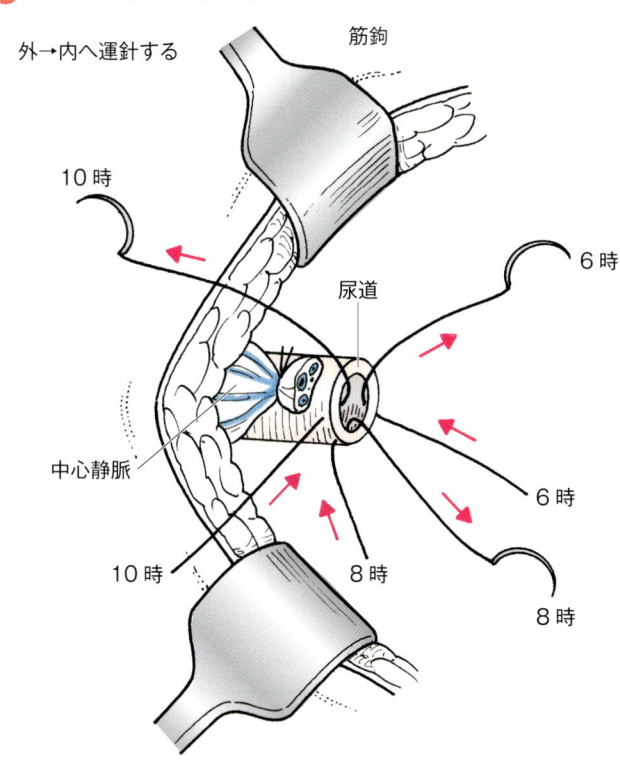

筋鉤

10時

尿道

中心静脈

10時

8時

6時

6時

8時

ⓑ 尿道への運針（4時, 2時）

内→外へ運針する

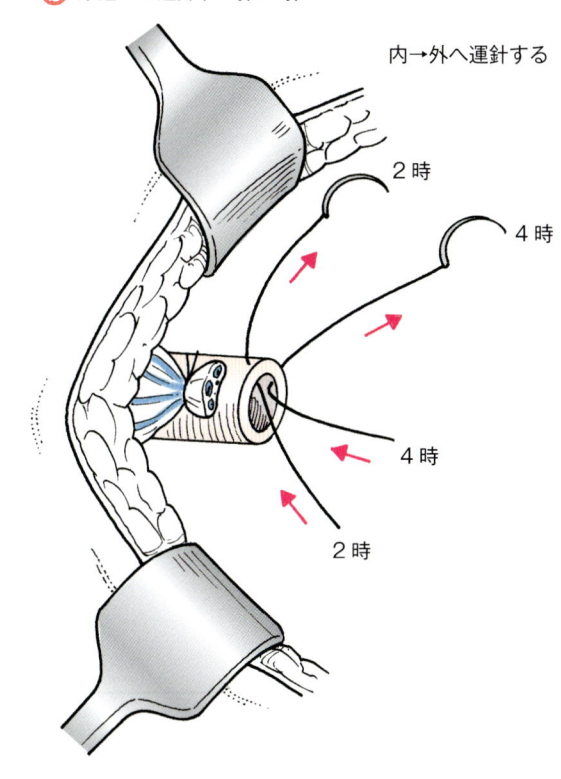

2時

4時

4時

2時

ⓒ パウチへの運針

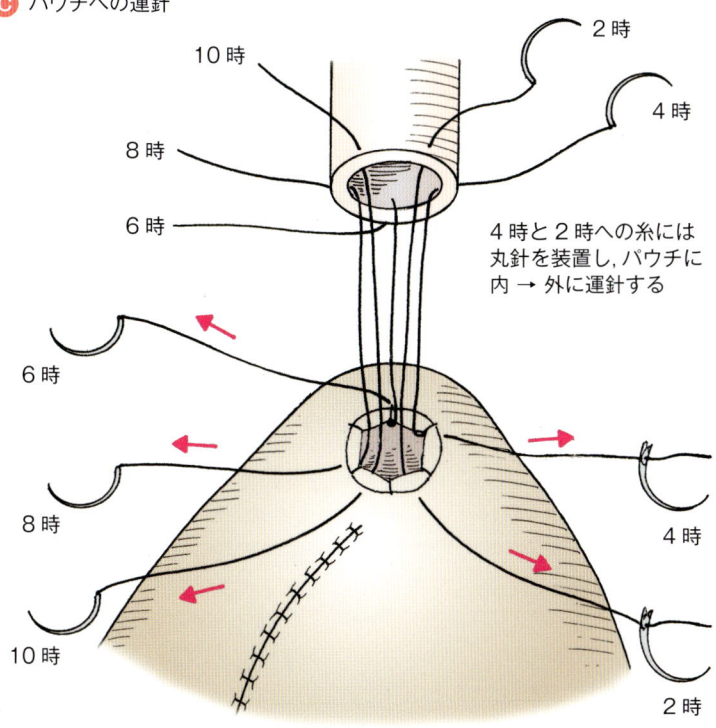

10時

8時

6時

2時

4時

4時と2時への糸には
丸針を装置し, パウチに
内 → 外に運針する

6時

8時

10時

4時

2時

ⓓ パウチ・尿道吻合

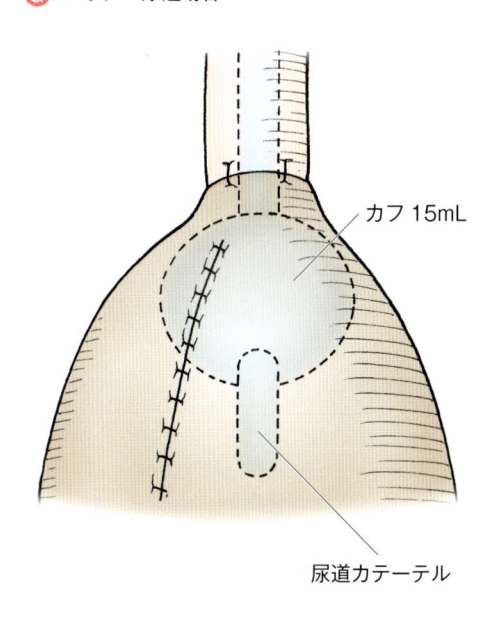

カフ15mL

尿道カテーテル

すべての運針が終了したら，バルーンを15mLに膨らませる。著者は，結紮には外科結びではなく男結びを用いている。第一助手は2cm幅の自在鉤を使用して，パウチ壁を圧排して結紮部位に至る直線経路を確保する。示指先でノットを結紮部位に向かって直線的に送りながら，対側の糸は直線的に手前に牽引する。吻合部に隙間がないことを指先で触知することで吻合が適切であることを確認する。糸が太いので5回結紮する。糸を締める際には術者の邪魔にならないように，助手はそのつど自在鉤を抜去する。

> **注意！**
>
> 深くて狭い術野では，外科結びは，二重にした結び目の送りが円滑でない場合がある。結紮部の両側に均等な張力をかける必要があるが，第一結紮時に左右に張力をかけた際に手前に向かう力が発生して吻合部が裂けることがある。これを回避するため，吻合部の上下に張力をかけようとした場合，均等な張力発生に必要な奥側のスペースが確保できずに吻合が不十分になる可能性があり，注意が必要である。

Advanced Technique

- パウチと尿道との吻合が困難な場合，どの程度の距離が必要なのかを評価する。5cm程度の距離であれば以下の方法を試みる。①開創器を緩める，②骨盤高位の場合，体位を水平に戻す，③殿部のクッションを取り除く，④会陰部を押して尿道とパウチ吻合部を近づける，⑤盲腸と上行結腸を後腹膜より授動する，⑥新膀胱の腸間膜の漿膜表面に血管を障害しないように切開を置く，⑦肛門側の腸間膜の切り込みを根部に延長する。ただし，このような操作が要求される症例は腸間膜が厚くて視野が不良であることが多く，血管障害には十分注意する必要がある。
- 尿道とパウチを吻合後に過剰な張力がかかっていると判断された場合，①尿道の両脇でパウチと骨盤底を固定する，②尿道バルーンカテーテルを軽い力で牽引する，などの方法を考慮する。どうしてもパウチと尿道の吻合が不可能な場合は，回腸導管などへの術式の変更を術中に決断する。

12 パウチの閉鎖

尿管カテーテルをパウチから出し，4-0バイクリル®糸のタバコ縫合で固定する（**図11**）。当科では，術後の管理を考慮して膀胱瘻を挿入している。20Frマレコットカテーテルを挿入し，3-0バイクリル®糸のタバコ縫合でパウチ壁に固定する。最後にwindowを3-0 PDS®糸で閉鎖する。100〜150mLの生理食塩水をパウチに注入し，リークがないことを確認する。

13 尿管吻合部の後腹膜化

輸入脚を岬角に2針程度固定する。パウチの後腹膜化は行わないが，尿管吻合部は周囲の腹膜を使用して後腹膜化する（**図12**）。尿管カテーテルおよび膀胱瘻を体外に出し，ドレーンを挿入して閉創する。

図11 パウチの閉鎖

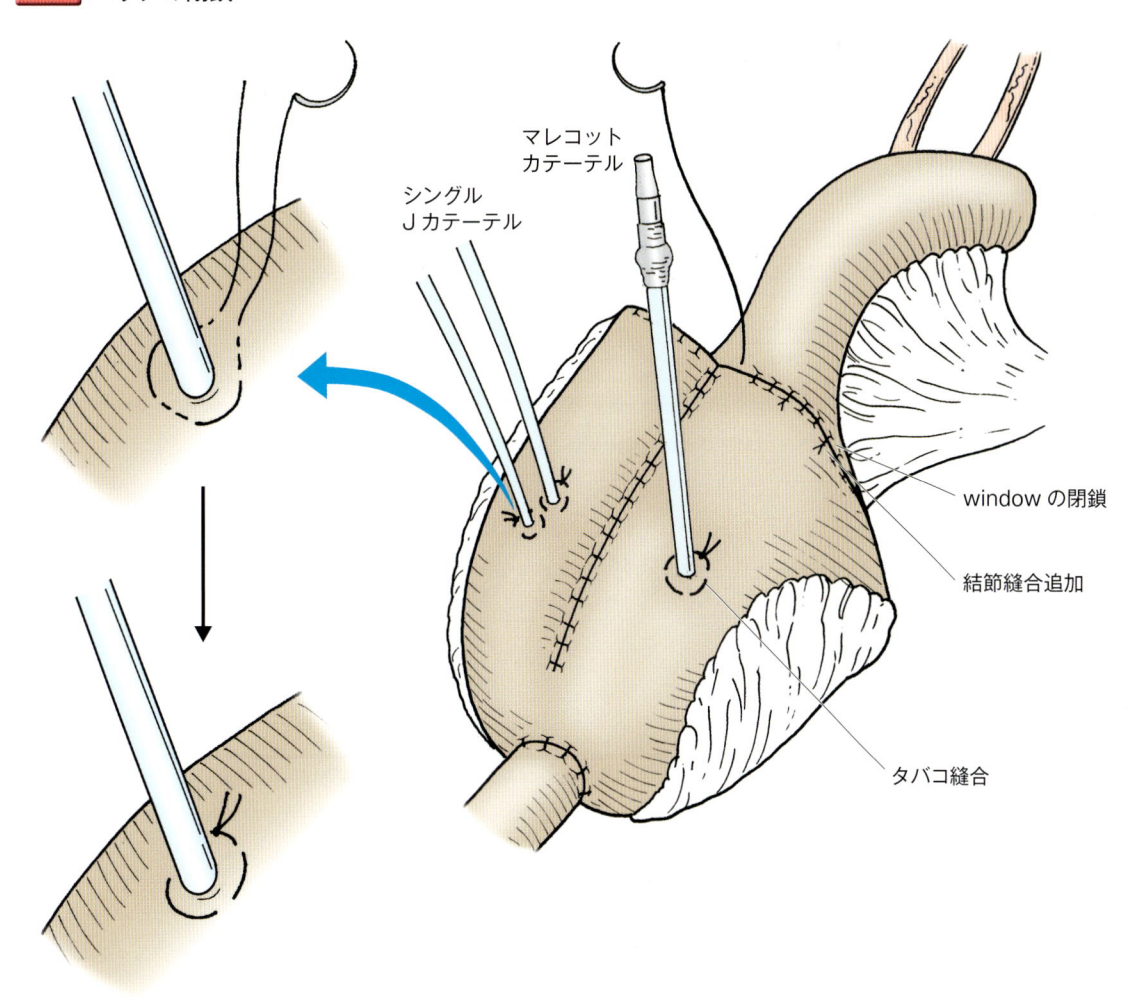

シングル
Jカテーテル

マレコット
カテーテル

window の閉鎖

結節縫合追加

タバコ縫合

図12 尿管吻合部の後腹膜化

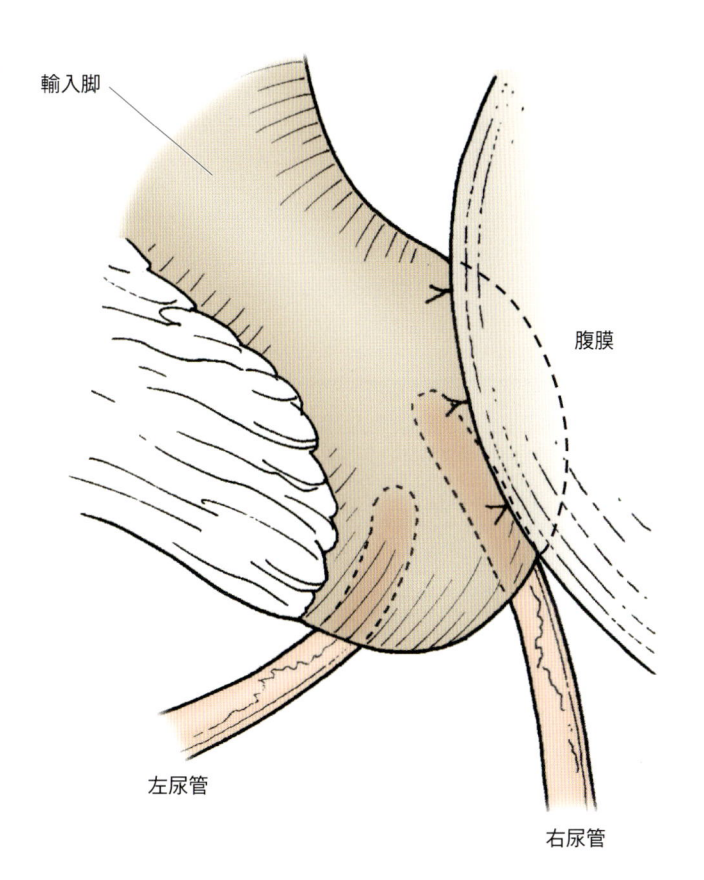

輸入脚

腹膜

左尿管

右尿管

術後ケア

　術翌日より周術期食を開始し，3日目より5分粥，4日目より全粥を許可する。腸管の蠕動運動の回復に伴い，尿中に浮遊物が発生する。これによるカテーテルの閉塞を避けるため，定期的なパウチ洗浄を行う。術後7日目に右尿管カテーテル，8日目に左尿管カテーテルを抜去する。腎盂腎炎予防のため，抜去日の朝に経口キノロン薬（LVFX 500mg）を1回投与する。2週後にパウチ造影を行う。明らかなリークがなければ尿道カテーテルを抜去し，自排尿を開始する。その後，夜間のみ膀胱瘻をクランプ→昼間もクランプの過程を経て，100mL程度の自排尿量が得られるようになったら膀胱瘻を抜去する。膀胱瘻抜去時には，瘻孔が閉鎖するまで2〜3日間尿道カテーテルを留置する。

　自排尿開始後は，排尿日誌により自排尿量と失禁量を把握するとともに，自己導尿の手技を確立させて残尿量を計測する。男性においては，排尿時に適切に腹圧をかけ，かつ，骨盤底筋の弛緩が効果的に行えるように，座位での排尿を指導することもある。夜間はアラームクロックにて3時間ごとの排尿を指導する。パウチへの蓄尿に伴い，悪心，食欲不振，倦怠感などを訴える症例に対しては，血液検査と動脈血採血により高クロール性代謝性アシドーシスの有無を診断する。

外来通院時の指導

　排尿日誌の記載は継続させる。失禁は時間の経過とともに改善するが，夜間尿失禁は術後2年たっても残存することがある。過剰な蓄尿によりパウチ容量が増大しないように，排尿日誌や残尿測定の結果をみながら膀胱容量が400mLを超えないように排尿間隔を指導する。残尿量や尿中浮遊物の量を考慮して，自己導尿の必要性や回数を調節する。

Advanced Technique

女性の新膀胱では，術後数年経過してから過禁制となり自排尿が不可能になる症例も存在する。過剰な蓄尿による膀胱の過伸展に加えて，パウチの骨盤背側への落ち込みが関与する。①子宮・腟の温存が可能な症例（膀胱三角部に腫瘍が存在しないなど）を選択する，②内骨盤筋膜の切開を最小限にして，残存尿道周囲組織を温存する，③子宮摘除後に大網フラップなどを利用してパウチを裏打ちする構造を作成する，④パウチ前壁と腹直筋後面を固定する，などを試みるが，過禁制を確実に回避する方法はない。

文献

1) Burkhard F, Studer UE: Chapter 78 Orthotopic urinary diversion using an ileal low-pressure reservoir with an afferent tubular segment. In: Keane TE, Graham SD Jr (eds): Glenn's Urologic Surgery, 8th ed. Wolters Kluwer, Philadelphia, 2016, pp674-9.
2) Hautmann RE: Chapter 87 Ileal neobladder. In: Keane TE, Graham SD Jr (eds): Glenn's Urologic Surgery, 8th ed. Wolters Kluwer, Philadelphia, 2016, pp680-8.

Reddy型代用膀胱再建術（Reddy変法）

神戸大学大学院医学研究科腎泌尿器科学分野講師　**古川順也**
神戸大学大学院医学研究科腎泌尿器科学分野教授　**藤澤正人**

　S状結腸利用代用膀胱再建術は1991年にReddyにより報告された術式である。近年，回腸を用いた代用膀胱再建術が主流となっているが，自然排尿型尿路変向術を意図した際に回腸が利用できない場合には本術式の習得は有用である。本稿では，原法に示された尿管吻合法およびパウチ作成法を改良した術式（Reddy変法）について述べる。代用膀胱にS状結腸を利用した際には，夜間の尿禁制や蓄便機能の低下においては回腸を用いる場合と比較しやや劣るが，自排尿や排尿効率に関しては優位な点もあり，われわれの経験では，特に女性症例においては，代用膀胱の過度の伸展により生じる排尿障害のために自己導尿を必要とする頻度が低く，有用な方法であると考えている。

適応，禁忌

　制癌の観点では尿道を温存する術式であるため，前部尿道に腫瘍がある場合や，吻合する尿道断端に腫瘍が存在する場合には尿道摘除の適応であり，代用膀胱造設術は行わない。具体的には，男性では前立腺部尿道，女性では膀胱頸部に，術前の経尿道的膀胱腫瘍切除時の組織生検にて悪性所見を認めないことを確認し，かつ，術中迅速病理診断にて尿道断端に悪性所見を認めないことを確認している。術中迅速病理診断にて尿道断端に腫瘍が認められない場合においても，前立腺部尿道や女性における膀胱頸部に上皮内癌（carcinoma in situ；CIS）を含む腫瘍が認められる症例では，尿道再発のリスクを念頭に置き慎重に適応を判定する必要がある。また，排尿に関する自己管理の必要性や夜間尿失禁，長期的には排尿困難の出現や自己導尿が必要となる可能性に関し，代用膀胱機能と腎機能の維持のための定期的な排尿を必要とすることなどのメンテナンスの意義を十分に理解できることが重要である。

　腎機能の点では，われわれは単腎症例においても，これまで良好な術後成績を報告しているため適応外とはしていないが，腎機能低下例では代用膀胱による尿の再吸収による代謝性アシドーシスの補正が困難となる場合があり，明確な基準は存在しないが，血清クレアチニン値が1.5mg/dL以上やCKDグレード3以上（eGFR＜60mL/min/1.73m²）では代用膀胱を回避する場合が多い。

術前検査，術前準備

　腸管を利用する尿路変向術式では，腸管内容物の腹腔内への散布に注意が必要である。必要に応じて術前2〜3日前より低残渣食とし，前日より絶食としニフレック®を2L服用させる。前日眠前にセンノシド（プルゼニド®）24mgを内服し，手術当日朝にグリセリン浣腸60mLを行う。近年では，回腸利用術式においては術前腸管処置を簡略化する傾向にあるが，S状結腸利用の場合は十分な前処置を行っている。

　また，S状結腸の悪性疾患がないことを確認するため，術前には下部消化管内視鏡を施行し，ポリープが認められた場合は内視鏡的切除を行っている。代用膀胱造設術の場合に

おいても，術中所見により術式の変更を余儀なくされる場合があるためストーマのマーキングを行い，合わせて術後のストーマケアに関する説明も行っておく。

術中の体位は浅い砕石位とし，S状結腸吻合時に肛門側からの操作も行えるようにしておく。

手術手技

1 S状結腸の遊離

S状結腸の遊離長は原法では約30cmとしているが，われわれの変法では術後早期の蓄尿量を増やす目的に，可能であればより長い腸管を遊離している。尿道に最も届きやすいS状結腸の最下点を決定し，この部位を中心として口側および肛門側へそれぞれ17〜18cm，全体で35cm程度を遊離する。口側と肛門側の切断部位に支持糸をかけ，腸間膜を処理した後に両側で結腸をエンドGIA™で切断する。パウチの支配血管は，動脈系はS状結腸動脈および上直腸動脈，静脈系では下腸間膜静脈とする（ 図1 ）。結腸では辺縁動脈同士のネットワークが疎であるため，上直腸動脈をS状結腸の肛門側切断点近くで処理し，これを遊離腸管側に付けることで遊離腸管の血流の確保を行うようにしている。

一方，上直腸動脈を切断するためS状結腸の末梢側の切断点は，血行の支配の点でダグラス窩よりあまり末梢に離れないほうがよい。通常は5〜10cm以内に切断点を決定している。S状結腸吻合はサーキュラーステープラーを用いた自動吻合器にて端端吻合を行う。詳細は省略するが，口側切断端のステープラーのかかった部位を切り落とし，切断端に巾着縫合器を用いた巾着縫合を行い，アンビルを挿入し，肛門より挿入したステープラーと合体させ端端吻合を行う。

パウチ作成用に遊離された結腸が結腸吻合部の腹側にくるように配置する。S状結腸の吻合部に無理な緊張がかかる際には，縫合不全を予防するため，皮膚切開を頭側へ延長し，下行結腸の剥離および脾結腸靱帯，胃結腸靱帯を切離し，結腸脾彎曲部を尾側へ授動する。吻合終了後には可能であれば消化管内視鏡を挿入し，吻合部の出血がないことを確認しておくことが望ましい。

2 パウチの作成

初めに，遊離されたS状結腸を生理食塩水で十分に洗浄する。遊離された結腸の片側の断端を5mm程度切開しフォーリーカテーテルを挿入し，反対側の断端に置いた切開部位より吸引管を挿入し，洗浄液が術野に散布されないように注意して洗浄液が透明となるまで十分に洗浄する。また，洗浄時には腸管の下にはミクリッツガーゼを広げ，洗浄液の汚染を防止する。

遊離された結腸を腸間膜が捻れないように置き，腸間膜に近い結腸ヒモ上で結腸を切開

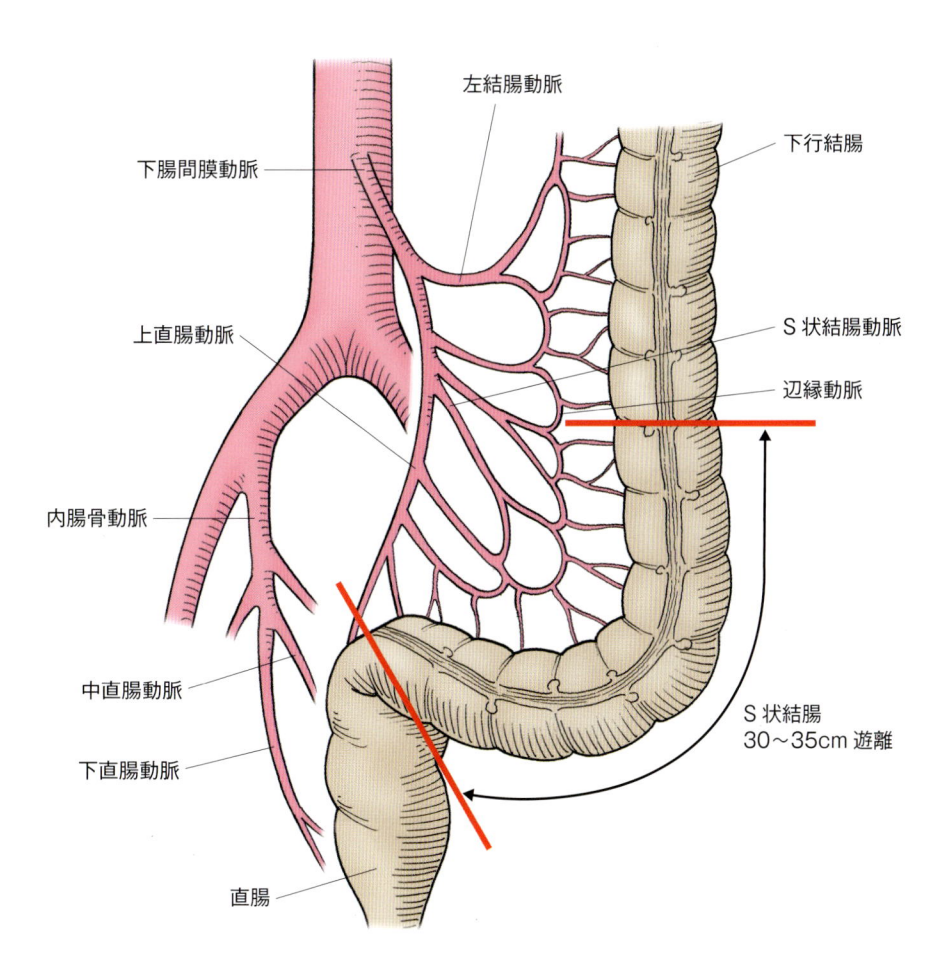

図1 S状結腸の血管支配と
切除範囲

左結腸動脈

下行結腸

下腸間膜動脈

S状結腸動脈

辺縁動脈

上直腸動脈

内腸骨動脈

S状結腸
30～35cm 遊離

中直腸動脈

下直腸動脈

直腸

し，脱管腔化を行う。この際には20mLのシリンジの外筒を結腸内に挿入し，電気メスで切開すると容易である（**図2a**）。切開後には特に口側，肛門側の断端の結腸の色調をよく観察し，血行不良と判断された場合にはその部位を切除する。

　パウチの縫合は，粘膜が内翻するように腸管を裏返した状態でバブコック鉗子を用いて固定し，腸管内腔側から内－外－外－内の順に3-0マクソンの直針を用いて全層連続縫合する。粘膜，筋層，漿膜の3層を確実にかけ，1針ずつロックをかけながら連続縫合を行い，縫合中は腸管に一定の緊張を保って，7～8mm間隔で行い，糸を締めすぎないように注意を払う。先にパウチの腹側になる部位を全長にわたり縫合し，パウチの腹側になる側の縫合は，後に行う尿管とパウチの吻合を容易にする目的で3～4cm縫合せずに残しておく（**図2b**）。

　次に，背側のパウチの縫合を行う。粘膜面を確実に合わせるために，粘膜面を外反した状態のまま全長にわたり行い，結腸の粘膜面を縫合が終了した時点でパウチの内外を反転する。次に結腸腸間膜の間から奥よりパウチ尾側を引き出し，上下を逆転させる（**図2c**）。さらに，パウチを水平に時計回りあるいは反時計回りのいずれか腸間膜の無理がない方向に回転させる（**図2d**）。これにより腸間膜に圧排されていたパウチの後壁が伸展しやすくなり，かつ骨盤底に無理なく誘導できるようになる。腸間膜は約90°捻れが生じるが，血流には問題ない。この操作により腸間膜脂肪が厚い場合においてもパウチの伸展が容易となり，後の尿道とパウチの吻合時に緊張が緩和される。

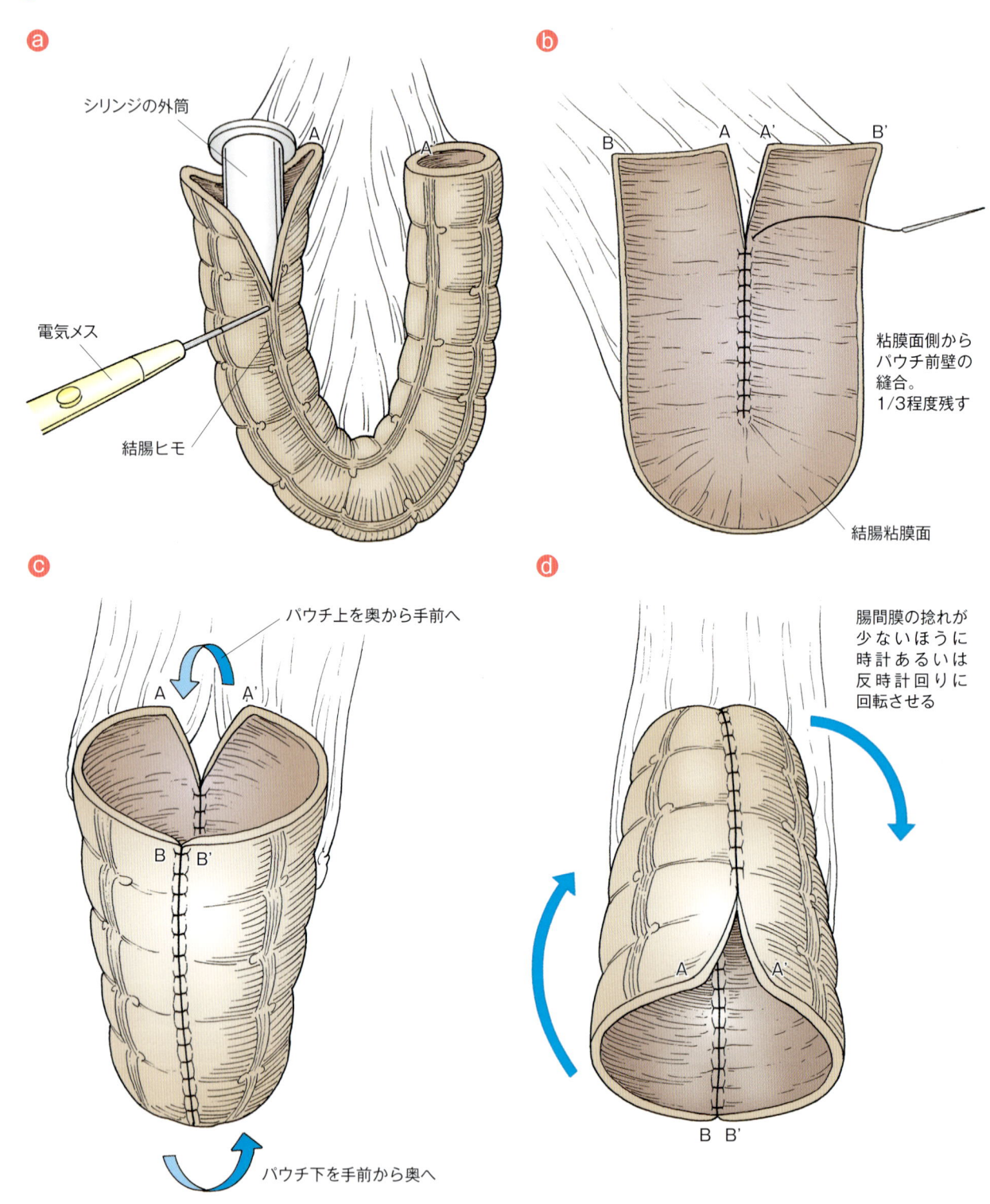

ⓐ
シリンジの外筒
A
A'
電気メス
結腸ヒモ

ⓑ
B A A' B'
粘膜面側から
パウチ前壁の
縫合。
1/3程度残す
結腸粘膜面

ⓒ
パウチ上を奥から手前へ
A A'
B B'
パウチ下を手前から奥へ

ⓓ
腸間膜の捻れが
少ないほうに
時計あるいは
反時計回りに
回転させる
A A'
B B'

3 内尿道口の作成

　パウチを作成後，パウチ内に示指を挿入し，尿道吻合部に誘導し最底点の位置を決定する（図3a）。その位置に小切開を置き，示指を挿入したまま4-0モノクリル®を用いて粘膜を外反させながら連続かがり縫いを行い，示指頭大の大きさの内尿道口を作成する（図3b）。

図3 内尿道口の作成

ⓐ 内尿道口の位置決め

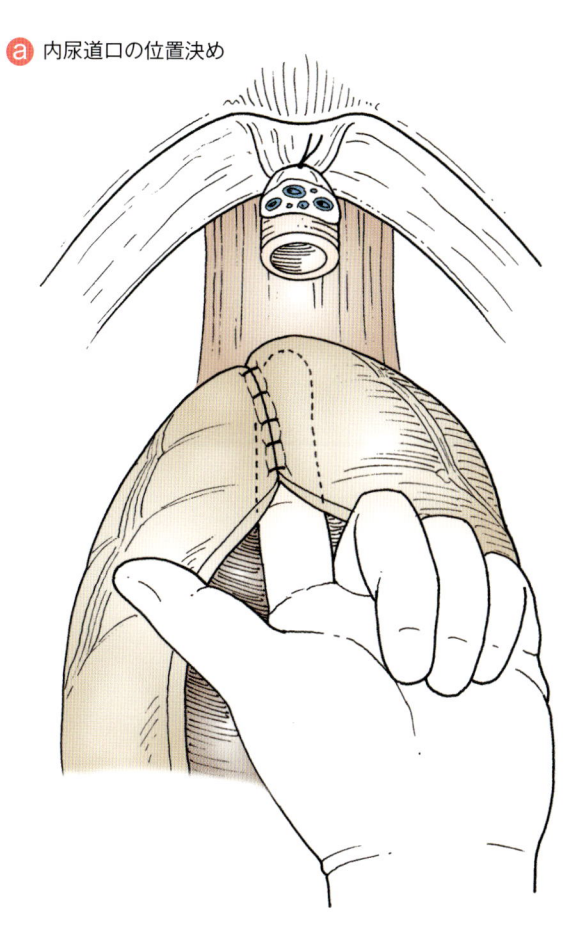

ⓑ 内尿道口の形成

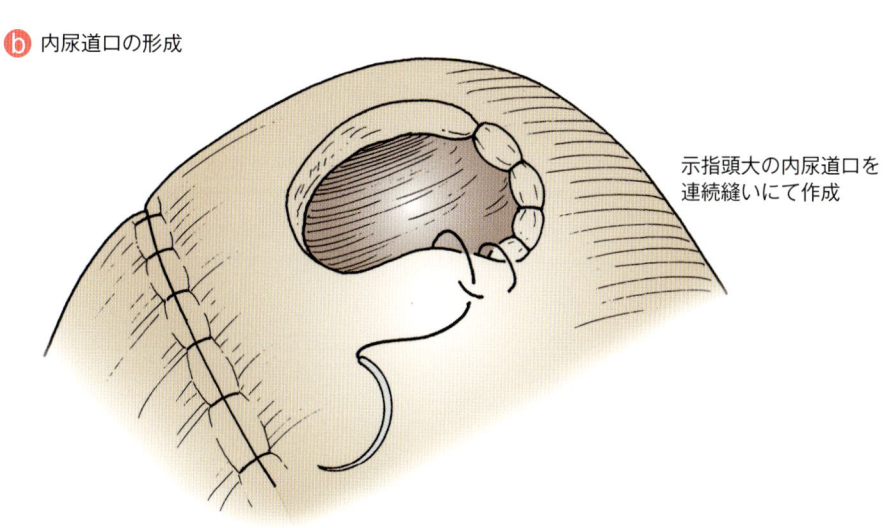

示指頭大の内尿道口を
連続縫いにて作成

尿道吻合時に巻き込まないために腹膜垂を避けて内尿道口を作成するが，どうしても無理な場合は一部腹膜垂を切除する。ただし，腹膜垂内の血行経路は多様であるため，十分注意を払わないとパウチの血行に影響を及ぼす場合がある。粘膜にしっかり運針し，切開縁より3〜4mm離れたところで漿膜に運針すると，うまく粘膜を外反させることができる。最後に示指を挿入したまま軽く締め付ける程度に結紮し，その際に強く締め付けすぎて内尿道口が狭くなりすぎないように注意する。

4 パウチと尿管の吻合

　パウチと尿管の吻合は，Reddy原法ではパウチの壁を貫通させて吻合する方法（Goodwin法）を用いているが，著者らの変法ではパウチの断端から吻合する方法（Open-end法）を用いている。Open-end法ではパウチを貫通する余分な穴を開けずに済み，Goodwin法と比較し尿管の長さが少し短くとも対応可能である。先立って左尿管はS状結腸吻合部の腸間膜を縫合閉鎖する際にその間隙より腹側に導いておく。

　まず，尿管断端の血流に問題がないことを確認し，パウチの上端あたりに 図4a のように長方形に4点4-0モノクリル®を用い支持糸をかけ，粘膜に緊張をかけた状態でパウチの上端よりメッツェンバウムにて少しずつ粘膜下を切開剥離し，粘膜下トンネルを作成する（ 図4a ）。その際には粘膜下の血管をできるだけ損傷しないようにする。手技が困難な場合は生理食塩水を粘膜下トンネル作成部位に注射針で注入し，液性剥離を行ってもよい。

　通常，支持糸で緊張がかかった状態で3〜4cmの粘膜下トンネルを作成すると，緊張を除いた状態で2〜3cmのトンネルが作成される。途中で粘膜を損傷して小さな穴が開いても，そのまま予定した部位までトンネルを作成すれば問題なく利用できる。このトンネルに尿管を捻れないように引き込む。この際，抵抗なく尿管が粘膜下トンネルを通過することを確認し，抵抗があるようなら再度トンネルを広げておく。トンネルに誘導した尿管の断端の12時方向に約7〜8mmのスリットを入れ，先に尿管の12時方向に4-0モノクリル®で1カ所尿管全層と結腸粘膜に運針し，アンカーとして固定する。次に，尿管の6時の位置で，5-0モノクリル®を用い粘膜下トンネル末梢側の結腸粘膜と縫合し，その間をさらに5-0モノクリル®で2〜3針尿管と腸管粘膜を縫合する（ 図4b ）。最後にパウチ断端で左右2カ所尿管漿膜と結腸漿膜筋層を5-0モノクリル®で縫合固定する。

　尿管吻合の終了後に，シングルJカテーテルを尿管に留置し抵抗なく挿入，洗浄が可能であることを確認した後に，これをパウチの壁を貫通させ引き出す。このカテーテルを引き出す位置は，カテーテル抜去後の穴からのリークを少なくするために，パウチを尿道と吻合した時点で最も腹壁と近いと思われる位置を選ぶようにする。またカテーテルを引き出した穴は，周囲を4-0モノクリル®で巾着縫合を追加する。最後に，縫合が残っているパウチの腹側3〜4cmと上縁を3-0 PDS®にて連続または結節縫合しパウチを完成させる。尿管が吻合されているパウチ断端近くの部位は，結腸の粘膜のみを4-0 PDS®で結節縫合し，尿管を締め付けないようにする。

図4 パウチと尿管の吻合　ⓐ 粘膜下トンネルの作成

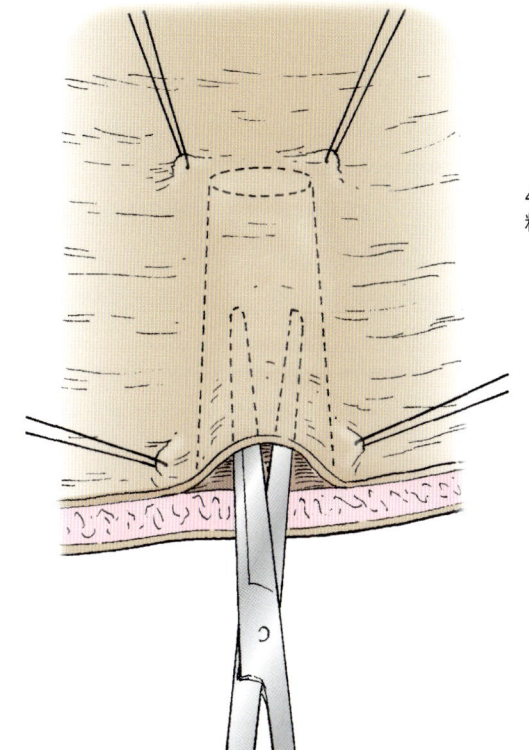

4点支持し粘膜に緊張をかけながら
粘膜下を剥離しトンネルを作製する

ⓑ 尿管−パウチ吻合

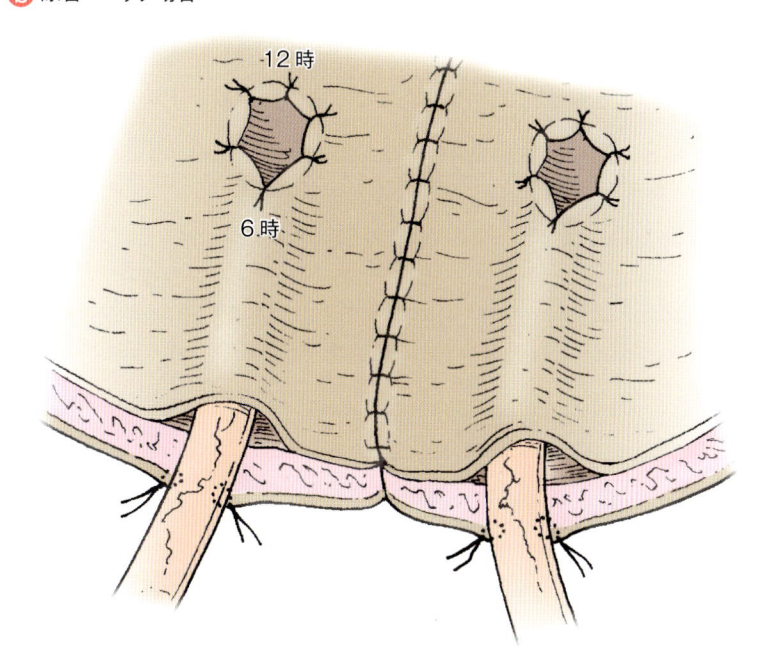

①尿管の12時の位置でアンカーとして固定した後に5針追加縫合する
②パウチ断端で尿管と2針固定する

5 パウチと尿道の吻合

　パウチと尿道の吻合には3-0モノクリル®の両端針を用い，通常2時，4時，8時，10時の4針吻合している（図5）。パウチおよび尿道ともに内－外の順に運針する。膀胱全摘術時に，膀胱の摘出後に前もって尿道に吻合糸をかけておき，その糸を用いてパウチへ運針し吻合を行うほうが良好な視野で尿道に運針できる。

　尿道吻合の際の工夫はさまざま報告されているが，尿道吻合が困難な場合は，フォーリーカテーテルを用い，尿道粘膜を引き出すことで尿道への運針を確実に行うようにしている。18Frのフォーリーカテーテルを骨盤腔側から留置し，カフを2cc程度で軽く膨らませ，これを牽引し尿道を引き出している。また会陰部を圧迫すると尿道が引き出され，運針時の視野が良好となる。パウチと尿道の吻合糸の結紮前に，代用膀胱用の多孔式のフォーリーカテーテルを留置する。

図5 パウチと尿道の吻合

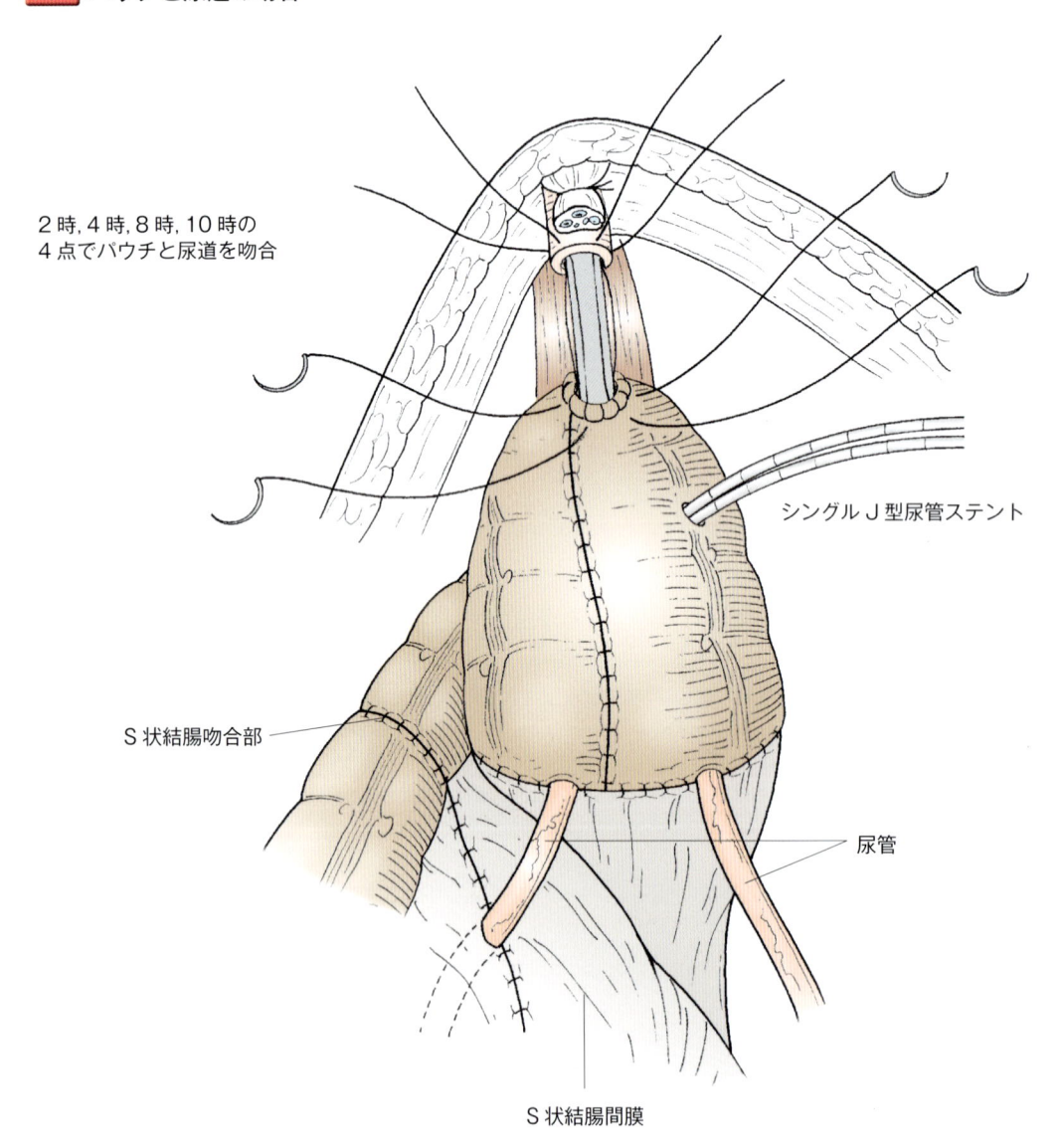

2時，4時，8時，10時の
4点でパウチと尿道を吻合

シングル J 型尿管ステント

S 状結腸吻合部

尿管

S 状結腸間膜

Advanced Technique

トラブルシューティング& Advanced technique

・遊離するＳ状結腸が尿道に十分届かない場合には，回腸を用いた代用膀胱に術式を変更する。当然ながら逆の場合もありうるため，術中の腸管遊離前の腸管遊離部位のシミュレーション時に的確な判断が必要である。

・Ｓ状結腸は回腸と比較し血行状態で劣っているため，特に脱管腔化後に結腸粘膜の色調不良となる場合には術後のパウチ壊死を避けるために，その領域を切除すべきである。

・粘膜下トンネルがうまく作成できずに粘膜を損傷した場合には，無理に縫合して修復すると尿管を締め付け吻合部狭窄を生じる可能性があるため，その場合は回腸で用いられるLe Duc & Camay法を部分的に応用する。

・女性症例においては，代用膀胱と尿道吻合を行う際に，代用膀胱尿道角が鋭角になりすぎないように膀胱全摘時に腟前壁を可能な限り温存する。尿道切断部位は膀胱頸部より１〜２cm遠位で切断し，膀胱頸部に近づきすぎないようにする。

ロボット支援腹腔鏡下膀胱全摘術への対応

・ロボット支援手術の低侵襲性を損なわないために，Ｓ状結腸の遊離の際にはロボット支援手術に精通している施設ではロボット操作を用いて，そうではなければ腹腔鏡操作を用いてＳ状結腸の遊離および必要時には左結腸の授動を行う。下腹部正中の10cm程度の切開創より腸管を体外へ導き，Ｓ状結腸の遊離，吻合およびパウチの作成を行う。開腹手術による膀胱全摘術と比較すると切開創は小さくできるが，安全なＳ状結腸吻合およびパウチ作成のために良好な視野を得るためには，ある程度の皮膚切開を置くことはやむを得ないと考えている。

術後管理

　術後早期は縫合部や吻合部の安静を保つために良好なドレナージによる減圧が重要であり，カテーテル閉塞には特に注意を払う。具体的には，代用膀胱に尿の貯留が生じないよう尿管カテーテルの閉塞の有無を確認する目的で腎盂洗浄を適宜行う。また代用膀胱内に貯留する腸管からの分泌粘液によるカテーテル閉塞を予防する目的で，１日１〜２回膀胱洗浄を行う。

　術後２週目より順に尿管カテーテルを造影し，尿管代用膀胱吻合部の縫合不全のないことを確認し抜去を行う。膿尿や細菌尿が明らかであれば補液ならびに抗菌薬の投与を行い，腎盂腎炎の予防を行う。抜去後は尿量の確認および腎臓超音波検査を行い，水腎症の有無とその程度を経時的にチェックする。抜去後は吻合部の浮腫などにより一時的な水腎症を認めることが多いが，その場合でも数日から数週で次第に水腎症の改善を認める場合がほとんどである。両側尿管カテーテルを抜去した後に上部尿路に問題が生じなければ，術後３週後に膀胱造影を行い尿道吻合部の状態，代用膀胱の形態，容量および膀胱尿管逆流の有無を確認し，問題がなければ尿道カテーテルを抜去する。

　術直後は代用膀胱の容量は小さく失禁も多く，尿道括約筋を弛緩するような独特の排尿のコツや腹満などに代表される尿意の感覚を体得することが重要であり，尿道カテーテル抜去前にはこれらの予想される排尿状態について再度詳細に患者に説明を行うことが望ましい。

外来での排尿管理

外来における定期的なフォローアップでは膀胱癌の再発の有無を確認するのみならず，尿管（尿道）代用膀胱吻合部狭窄などの尿路の通過障害がないか定期的な確認を行う。一般的には腎臓超音波検査を基本とし，排泄性腎盂造影〔近年では再発確認のために施行する造影CT検査時に合わせて撮影するCTU（CT urography）にて代用する場合が多い〕にて評価を行う。また，排尿状態の評価には，排尿量や残尿量，膀胱容量や夜間尿失禁の有無など尿流動態を評価し適切な排尿指導を継続する。残尿が多く代用膀胱の過度な拡張が生じた場合には自己導尿指導を行う。

すべての尿路変向術後に腎機能の低下が生じる可能性があるため，退院後は定期的な血液生化学検査を行い腎機能の評価を行う。腸管利用尿路変向術症例では，血清電解質や血液ガス分析により代謝障害やそれに伴うアシドーシスが認められた場合は重曹の投与により補正を行う。また，非常に頻度は低いが腸管利用尿路変向術では，利用腸管に癌が発生することがあるため（特にS状結腸利用）十分留意し，代用膀胱の膀胱鏡検査も適宜施行する。

文献

1) 日本泌尿器科学会編: 膀胱癌診療ガイドライン2015年版. 医学図書出版株式会社, 東京, 2015.
2) Reddy PK, Lange PH, et al: Total bladder replacement using detubularized sigmoid colon: technique and results. J Urol 1991; 145: 51-5.
3) 藤澤正人, 山中 望: これだけは知っておきたい尿路変更術. ベクトルコア, 東京, 2004.
4) Miyake H, Furukawa J, et al: Orthotopic sigmoid neobladder after radical cystectomy: assessment of complications, functional outcomes and quality of life in 82 Japanese patients. BJU Int 2010; 106: 412-6.
5) Furukawa J, Miyake H, et al: Clinical outcome of orthotopic neobladder replacement in patients with a solitary functioning kidney. Int J Urol 2007; 14: 398-401.

IV

禁制型尿路変向術

腸管利用導尿型尿路変向術
ーインディアナパウチ・臍ストーマ

倉敷中央病院泌尿器科主任部長　**寺井章人**
倉敷中央病院泌尿器科　**曲渕敏博**

　自己導尿型尿路変向術は，腸管を用いてパウチを形成し別の腸管を利用して尿禁制型の導尿路およびストーマを右下腹部あるいは臍に造設するもので，尿排出はストーマからの定期的な導尿により行う手術術式である。自然排尿型尿路変向術が一般的な術式として定着するとともに，失禁型尿路変向術後の尿路ストーマ装具が著しく進歩した現在，自己導尿型尿路変向術を行う機会はほとんどなくなった。しかしパウチを作成する尿路変向術が泌尿器科で一般化するようになった先駆けの術式として，その概要を知っておくことは意義あることと思われる。

　自己導尿型尿路変向術には，パウチ作成に回腸や結腸を利用した種々の方法があり，また尿禁制ストーマ作成方法にも回腸重積法，虫垂を利用した方法，回盲部を用いた方法などがあり，さらにストーマ造設部位として右下腹部，臍部があり，種々の変法が可能である。本稿では上行結腸，回盲部，回腸を利用したインディアナパウチ(臍ストーマ)について解説する。

適応，禁忌

　尿道温存が不可能で，かつ非失禁型の尿路変向術を希望する症例が適応となる。患者が本法を十分に理解し積極的に希望していること，および定期的な導尿による自己管理がきっちりできることが特に重要である。また良好な腎機能（クレアチニンクリアランス60 mL/min以上）を有していることが必要である。尿をパウチに溜める術式では腸管粘膜から尿の再吸収が起こり，腎機能低下症例では高クロール性アシドーシスや骨ミネラル減少などの代謝性合併症をきたす危険性が高くなる。

術前準備

　術前腸管処置については種々の意見があるが，術前3日間は低残渣食とし，術前日には経口腸管洗浄剤を投与する。術前抗生物質は投与せず，術当日の浣腸は行わない。

手術のアウトライン

1. 上行結腸回盲部回腸の遊離
2. 回腸・結腸吻合
3. 遊離結腸回腸の脱管腔化
4. U-shaped ileal patch作成
5. パウチ作成
6. 回腸終末部の縫縮 (stapled plication)
7. 尿管・パウチ吻合
8. 臍ストーマ作成

手術手技

1 上行結腸回盲部回腸の遊離

　上行結腸外側の腹膜を肝彎曲付近まで切開し，上行結腸から肓腸にかけて遊離させる。虫垂を切除し，肓腸遠位端から15cm肛側で上行結腸を切断する。回腸は回盲部から8cm口側とさらに25cm口側の2カ所で切断する（**図1**）。最終的には回腸終末部を輸出脚（導尿路）として臍部まで引き上げるが，パウチ・腸間膜の可動性は良いので，腸間膜の切り込みはそれほど深くまでは必要ない。

2 回腸・結腸吻合

　回腸・結腸吻合は通常の2層縫合（粘膜同士および筋層漿膜同士）で行うが，結腸と回腸の口径を合わせるため回腸を斜めに切断，あるいは回腸の腸間膜対側に1～2cmの縦切開を加えてから縫合する。自動縫合器を用いて腸管吻合を行ってもよい。一般に結腸の栄養血管は回腸よりも疎であり，泌尿器科医が結腸を扱うのは不慣れであることも多いので，腸管切断・吻合は消化器外科医に依頼するのも一方法であろう。

3 遊離結腸回腸の脱管腔化

　遊離した腸管内を生理食塩水でよく洗浄した後，腸間膜対側の結腸ヒモに沿って上行結腸から肓腸下端まで切開し脱管腔化する（**図2**）。肓腸下端までの切開が不十分であるとパウチの変形や尿失禁の原因となることがあるので注意する。
　また口側25cmの遊離回腸も腸間膜対側で切開し脱管腔化する。

図1 回腸・肓腸・上行結腸の遊離

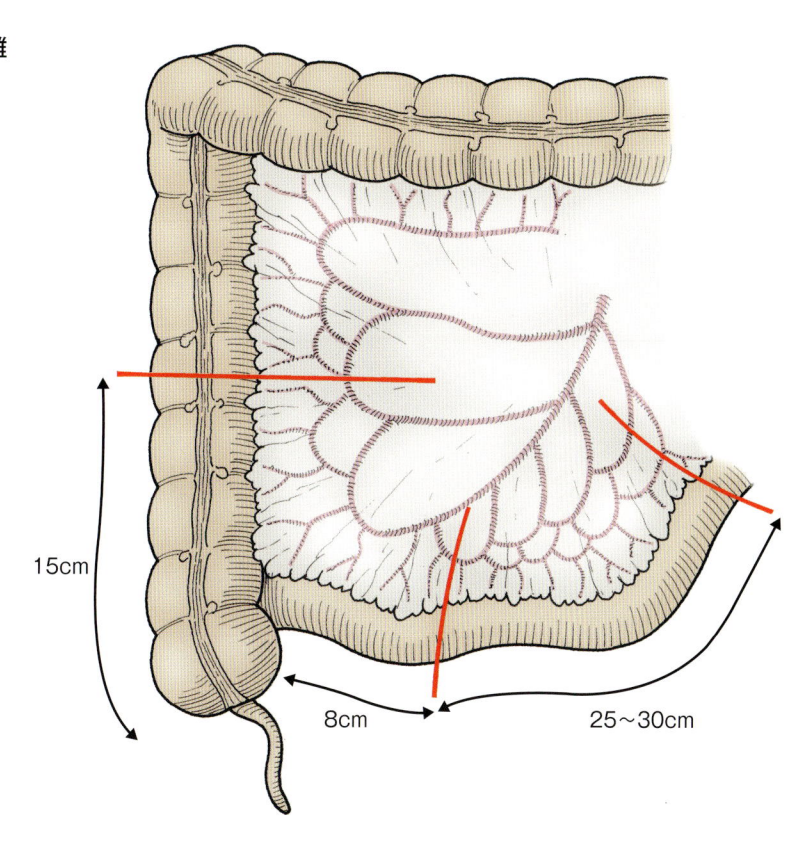

15cm

8cm

25～30cm

4 U-shaped ileal patch作成

　脱管腔化した回腸をU字形に置いて，内側の断端を3-0バイクリル®で全層連続縫合（1層縫合）し，U-shaped ileal patchを作成する（図2）。

5 パウチ作成

　脱管腔化した上行結腸と上記ileal patchを縫合してパウチを作成する。3-0バイクリル®にて全層連続縫合を行うが，回腸に比べ結腸の切開縁は漿膜筋層がややわかりにくいので，全層に針がしっかりかかるよう注意する必要がある。この際漿膜筋層に十分に針をかけ，粘膜は浅くかけるようにすると，粘膜同士が密着して外反せずきれいに縫合できる（図3）。結腸と回腸動脈に付着する腸間膜の位置関係上，パウチの左半分は内腔側から（図4a），右半分は漿膜側から縫合してパウチ作成を完了する（図4b）。

図2 結腸・回腸の脱管腔化とU-shaped ileal patch作成

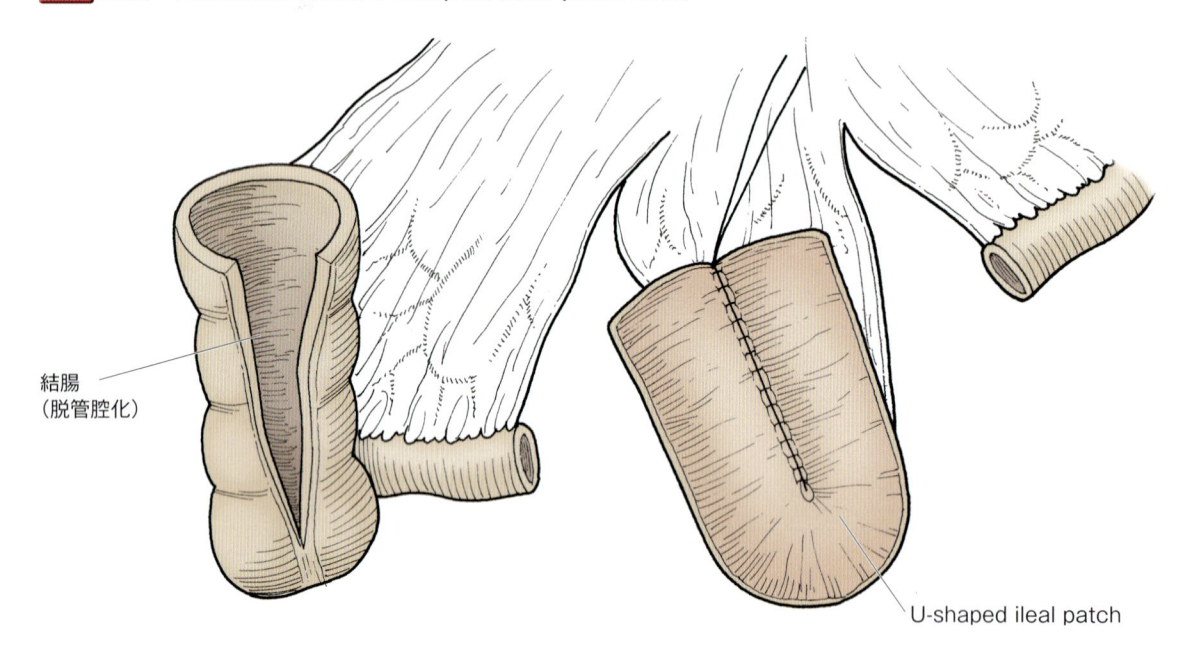

結腸
（脱管腔化）

U-shaped ileal patch

図3 パウチ壁の連続縫合
筋層・漿膜には十分に針をかけ，粘膜
は浅くかけるだけにする。

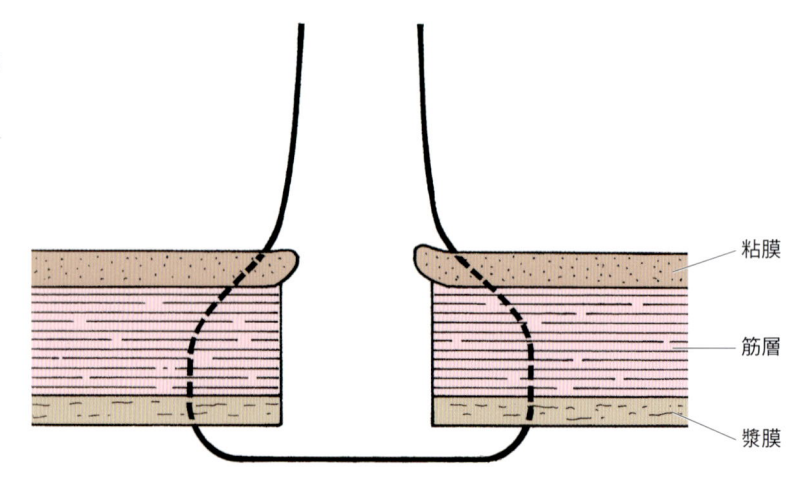

粘膜

筋層

漿膜

図4 パウチ作成
ⓐパウチの左半分は内腔側から縫合する。
ⓑパウチの右半分は漿膜側から縫合しパウチ
作成を完了する。

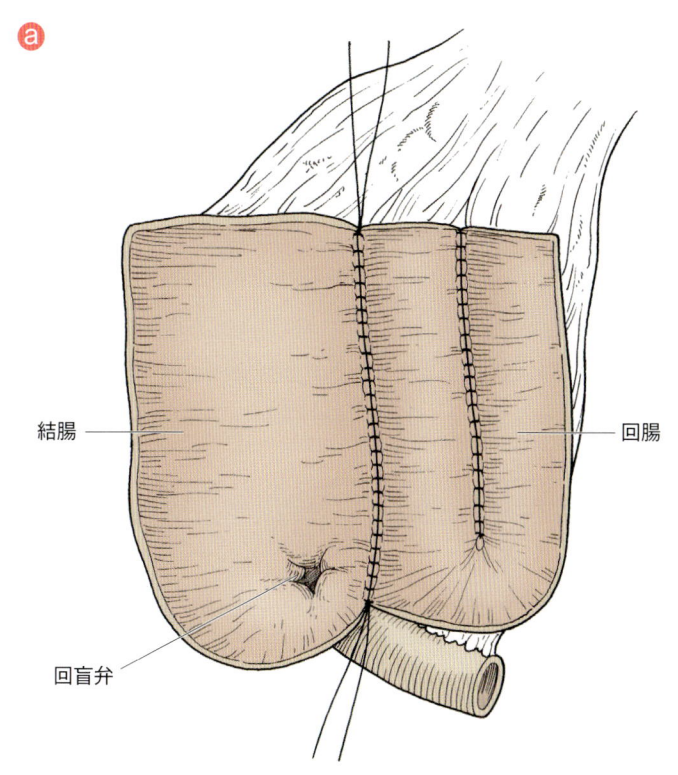

結腸

回腸

回盲弁

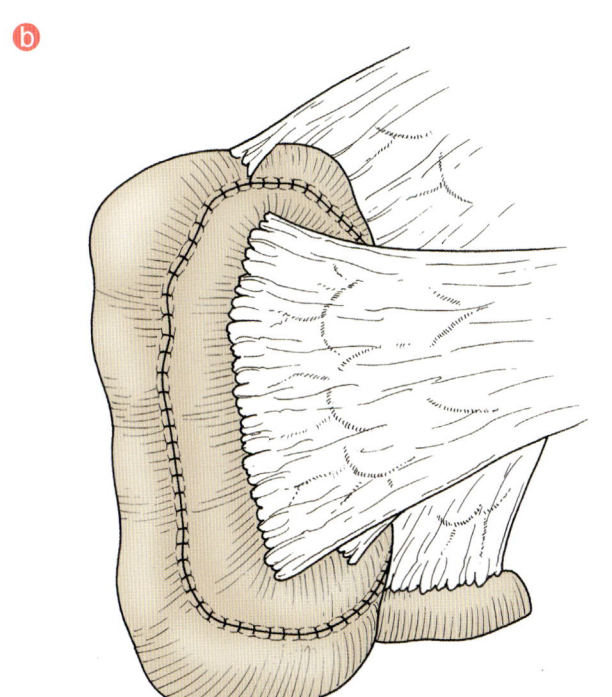

6 回腸終末部の縫縮（stapled plication）

　回腸終末部を利用して尿失禁防止機構を作成する。回腸終末部から12Frバルーンカテー
テルをパウチ内に挿入し，回腸の腸間膜対側に数カ所バブコック鉗子をかけて軽く牽引す
る。この状態でカテーテルが軽く均等に締め付けられる程度に自動縫合器GIA™60をかけ
て腸間膜対側の余剰腸管壁を切り離す（**図5a**）。ストーマ狭窄を予防するため口側遠位
端はやや漏斗状になるように調節する。腸管は伸びるため，GIA™60を2回使うと回盲弁
付近まで縫縮される。この際，バブコック鉗子で腸管を牽引する力が不均等になって，部
分的に内腔に広い部分ができると術後の導尿困難の原因になるので，輸出脚全体が同じ太

図5 回腸終末部の縫縮（stapled plication）

ⓐ 自動縫合器GIA™60を用いて腸間膜対側の余剰腸管を切り離す。
ⓑ 回腸末端部を切除する。
ⓒ 3-0絹糸で回盲部縫縮を補強する。

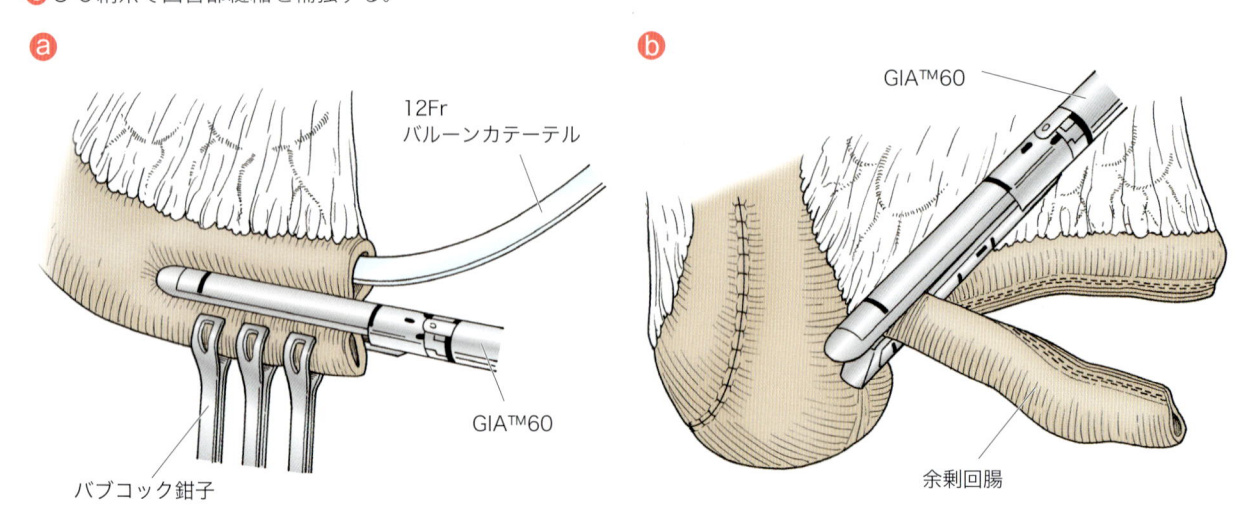

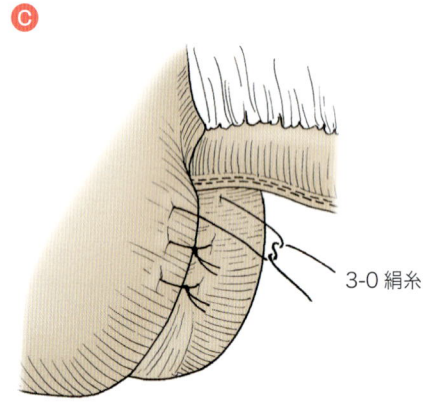

さになるよう注意する。3回目のGIA™60で盲腸を避けつつ回腸末端にうまく斜めにかけて，残った回腸部分を切除する（**図5b**）。

その後，回盲部付近の縫縮を強化するために，3-0絹糸で筋層漿膜縫合を3〜5カ所追加する（**図5c**）。この操作で回腸切離断端は盲腸壁内に埋め込まれる形となり，尿失禁防止機構が補強される。16Frカテーテルが少し締め付けられる感触で回腸に挿入でき，筋層漿膜縫合部で軽い抵抗があるくらいがちょうどよい。生理食塩水をパウチ内に注入してカテーテルを抜去し，パウチを軽く圧迫しても回腸末端からの尿漏れがないことを確認する。

7 尿管・パウチ吻合

術前に決めたストーマ位置（本稿では臍部）にパウチと輸出脚をもっていき，最終的なパウチの向きや位置関係を想定する。2本の尿管をパウチ背側の1本の結腸ヒモに縦列で吻合するのが一般的で，緊張がかからずに吻合できる部位を選ぶ。その部の結腸ヒモに縦切開を加え，結腸粘膜を十分露出する。結腸粘膜の下方端に小切開を加え，spatulateした尿管断端と4-0バイクリル®でまず2点縫合する。この際，腎盂まで挿入したシングルJ尿管ステント断端をパウチ壁から直接外に出して，パウチの漿膜側に吸収糸で固定しておく。あとは4-0バイクリル®連続縫合または6〜8針の結節縫合でwatertightに縫合し，結腸ヒモを閉鎖して粘膜下トンネルを作成する（**図6**）。

図6 尿管とパウチ（結腸）との吻合

結腸ヒモに縦切開を加え結腸粘膜を十分露出し下方端の粘膜に小切開を加える。尿管と結腸粘膜を縫合した後結腸ヒモを閉鎖して粘膜下トンネルを作成する。

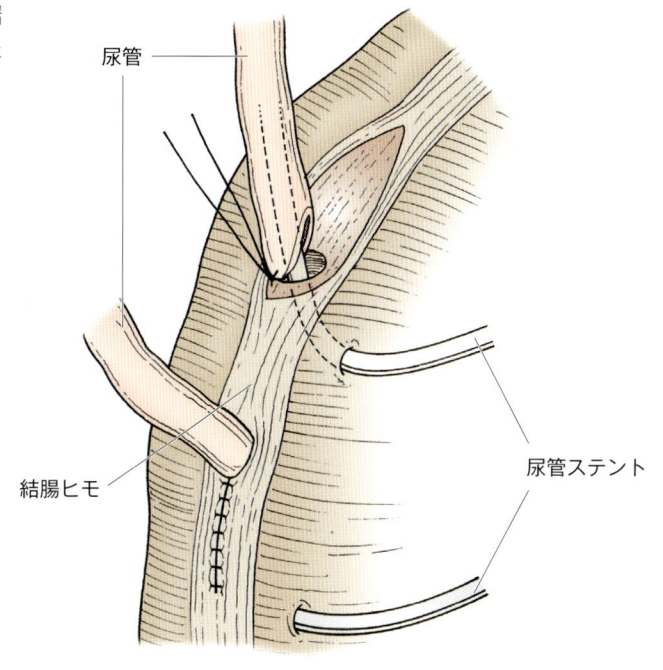

尿管

結腸ヒモ

尿管ステント

8 臍ストーマ作成

　インディアナパウチ造設術では上行結腸を肝彎曲付近まで遊離するため，皮膚切開は臍上まで必要となる。皮膚切開創縁から臍周辺の皮下脂肪を剥離して臍全周を露出する（**図7a**）。臍底で切断し，直下の筋膜を円形に切除して十分な広さの孔を開ける。この孔から輸出脚を引き出して，回腸断端と臍切除部皮膚を3-0バイクリル®で結節縫合する（**図7b**）。この際，カテーテル挿入が容易になるように輸出脚を自然な走行にすることが重要であり，輸出脚が長すぎると思われる場合は回腸末端を一部切除してもよい。

　臍ストーマでは筋膜と輸出脚の固定は必要ないが，臍以外の部分にストーマを作成する場合には，傍ストーマヘルニア予防のため腹腔側から3-0バイクリル®で4～5針の結節縫合により輸出脚と筋膜を固定する。ただし，導尿困難の原因になるようであれば腹壁固定はしなくてもかまわない。

　最後に両側尿管ステントを腹壁を通して体外に引き出し，20Fr腎盂バルーンカテーテルを腹壁・盲腸を通してパウチ内に留置し，パウチ瘻とする（**図8**）。

術後管理

　術後の一般的な管理は他の腸管利用パウチ作成術式と同様である。パウチ瘻からのパウチ洗浄は1日1回行う。ストーマの色調が良ければ，輸出脚に留置したカテーテルは術後数日で抜去する。10～14日で尿管ステントを順次抜去する。3週間目にパウチ造影を行って漏れや逆流がないことを確認した後，パウチ瘻カテーテルをクランプして16～18Frカテーテルで患者自身に間欠的導尿手技を開始させる。自己導尿がスムースに行えることを確認してパウチ瘻カテーテルを抜去する。

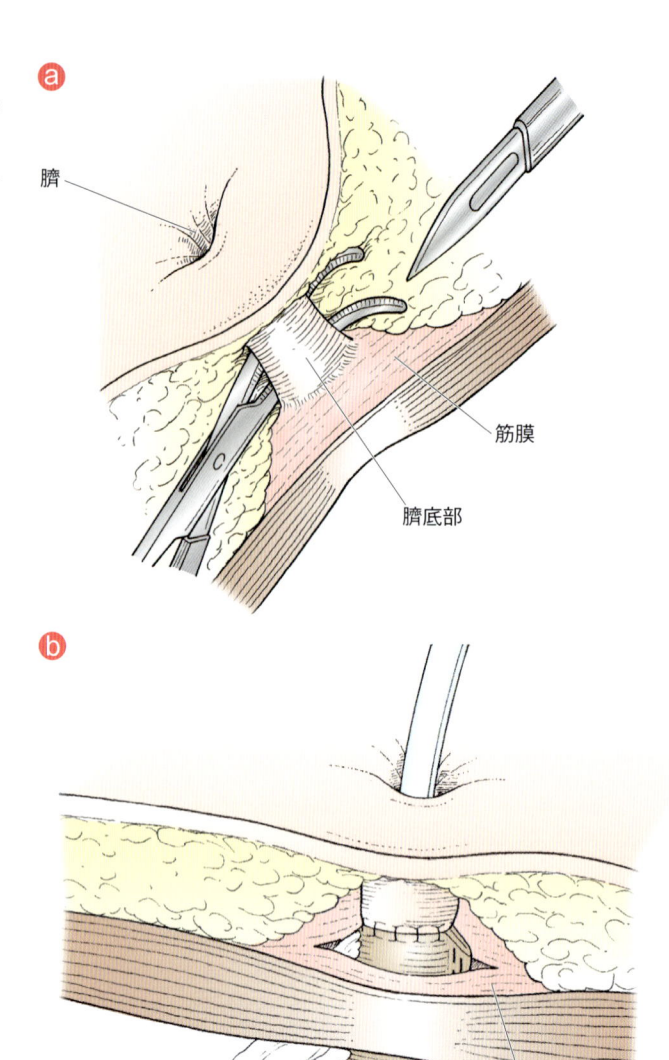

図7 臍ストーマ作成
ⓐ臍底部全周と筋膜面を剥離し臍底部で切断する。
ⓑ臍底部の皮膚と筋膜を貫いた輸出脚を結節縫合する。

ⓐ
臍
筋膜
臍底部

ⓑ
輸出脚
筋膜

図8 パウチ完成図

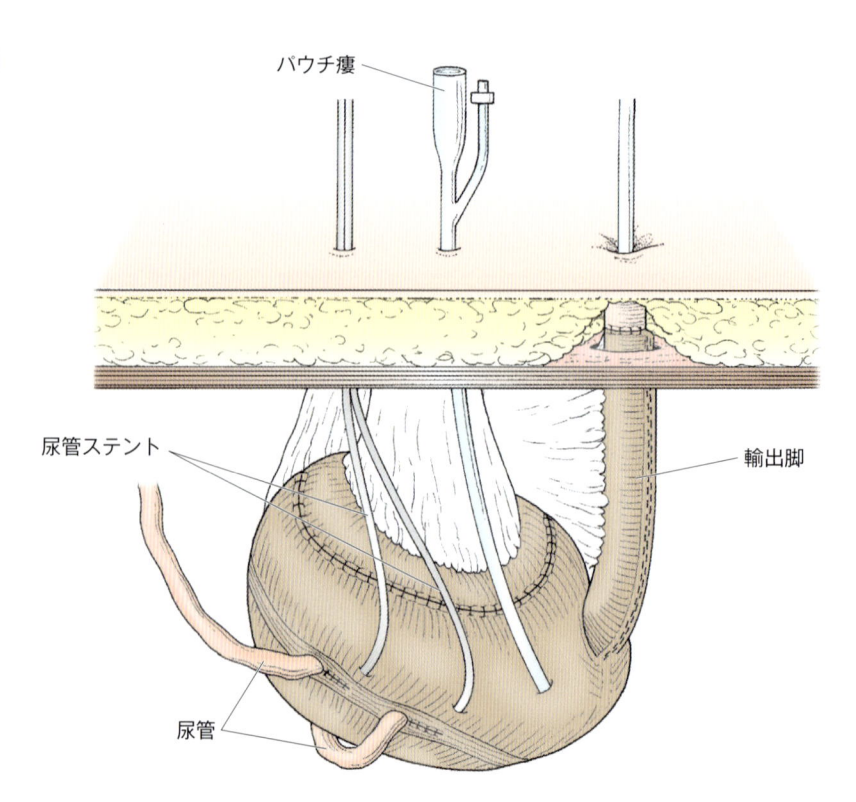

パウチ瘻
尿管ステント
輸出脚
尿管

図9 晩期合併症としてのパウチ内結石形成

KUB(ⓐ), CT(ⓑ), 内視鏡(ⓒ)の各画像。
大きな結石に対しては経皮的にパウチ瘻を造設して砕石・摘出する。

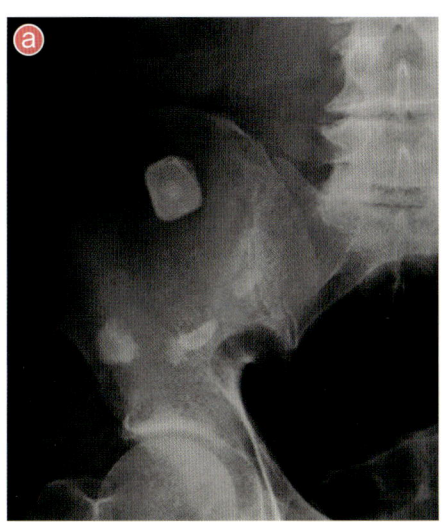
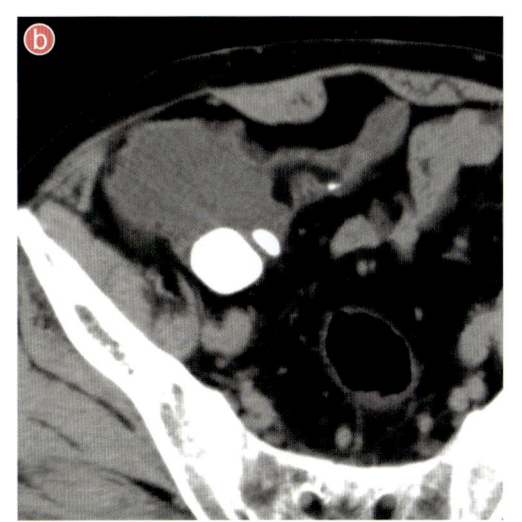
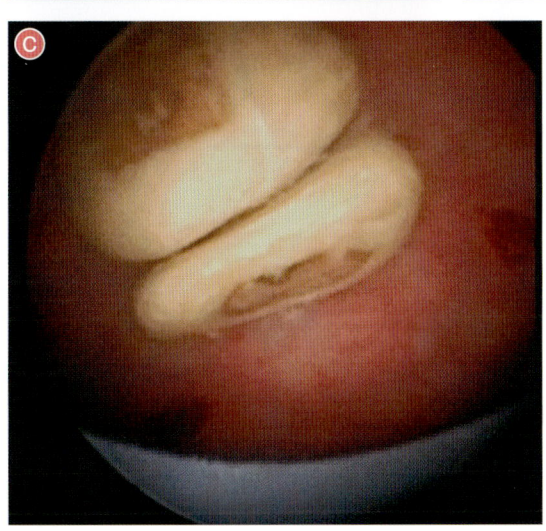

晩期合併症－パウチ内結石

　インディアナパウチではステープルなどの異物がパウチ内腔に露出することがないため，パウチ内結石ができる頻度は比較的少ないが，小さな結石でない限りストーマから軟性膀胱鏡をパウチ内に挿入して結石を破砕し，結石片をすべて回収するのは一般的に困難である。結石片が残存したままの状態にしておくと自己導尿では除去できないため，結石の再増大をきたしてしまう。結石が大きい場合は，percutaneous nephrolithotripsy（PNL）の手技を応用し，パウチを生理食塩水で膨らませて，パウチ直上の皮膚からNephromax®を使用してパウチ瘻を造設すれば良好な結果が得られることが多い（ 図9 ）。

文献

1) 荒井陽一：自己導尿型尿路変向術　Indiana法. Urologic SurgeryシリーズNo.4 尿路変向・再建術, 内藤誠二, 松田公志編, メジカルビュー社, 東京, 2000, p91-100.
2) 藤澤正人：Indiana pouch. これだけは知っておきたい尿路変向術, 藤澤正人, 山中 望編著, ベクトル・コア社, 東京, 2004, p36-43.

Mitrofanoff法導尿路造設術

慶應義塾大学医学部泌尿器科学教室准教授　**浅沼　宏**

　Mitrofanoff法導尿路造設術は，導尿路として用いる虫垂と膀胱壁の吻合部にフラップバルブ機構を形成して，尿禁制を維持する禁制型尿路変向術である（**図1**）。Mitrofanoffが1980年に本法を初めて報告した治療の対象は難治性の括約筋性尿失禁症例で，膀胱頸部を閉鎖して虫垂または尿管を導尿路として腹壁にストーマを造設している[1]。

　下部尿路機能障害，特に排尿筋収縮障害に伴う蓄尿時高圧膀胱や溢流性尿失禁，排尿筋括約筋協調不全に伴う排尿時高圧膀胱に対して清潔間欠的（自己）導尿〔clean intermittent (self-) catheterization；CI(S)C〕が広く適用されている。現在は，このようなCI(S)Cの適応症例のうち，固有尿道からの導尿が困難な症例や腹壁からの導尿がQOLの改善に繋がる症例に対して，Mitrofanoff法導尿路造設術が汎用されるようになっている。近年では，腹腔鏡下手術，ロボット支援手術に関しても報告されている[2,3]。特に，小児では虫垂が比較的長く確保でき，消化管機能への影響がないため導尿路として理想的なマテリアルとなる。

　本項では，虫垂を用いたMitrofanoff法導尿路造設術について概説する。なお，導尿路のマテリアルとしては，虫垂以外にも回腸，尿管，卵管なども利用されているので他項も参照されたい。

図1 Mitrofanoff法導尿路造設術における尿禁制機構

導尿路となる虫垂径の5倍程度の粘膜下トンネルを作成して，虫垂と膀胱壁を縫合する。膀胱内に尿が溜まると粘膜下の虫垂が筋層との間で圧迫されて（矢印），その内腔が閉鎖することで尿が漏れない構造となっている（フラップバルブ機構）。一方，虫垂腔は保たれているのでストーマからカテーテルを挿入し，導尿が可能となる。

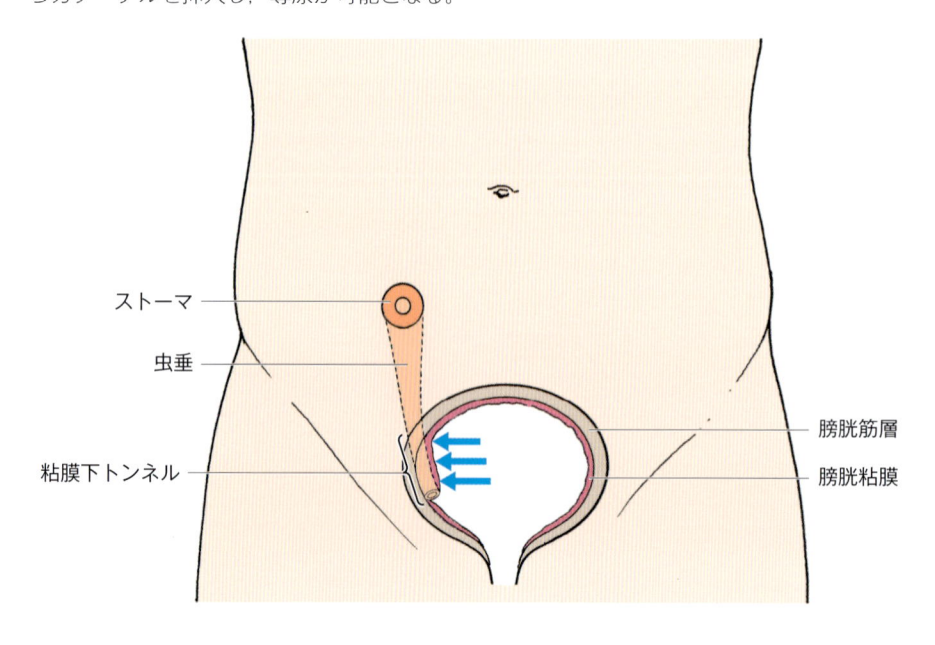

表1 Mitrofanoff法導尿路造設術の適応

適応となる病態	適応例
固有尿道からの導尿が解剖学的に困難	・膀胱頸部閉鎖術・形成術を施行する症例 ・鎖肛の術後で尿道に直腸尿道瘻の一部が憩室状に残存する男児 ・総泄腔遺残症の術後で外尿道口が外陰部に表在化していない女児 ・尿道狭窄，尿道外傷
固有尿道の知覚が正常で導尿継続が困難	・後部尿道弁，プルンベリー症候群
固有尿道より腹壁からの導尿がQOL改善	・車椅子生活の神経因性膀胱の女児

適応，禁忌

　尿失禁の治療として膀胱頸部閉鎖術・形成術を施行する症例，鎖肛の術後で尿道に直腸尿道瘻の一部が憩室状に残存する男児，総排泄腔遺残症の術後で外尿道口が外陰部に表在化していない女児，尿道狭窄，尿道外傷など固有尿道からのCI(S)Cが解剖学的に困難な症例，後部尿道弁やプルンベリー症候群など，尿道の知覚が正常で固有尿道からのCI(S)Cの継続が困難な症例，車椅子生活の神経因性膀胱などの女児で，固有尿道より腹壁からのCI(S)CがQOLの改善に繋がる症例が適応となる（**表1**）。

　クローン病，潰瘍性大腸炎など消化管疾患を有する症例は禁忌となる。また，虫垂切除術の既往症例や虫垂が短い症例は適応外となり，回腸を用いるYang-Monti法など他の方法を考慮する。

術前検査，術前準備

　年齢相応の膀胱容量があり，蓄尿時に膀胱内圧が40cmH$_2$Oを超えるような高圧膀胱でないことを，ウロダイナミクス検査で確認する。特に，括約筋性尿失禁症例では，膀胱頸部をバルーンカテーテルで閉鎖して，想定膀胱容量の蓄尿状態をシミュレーションして評価する。高圧膀胱の所見がある場合は同時に膀胱拡大術の適用を考慮する。また，将来的にも導尿の自己管理が継続可能であるか十分に検討する。

　ストーマは，一般的に右下腹部に造設することが多い。臍部にも造設可能であり審美的に優れるが，女児の場合は将来の妊娠や帝王切開時の合併症に注意が必要となる。患児の体格や生活スタイルに合わせて，事前にストーマ部位を皮膚・排泄ケア認定看護師を交えて決めておく。

　注腸検査を行い，虫垂の有無・サイズ，消化管病変などについて評価する。また，検尿・尿沈渣，尿培養で感染尿の有無を確認し，感染尿があれば必ず術前に治療を完了しておく。

　手術3日前から低残渣食，前日は禁食で輸液を開始する（特に，神経因性膀胱症例は便秘のコントロールが不良なため，早めの対応が必要）。手術前日は経口腸管洗浄液（ニフレック®）を投与し，浣腸または洗腸を行う。当日は浣腸を行う。

DO NOT

　尿路管理の目的は，腎障害の防止，腎盂腎炎の防止，尿失禁の防止にあるが，術前に下部尿路機能の十分な評価がなされずに，低容量低コンプライアンス膀胱であるにもかかわらず尿失禁の治療としてMitrofanoff法導尿路造設術を適用したり，また，術後にCI(S)C管理を怠ると，膀胱破裂や腎障害・腎盂腎炎のリスクを高めることとなる。

手術のアウトライン

1 麻酔，体位 　4 虫垂と膀胱の吻合
2 膀胱の剥離 　5 膀胱の固定，ストーマ造設
3 虫垂の遊離

手術手技

1 麻酔，体位

全身麻酔下に行う。術後の疼痛管理のため可能であれば硬膜外カテーテルの留置が望ましい。

仰臥位とし，骨盤部が挙上するよう腰枕を入れる。

2 膀胱の剥離

下腹部正中切開またはPfannenstiel切開にて，腹膜前でレチウス腔に至る。正中で尿膜管を同定し，結紮切離する。膀胱を腹膜，周囲組織から十分に剥離し，膀胱壁がストーマ造設予定部位直下の腹壁まで緊張なく届くことを確認する。

3 虫垂の遊離

正中で腹膜を切開して腹腔内に至る。Toldtラインを切開し，回盲部から上行結腸を授動する。虫垂に向かう虫垂動脈を温存しつつ，腸間膜を切開する。断端がラッパ状に広くなり極力虫垂が長く確保できるよう，やや盲腸に切り込むように虫垂を切離する（ 図2 ）。さらに，導尿路の長さを確保するために，3〜4cm程度盲腸へと切開を延長する場合がある。盲腸壁は2層に縫合閉鎖する。虫垂の遠位端を切離し，内腔を洗浄する。12〜14Frネラトンカテーテルを通して内腔を確認する。ストーマ造設部位直下の腹壁の近傍で腹膜に小孔を開け，虫垂を後腹膜腔に誘導する。

4 虫垂と膀胱の吻合

虫垂と膀胱の吻合には，膀胱後・側壁および前壁を利用する方法がある。

膀胱後・側壁を利用する場合は，膀胱内アプローチで行う。膀胱前壁を縦切開し内腔に至り，ストーマ造設部位直下の腹壁に緊張なく届く膀胱壁の粘膜・筋層を切開する（膀胱hiatus）。そこから虫垂径の5倍程度の長さ（通常3〜4cm，最低2cm）を置いて，導尿路の開口部となる部位で粘膜を切開し粘膜下トンネルを作成する[4]（ 図3 ）。導尿時の疼痛を防止するためにも，粘膜下トンネルはカテーテルが直接膀胱三角部に当たらないような方向で作成する[5]。虫垂の遠位端を膀胱hiatusと粘膜下トンネルを通して膀胱内に誘導し，その6時方向と膀胱粘膜・筋層をアンカーとして4-0吸収糸を用いて2針縫合する。さらに，虫垂と膀胱粘膜を5針程度縫合する。膀胱hiatusの切開した膀胱粘膜を縫合閉鎖する。膀胱瘻用のバルーンカテーテルを留置し，膀胱壁は3-0および2-0吸収糸を用いて2層に縫合

図2 虫垂の遊離

断端がラッパ状に広くなり極力虫垂が長く確保できるよう，やや盲腸に切り込むように虫垂を切離する。

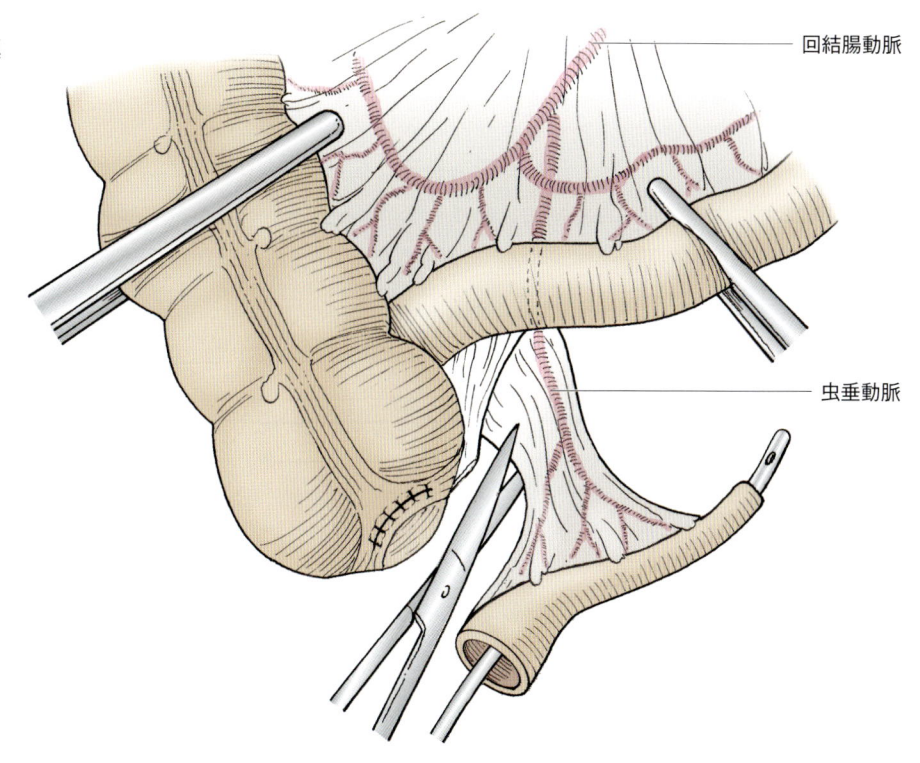

回結腸動脈

虫垂動脈

図3 虫垂と膀胱の吻合
（膀胱内アプローチ）

虫垂径の5倍程度の長さ（通常3～4cm，最低2cm）の粘膜下トンネルを作成する。粘膜下トンネルは，導尿時の疼痛を防止するためにもカテーテルが直接膀胱三角部に当たらない方向とする。

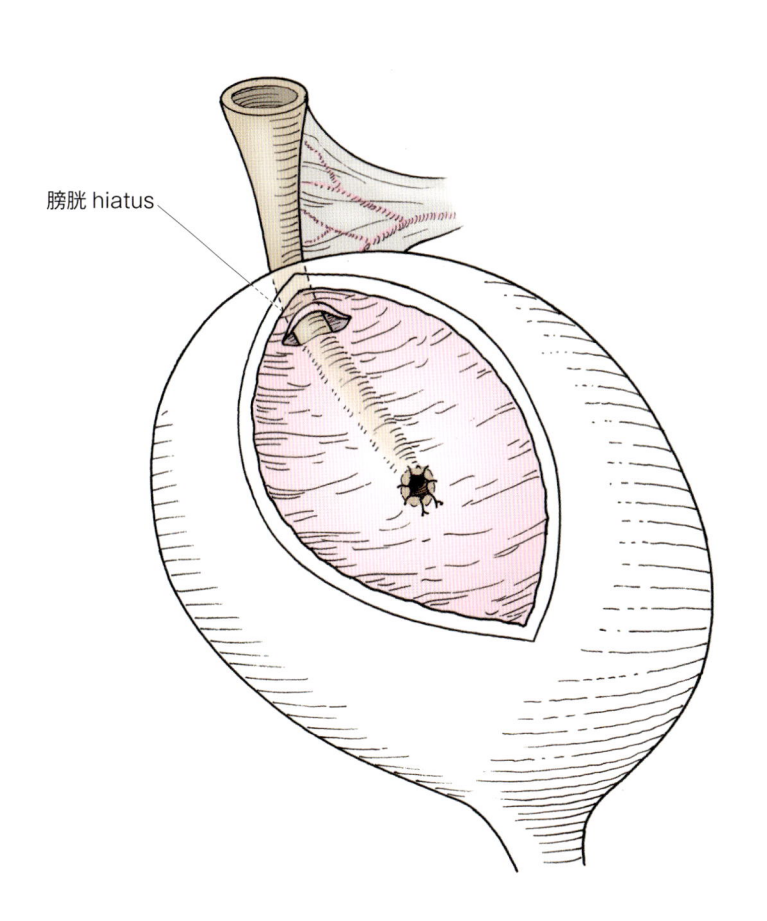

膀胱 hiatus

閉鎖する。膀胱瘻カテーテルから生理食塩水を注入し，虫垂近位端から漏れないこと（尿禁制が保持できていること），虫垂近位端からスムーズにカテーテル挿入が可能なことを確認する。

　膀胱前壁を利用する場合は，膀胱外アプローチで行う。ストーマ造設部位直下の腹壁に緊張なく届く膀胱壁から虫垂径の5倍程度の長さのマーキングを行い，その両側に計4針の吊り糸を置く。膀胱筋層のみを切開し粘膜を露出させ，さらに，筋層と粘膜間を剥離する（**図4a**）。導尿路の開口部となる遠位端で粘膜を小切開し，虫垂の遠位端と膀胱粘膜・

図4 **虫垂と膀胱の吻合（膀胱外アプローチ）**

ⓐ膀胱筋層のみを虫垂径の5倍程度の長さ切開し，粘膜を露出させる。さらに，筋層と粘膜間を剥離する。
ⓑ導尿路の開口部となる膀胱粘膜を小切開し，虫垂の遠位端が膀胱筋層下に入るように縫合する。
ⓒ縫合糸を虫垂間膜に開けた小孔を通して，膀胱筋層同士を縫合閉鎖する。

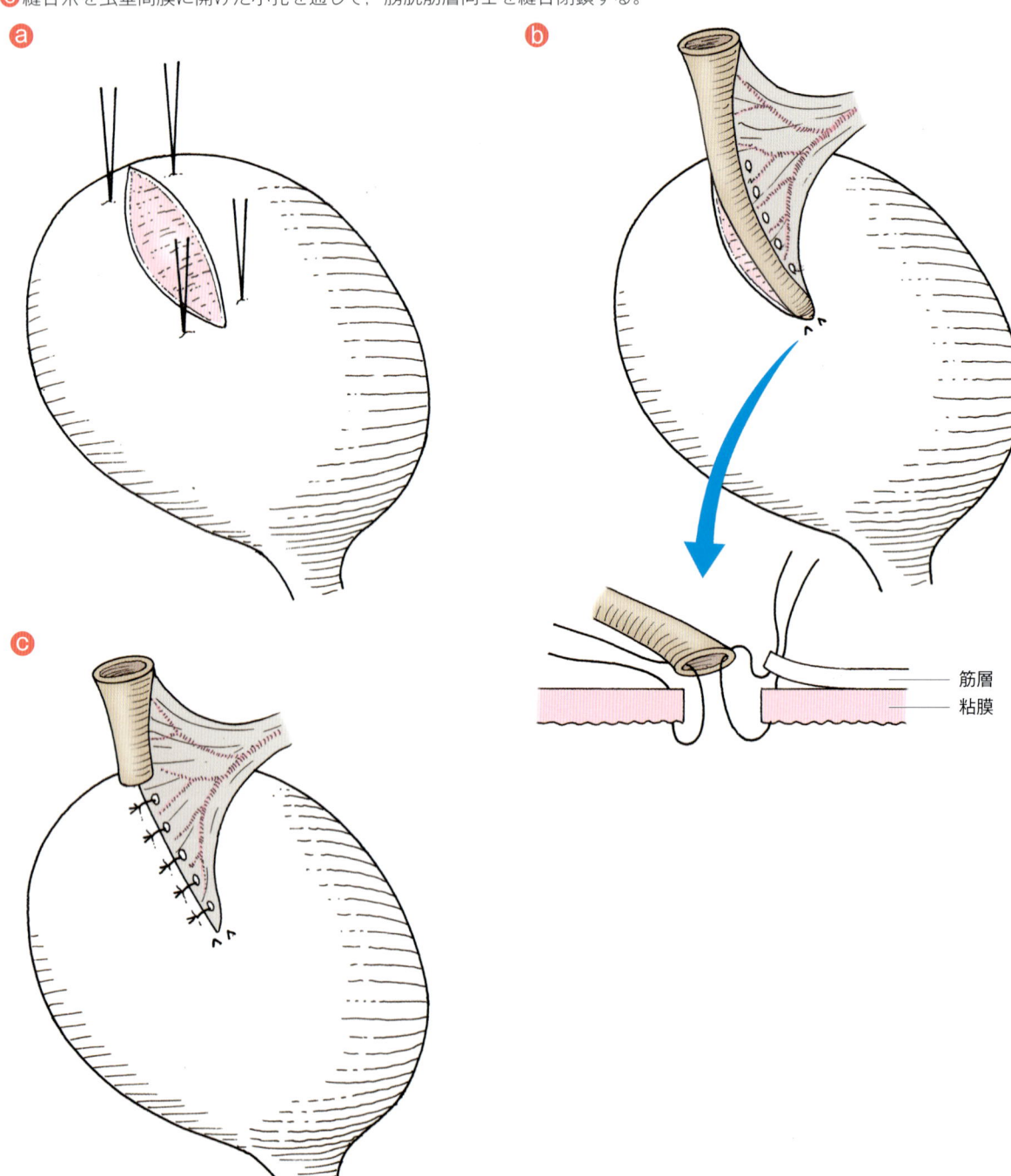

筋層をアンカーとして4-0吸収糸を用いて2針縫合する（虫垂壁が膀胱の筋層下に入るようにする：図4b）。さらに，虫垂と膀胱粘膜を5針程度縫合する。虫垂間膜に血管を損傷しないように5～6カ所小孔を開け，縫合糸を小孔に通して膀胱筋層同士を縫合閉鎖する（図4c）。

5 膀胱の固定，ストーマ造設

　ストーマ造設部位の皮膚にV字の切開を置き，直下の皮下組織を切除して腹直筋前鞘を十字切開する。導尿路となる虫垂がスムーズに通るよう用指的に剥離拡張する。虫垂間膜に捻れが生じないよう虫垂を腹壁外に誘導し，腹壁と膀胱壁に間隙ができないよう3針程度縫合固定する（術後の導尿路の屈曲防止としてきわめて重要である：図5）。

　虫垂壁と腹直筋前鞘を4針縫合固定する。虫垂間膜の反対側で虫垂近位端にspatulationを置き，皮膚V字切開部先端と4-0吸収糸で縫合し，さらに，皮膚と虫垂壁を縫合してストーマを作成する（図6）。導尿路には12Frカテーテルを留置する。

　臍部にストーマを作成する場合は，臍底部から頭側寄りで切開し，尾側に反転してフラップとし虫垂壁と縫合する（図7）。

図5 膀胱の腹壁への固定
腹壁と膀胱壁に間隙ができないよう縫合固定する。術後の導尿路の
屈曲防止としてきわめて重要である。

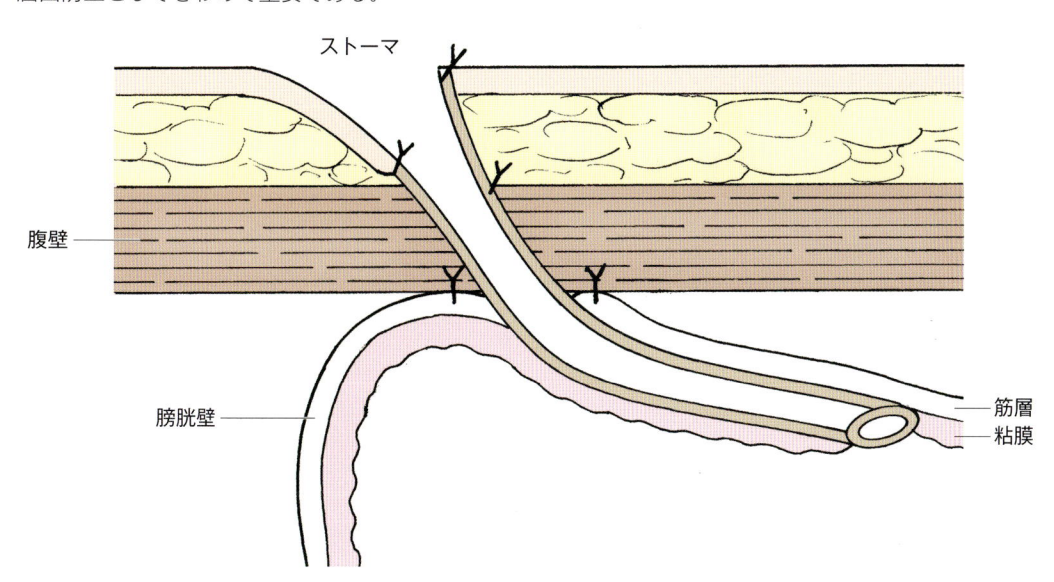

図6 ストーマ造設（腹壁に作成）

虫垂間膜の反対側で虫垂近位端にspatulationを置き，V字切開した皮膚フラップと縫合して
ストーマを作成する。

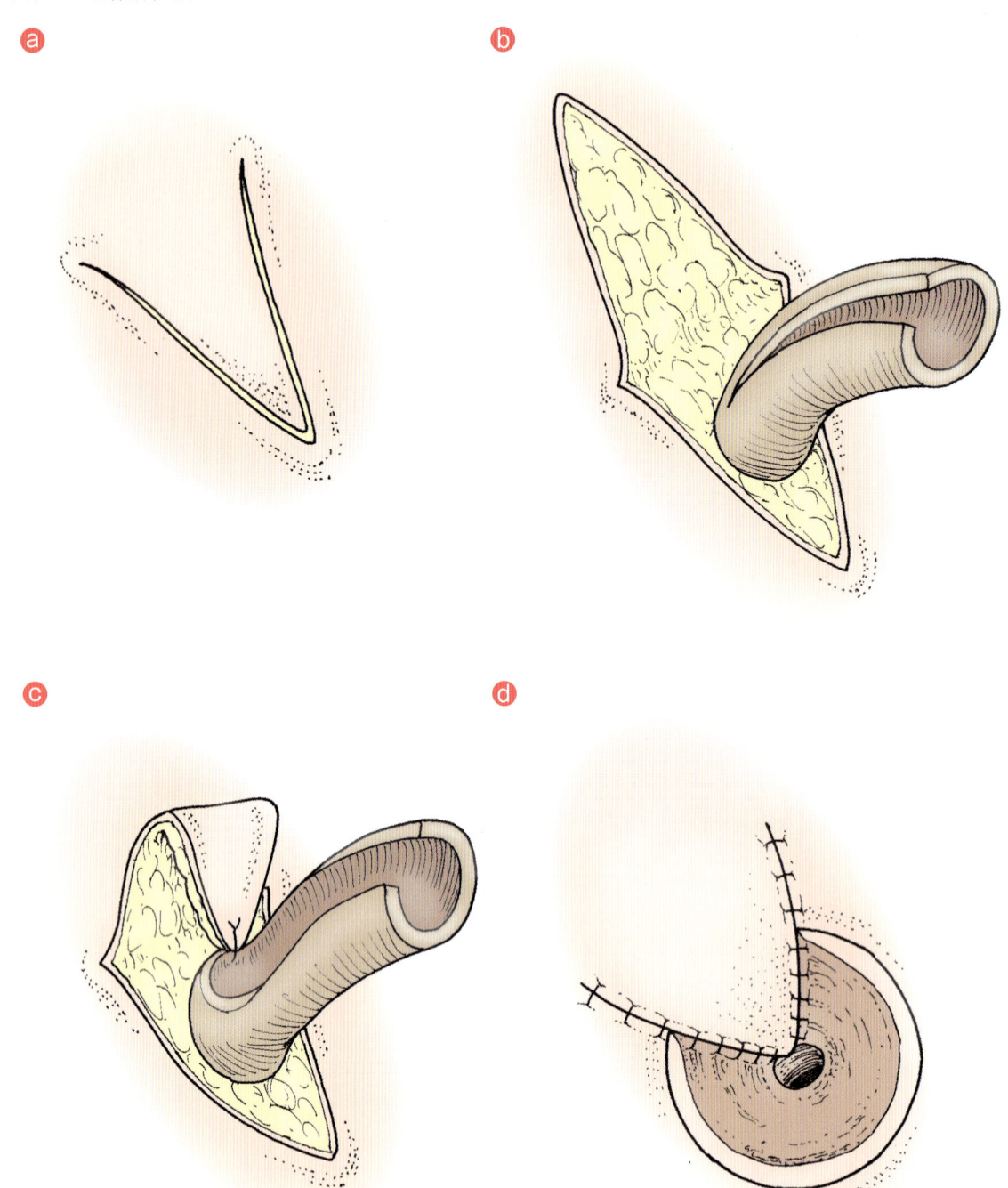

図7 ストーマ造設（臍部に作成）

臍底部を頭側寄りで切開して尾側に反転し，虫垂壁と縫合してストーマを作成する。

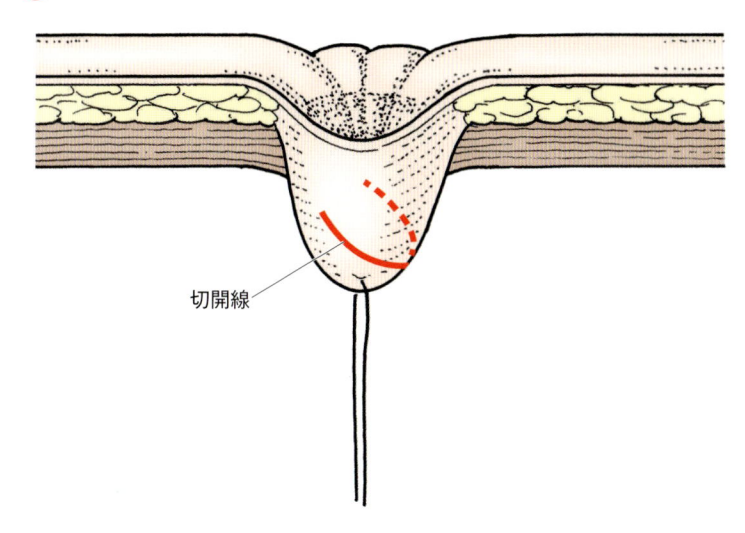

切開線

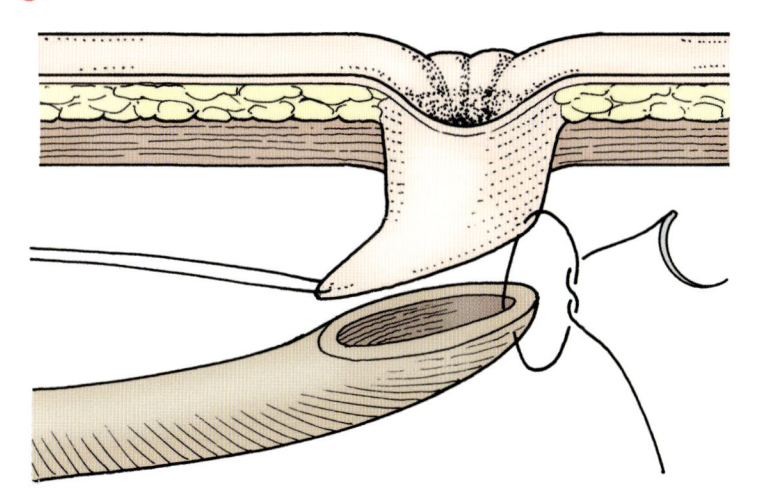

Advanced Technique

- 右結腸でパウチを作成する場合は（Pennパウチ法など），虫垂は盲腸から離断せず，虫垂遠位端を腹壁へのストーマとする。虫垂から連続する結腸ヒモ部で漿膜筋層を切開し，粘膜との間を剝離する。虫垂間膜に小孔を開け，虫垂が盲腸壁内に埋没するように，盲腸の漿膜筋層同士を，腸間膜孔を通して縫合する（図8）。
- 虫垂が長い場合は，虫垂を2つに離断して，同時に導尿路と洗腸路造設に利用可能である[6]。
- ストーマの虫垂粘膜が腹壁へ露出することにより出血や粘液付着の原因となるため，その防止を目的にVQZ plasty法などが報告されている[7]（図9）。

図8 右結腸を用いたパウチでのMitrofanoff法導尿路造設術

虫垂から連続する結腸ヒモ部で漿膜筋層を切開し，粘膜との間を剥離する。虫垂間膜に小孔を開け，虫垂が盲腸壁内に埋没するように，盲腸の漿膜筋層同士を，腸間膜孔を通して縫合する。

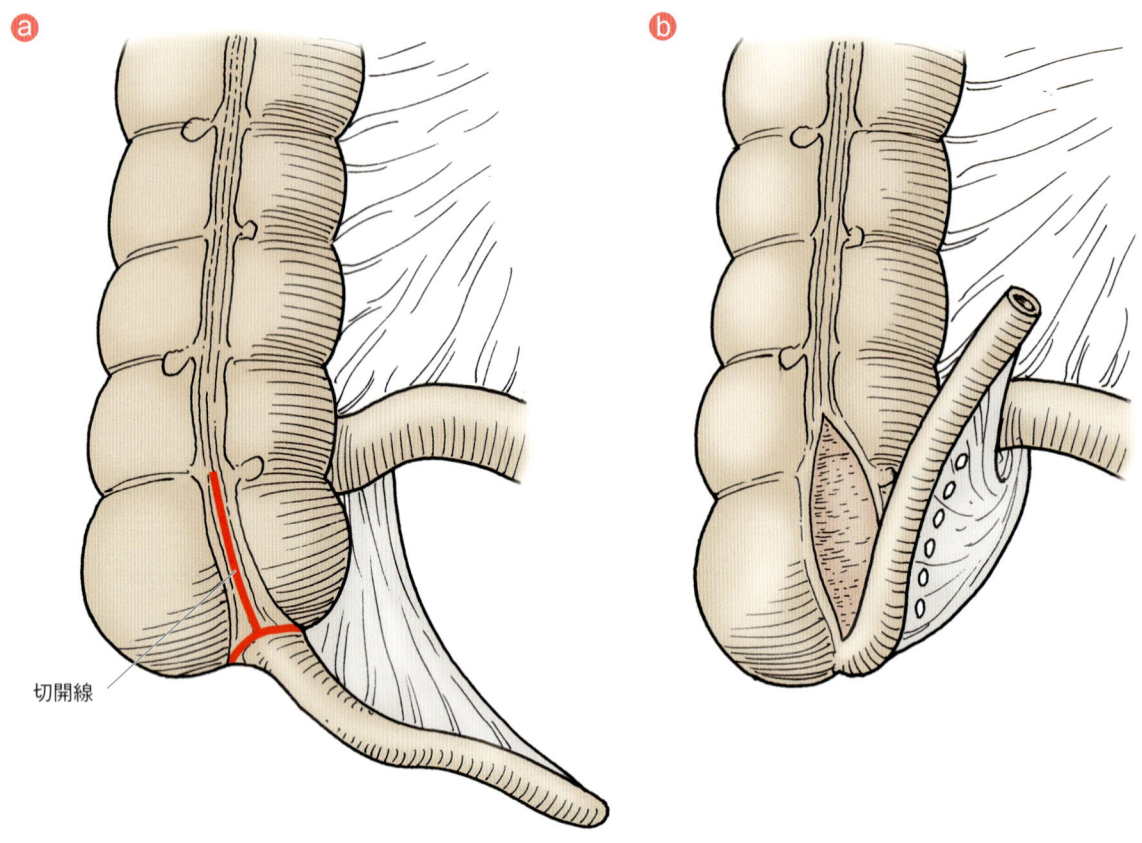

切開線

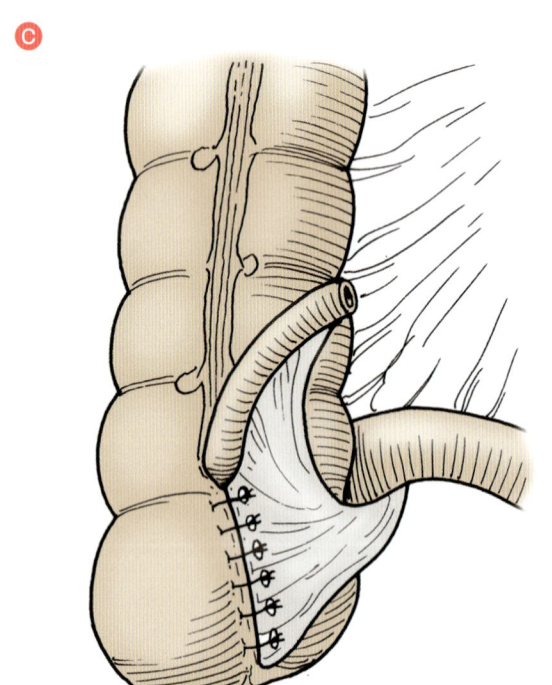

図9 VQZ plasty法によるストーマ造設

Ｖ字切開した皮膚フラップ（Ｖフラップ）とspatulationした虫垂壁を縫合する。Ｖフラップの頭側に隣接して四辺形（Quadrilateral）のフラップ（Qフラップ）を作成し，翻転してＶフラップ基部，虫垂壁遠位端と半円状に縫合する。さらに，Ｖフラップ尾側にＺフラップを作成し，皮膚欠損部を縫合閉鎖する。

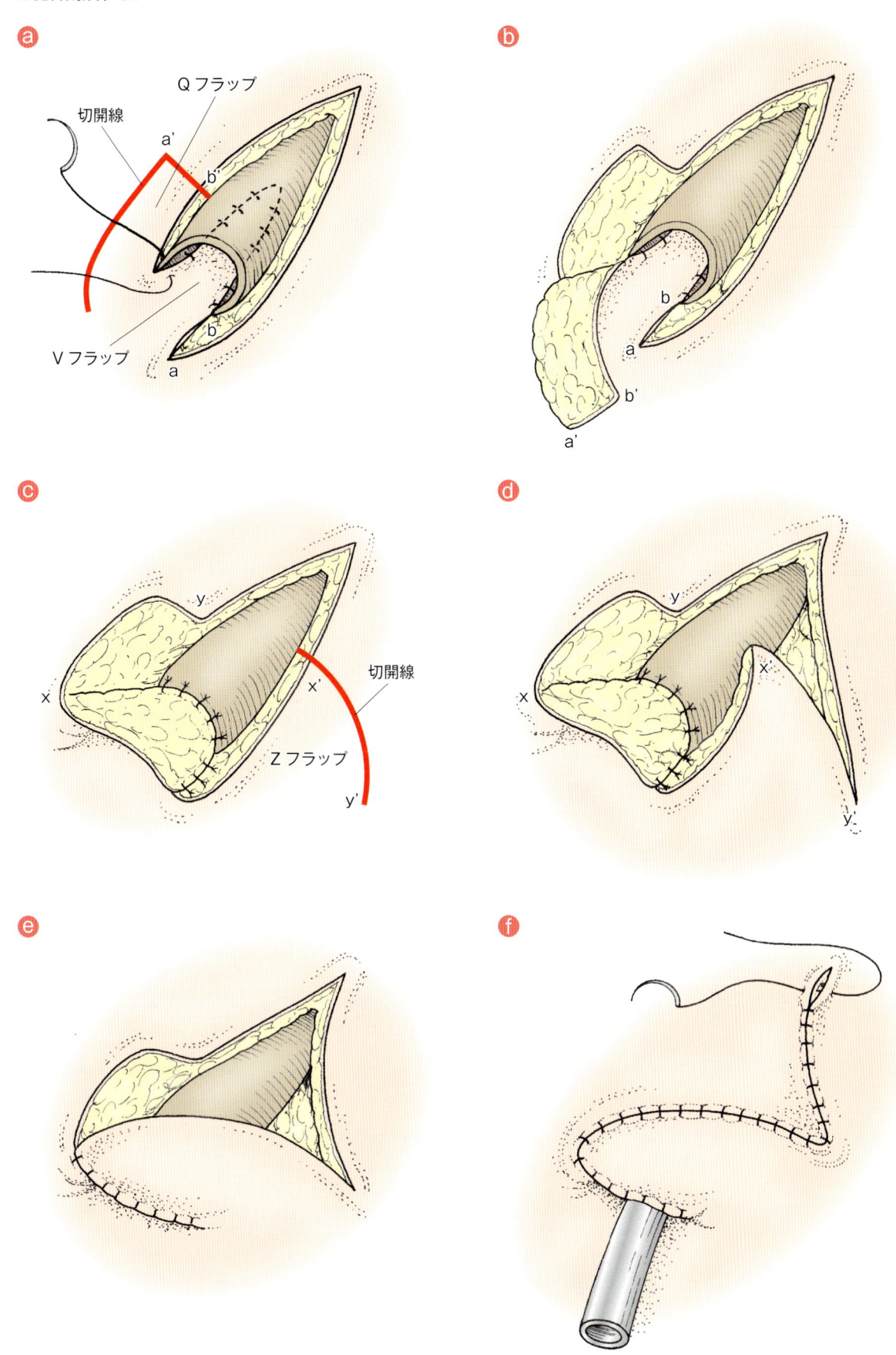

術後管理

　術後は抗コリン薬を投与して膀胱スパスムを防止する。術後2週間から，同時に膀胱拡大術を行った場合は術後3週間から，導尿路からのCI(S)Cを開始する。潤滑油を十分に塗布して8Frカテーテルを用いて開始する。無理がなければ10〜12Frにサイズアップする。導尿路からのCI(S)Cが可能であることを確認してから膀胱瘻は抜去する。

　治療成績としては95%以上で尿禁制が達成可能である[8]。合併症としてはストーマ狭窄が6〜10%と最も多く，導尿路の穿孔に伴う偽腔形成，長期的にはポリープ発生などの報告がある[8]。

文献

1) Mitrofanoff P: Cystostomie continente transappendiculaire dans le traitement des vessies neurologiques. Chir Pediatr 1980; 21: 297-305.
2) Hsu TH, Shortliffe LD: Laparoscopic Mitrofanoff appendicovesicostomy. Urology 2004; 64: 802-4.
3) Pedraza R, Weiser A, Franco I: Laparoscopic appendicovesicostomy (Mitrofanoff procedure) in a child using the da Vinci robotic system. J Urol 2004; 171: 1652-3.
4) Kaefer M, Retik AB: The Mitrofanoff principle in continent urinary reconstruction. Urol Clin North Am1997; 24: 795-811.
5) Cain MP: The Mitrofanoff and Malone antegrade continence enema procedures in pediatric urinary tract reconstruction. In Keane TE, Graham SD Jr (eds) : Glenn's Urologic Surgery 8th ed, Wolters Kluwer, Philadelphia, 2016, pp923-34.
6) Wedderburn A, Lee RS, et al: Synchronous bladder reconstruction and antegrade continence enema. J Urol 2001; 2392-3.
7) Ransley PG: The 'VQZ' plasty for catheterizeable stomas. In Frank JD, Gearhart JP, Snyder HM III (eds): Operative Pediatric Urology 2nd ed, Churchill Livingstone, London, 2002, pp109-14.
8) Adams MC, Joseph DB, Thomas JC: Urinary tract reconstruction in children. In Wein AJ, Kavoussi LR, Partin AW, Peters CA (eds): Campbell-Walsh Urology 11th ed, Saunders Elsevier, Philadelphia, 2016, pp3330-67.

Yang-Monti法による尿路再建術

宮城県立こども病院泌尿器科科長　**坂井清英**
宮城県立こども病院泌尿器科　**城之前　翼**
宮城県立こども病院泌尿器科　**江里口智大**
宮城県立こども病院泌尿器科部長　**相野谷慶子**

　小児において禁制型尿路変向術の対象となる疾患は，総排泄腔外反，膀胱外反，神経因性膀胱（二分脊椎，直腸肛門奇形など），後部尿道弁，プルンベリー症候群など先天性の下部尿路疾患が多い。成人では尿路腫瘍術後や外傷後などの尿路再建も対象となる。尿路再建に際して蓄尿機能にも問題がある場合には，回腸や結腸を用いて膀胱を拡大する。禁制型の腹壁導尿路を作成して尿道の代用とし，カテーテルによる間欠導尿を可能にするMitrofanoff法が普及している。

　Mitrofanoff法の施行に際しては，導尿路に屈曲や段差がないようにし，そして膀胱には粘膜下トンネルを作成して膀胱尿の逆流を防止するとともに，腹壁には狭窄部位なくストーマを作成する必要がある。

　導尿路に用いられるのは，虫垂，尿管，卵管，膀胱壁（余剰がある場合），縫縮回腸などが挙げられるが，管腔としての径，長さ，可動性，耐久性などの点を考慮し，腸管のlossが少なく，自由度が大きく手技的に採用しやすいのは，遊離腸管を用いて導管を形成するYang-Monti法である[1,2]。導尿路作成は膀胱拡大術や代用膀胱作成と同時に行うことが多い[3,4]。

Advanced Technique

・二分脊椎患児では，慢性の便秘を伴うことが多く，順行性洗腸法で排便管理することがある（malone antegrade continence enema；MACE）。その際の洗腸路としても応用することができる。膀胱拡大術を併用したMitrofanoff法と洗腸路作成を同時に行う場合には，遊離腸管を2個作成し，一方を導尿路に，他方を洗腸路として用いることができる（double Monti法）[5]。

・尿管損傷の場合の代用尿管として用いることも可能である[6]。

適応

腹壁導尿路を作成する際に，必要な導管を作成するための代表的な手術手技である。

DO NOT

複数回の腹腔内手術歴があるなどの理由で，導尿路を作成したい部位まで腸管を授動できない場合には，他の導尿路作成法あるいは尿路変向法を考慮する。

術前検査，術前準備

膀胱拡大や代用膀胱を同時に作成する場合について記載する。

手術の2〜3日前から低残渣食に切り替え，前日に経口腸管洗浄剤（ニフレック®など）を内服させて，腸管内の残渣を減少させておく。便秘があり緩下剤などを内服している場合には内服を継続する。術直前に肛門あるいは消化管ストーマから逆行性にカテーテルを挿入し，温かい生理食塩液で腸管内を洗浄しておく。

総排泄腔外反や腹腔内の手術を数多く受けている場合などでは，画像検査（CT scan，MRI，注腸造影）により腸管の状態と支配血管の走行を確認しておくとよい。

手術のアウトライン

1 腸管，腸間膜の処理   3 膀胱への吻合

2 導尿路の作成   4 腹壁への縫合

手術手技

Mitrofanoff法の導尿路として形成する場合の手順を示す。

1 腸管，腸間膜の処理

腸間膜の血管の走行に注意して，2.5〜3.0cmの幅で腸管を遊離する。用いる腸管は回腸が多い。管腔が狭小化することを避けるため，遊離腸管の幅はやや長めに設定し，余剰部分があれば後で切除するように心がけたほうが安全である。膀胱拡大と同時に行う場合には，拡大に用いる遊離腸管の肛門側で連続して作成する（図1）。

図1 腸管の遊離
膀胱拡大用とYang-Monti導管作成用に腸管を遊離する。

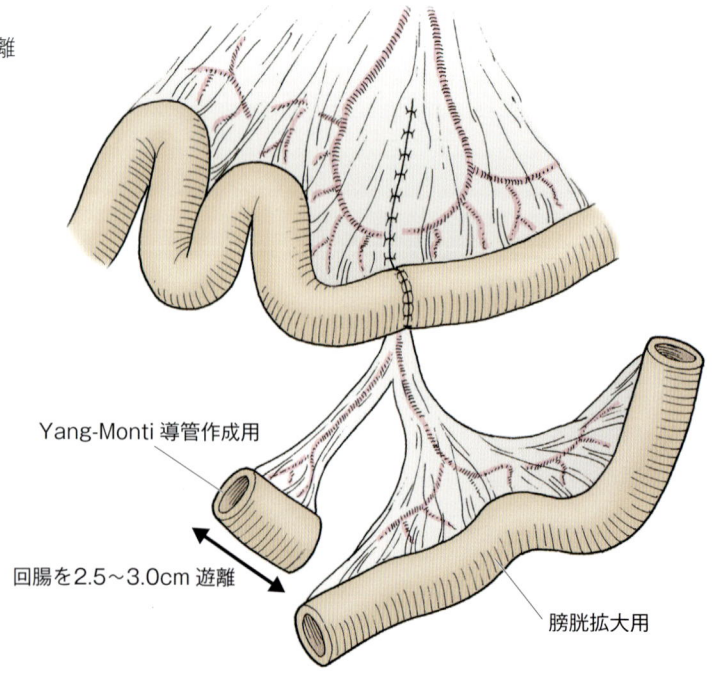

Yang-Monti導管作成用

回腸を2.5〜3.0cm遊離

膀胱拡大用

2 導尿路の作成 [1~6)]

　腸管を切離する際に，腸間膜の対側よりずらして図の如く切離線を設定し，膀胱に粘膜下トンネルを形成する側は腸間膜付着部からのlimbが長いほうを用いる（図2）。

　長軸方向に管腔を形成するが，導管の長さは用いる腸管の径に依存して5～7cmが見込まれる。12または14Frのカテーテルを軸として4-0～5-0のバイクリル®，PDS®などの吸収糸を用いて全層で結節あるいは連続縫合する。さらに外膜に結節縫合を置き2層縫合で形成する。導管の長さに余剰がある場合には切離するため，両端に近い部位には結節縫合を行う（図2）。

　腸管の粘膜ヒダが導尿のカテーテルの挿入方向と平行になるため，導尿の操作を容易にすると考えられている（縫縮回腸を導尿路として用いる場合には，挿入方向と粘膜ヒダの方向は直角になる）。

図2 Yang-Monti法の導管の作成

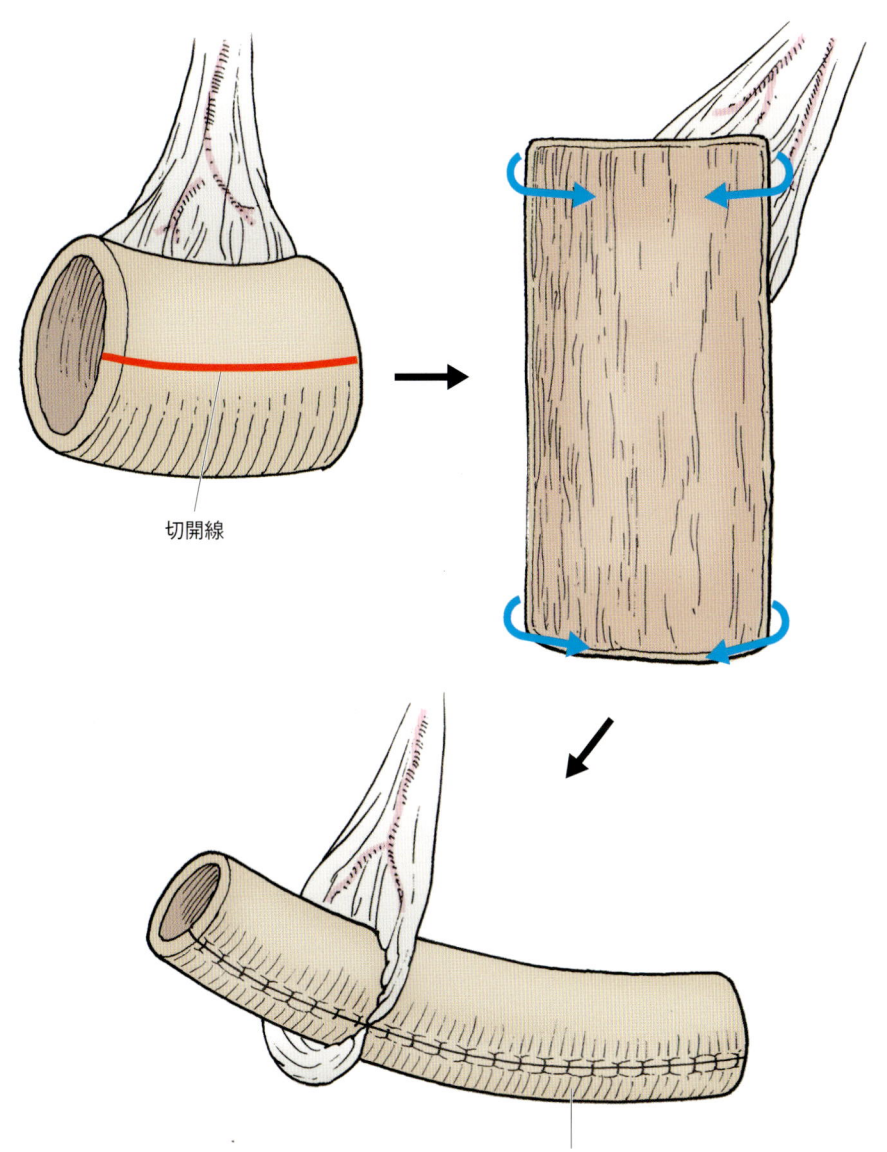

切開線

長いほうのlimbを膀胱に吻合する

Advanced Technique

・肥満などで腹壁が厚く導管の長さが足りない場合には2通りの方法がある。
①遊離回腸を2個作成し，縦に連結する。腸間膜の付着部より短いほうのlimb同士を縫合する（double-tube Monti法あるいはYang法）[1,3,6]（**図3**）。
②小腸を3.5～4.0cm程度幅広く遊離し，中央に遊離腸管の全周の約80％に及ぶ切開を置き，切開線の先端の表と裏にて切開すると，長い導管を形成することが可能となる。中央部分にはクランク部分ができてしまうため，腸管壁をトリミングするか，縫合を加えて，長方形にシート化する。12または14Frのカテーテルを軸として吸収糸を用いて2層で管腔を形成すると，導管の長さは10～14cmが見込まれる（spiral Monti法あるいはCasale法）[7]（**図4**）。
・double-tube Monti法は連結部に屈曲や脆弱性が生じやすいが，spiral Monti法のほうが粘膜の連続性が保たれて合併症は起こりにくいとされる[7]。

DO NOT

いずれの方法でも，導管が長すぎる場合には端を切離するため，両端に近い部分には連続縫合を置かないよう注意する。

3 膀胱への吻合

膀胱尿の逆流防止の目的で，2.5～3.0cm程度の粘膜下トンネルを作成するようにして吻合する。尿管膀胱瘻を防止するため導管の縫合線は膀胱内腔の反対方向に向ける。

膀胱壁や結腸ヒモに吻合する場合には安定した粘膜下トンネルが作成できるが，回腸は壁が薄いため，粘膜下トンネルは可及的に長く作成する。

4 腹壁への縫合

ストーマを作成する腹壁の位置は，臍あるいは左右の下腹部である。消化管ストーマが造設されている場合，反対側の下腹部に作成する（総排泄腔外反では左上腹部に消化管ストーマが作成されることが多いので，右下腹部に作成する）。皮膚・排泄ケア認定看護師と

図3 double-tube Monti法（Yang法）
double-tube Monti導管を作成し，短いほうの
limbを合わせて端々吻合する。

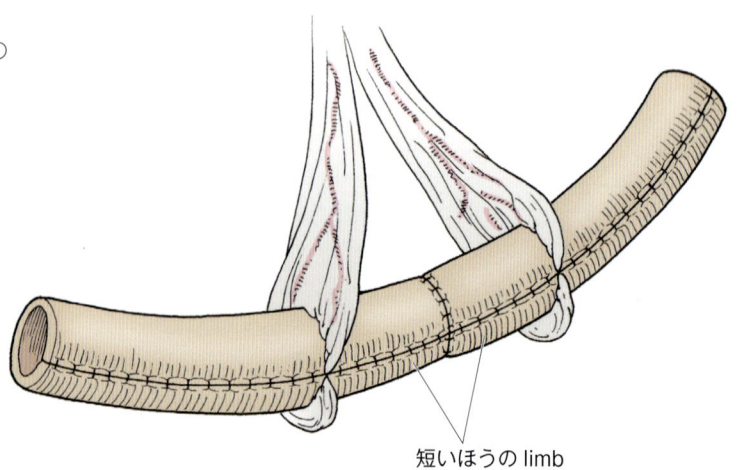

短いほうの limb

図4 spiral Monti法（Casale法）

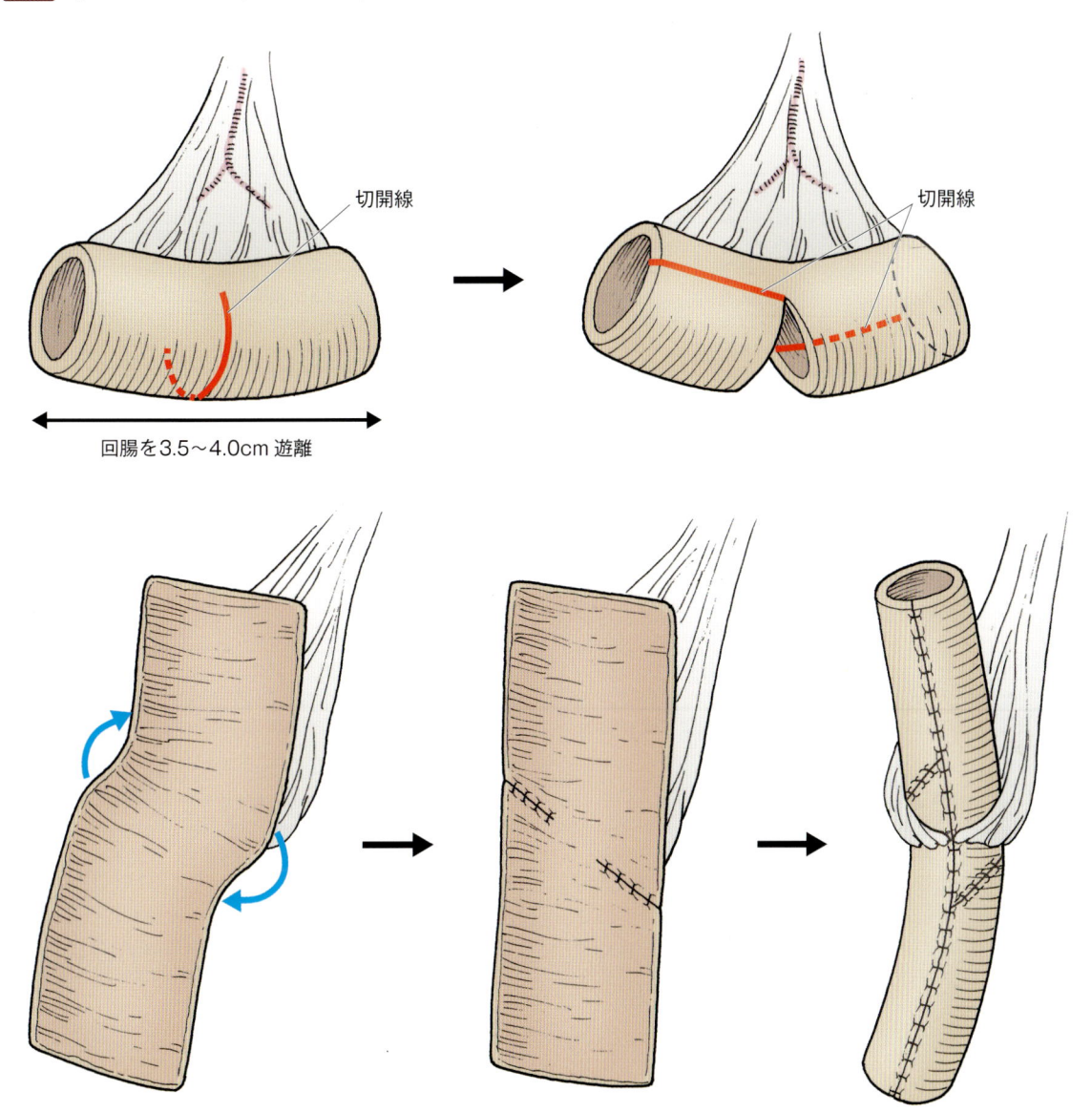

切開線

回腸を3.5〜4.0cm遊離

切開線

ともに術前に協議してマーキングしておくが，ピンポイントではなく，ある程度の許容範囲を想定して決めておくとよい。導尿路の直線化を優先して，術中に最適な位置を決める。

皮膚との縫合に際してはV skin flapなどを作成する。

膀胱が充満している状態と虚脱している状態では，膀胱〜導尿路〜ストーマまでの角度が変化するため，術中に膀胱に生理食塩液を注入・排出させてシミュレーションを行っておく。

ストーマが完成した時点で，ネラトンカテーテルにて導尿操作を行い，挿入が円滑に行えるかどうか確認しておく。導尿路には12Frの腎盂バルーンカテーテル（先端に孔があり，トラブルの際にガイドワイヤー操作が可能である）を留置しておく。

術後管理，合併症

作成した導尿路からの間欠導尿は術後10〜14日目に開始している。

合併症として導管の狭窄や屈曲による導尿困難が起こりうる。膀胱側の粘膜下トンネル形成が不十分であったり，導管径が太すぎると尿失禁の原因となる。また，特に導尿路が

長すぎる場合には導管部に憩室が発生しやすい。導尿が困難となり，無理な導尿操作にて導管に穿孔をきたすこともある。そのため，長期間にわたって安定的に導尿操作が可能となるよう，導管の長さはできるだけ短く設計して，導管全体が直線状になるようなストーマの位置決めと，膀胱・導管をユニットとして可動性を少なくした腹壁への縫合操作が重要である。

文献

1) Yang WH: Yang needle tunneling technique in creating antireflux and continent mechanisms. J Urol 1993; 150: 830-4.
2) Monti PR, Lara RC, et al: New techniques for construction of efferent conduits based on the Mitrofanoff principle. Urology 1997; 49: 112-5.
3) Gerharz EW, Tassadaq T, et al: Transverse retubularized ileum: early clinical experience with a new second line Mitrofanoff tube. J Urol 1998; 159: 525-8.
4) Cain MP, Casale AJ, et al: Initial experience using a catheterizable ileovesicostomy (Monti procedure) in children. Urology 1998; 52: 870-3.
5) Cain MP: Mitrofanoff procedure in pediatric urinary tract reconstruction. Glenn's Urologic Surgery 6th ed. Lippincott Williams and Wilkins, 2004, p870-4.
6) 加藤晴朗: イラストレイテッド泌尿器科手術－図脳で覚える術式とチェックポイント. 医学書院, 東京, 2007, p335-49.
7) Casale AJ: A long continent ileovesicostomy using a single piece of bowel. J Urol 1999; 162: 1743-5.

V

尿路ストーマ管理の
ポイント

尿路ストーマ管理のポイント

東北大学病院東13階病棟皮膚・排泄ケア認定看護師　根本良平

　尿路変向術には，腎臓でつくられた尿を本来の尿路以外の新しいルートに導き，尿排泄を行うタイプと，腸管などを用いて尿路の一部を再建し，最終的には尿道からの自然排尿の形態をとるタイプとに分けられる。ここでは，手術件数が最も多く，代表的な尿路変向術である回腸導管と尿管皮膚瘻のストーマ管理のポイントについて解説する。

回腸導管造設術

　膀胱以下の下部尿路が使用できなくなった状況において，回腸の一部を尿路として使用し，回腸ストーマを造設する尿路変向術である。

●適応と特徴

　回腸導管の適応は尿道を含めた下部尿路の摘出が必要な筋層浸潤膀胱癌が代表的である。本邦では，代用膀胱造設術より多く施行されている。以下に述べる尿管皮膚瘻造設術に比べ侵襲度が大きく，手技的にもやや高度である。また，消化管手術の既往がある症例や長時間手術を避けたい場合には尿管皮膚瘻造設術が選択される。腹壁を貫く回腸が太く，ストーマ径も大きいため，屈曲や狭窄による尿路通過障害を起こしにくく，術後はカテーテルフリーの状態になるので，ストーマ管理が容易である（図1）。

図1 回腸導管造設後（外来で撮影）

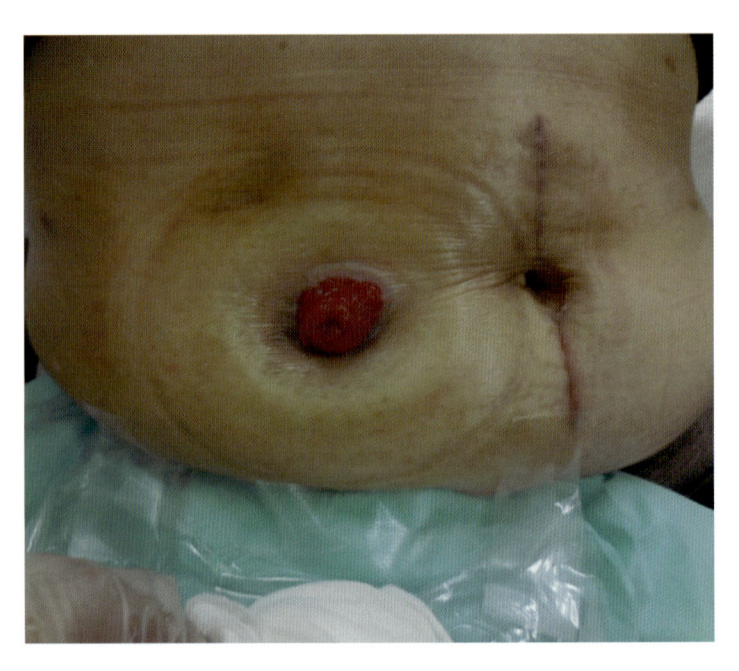

尿管皮膚瘻造設術

　膀胱以下の下部尿路が使用できなくなった状況において，尿管を直接皮膚に吻合し，ストーマ形成する尿路変向術で，一側にまとめる場合と両側に造設する場合がある。

●適応と特徴

　膀胱癌や膀胱周囲臓器(子宮，直腸，S状結腸など)の腫瘍の膀胱浸潤などで，膀胱以下の下部尿路が使用不能な症例や，癒着に伴い消化管の剥離困難例，すでに片腎である場合などが対象である。回腸導管造設術に比べ侵襲が小さく，手技的にも容易であるが，皮膚吻合部の狭窄や尿管の走行が腹壁を貫く際に屈曲すると，術後に尿管カテーテルを抜去できないことも多い。この場合，尿管カテーテルの交換のための通院が必要である。また，尿管カテーテルという異物による感染や結石形成が起こりやすく，やがては腎機能の低下につながることがあるので注意が必要である(図2)。

図2 右尿管皮膚瘻造設
ⓐ右尿管皮膚瘻造設後(退院前に撮影)，
ⓑ狭窄のためカテーテル挿入(外来で撮影)

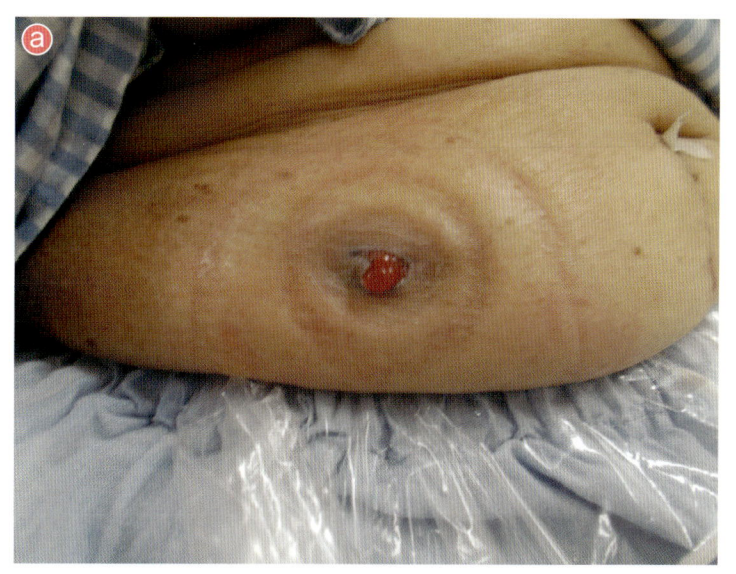

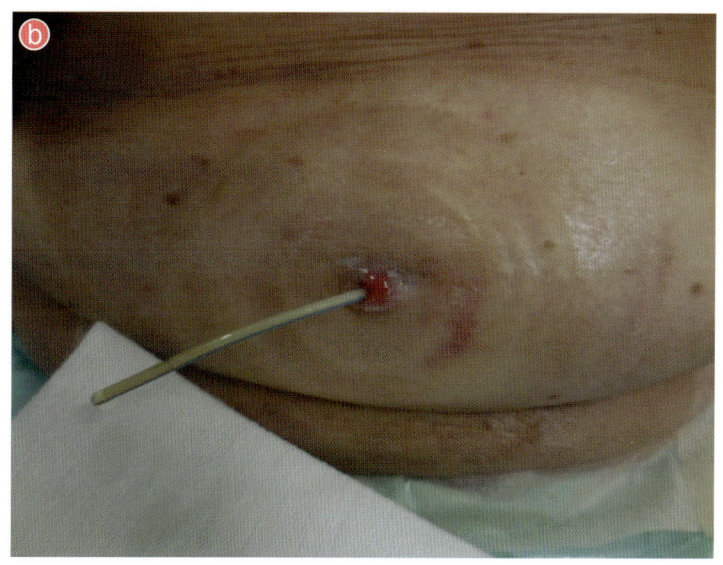

尿路ストーマの術前管理と特徴

浸潤性の膀胱癌の場合は比較的早期に膀胱全摘術の決定がなされるため，告知後に術前ストーマ相談としてストーマ外来でオリエンテーションを行うことができる。また，入院して術前補助化学療法を行う場合，化学療法が終了する前のタイミングで，術前ストーマオリエンテーションを行う。患者がストーマ造設と向き合い，「自分にとって必要なことで，治療上，最良の方法である」こととして前向きに受け入れられるように，術前から術後に起こる心身の変化に対処できるようにしていくことが重要となる。オリエンテーションを受けて，いったん退院する場合には，自宅で過ごしながらストーマ造設後の生活を考えることもできる。

ストーマサイトマーキング

ストーマサイトマーキングは，造設後に使用するストーマ装具が安定して装着できる部位を選び，術後に予測される合併症の発生を予防することを目的に実施する。良い位置に造設されたストーマは，装具の定期的な交換が可能となり，装具の漏れやそれに付随して発生する皮膚障害を予防することができる。そして，患者にとってストーマ造設に向き合う最初の処置であり，医療者は患者のこれからの人生を左右する最も重要な処置となる。そのため，手術とストーマ造設の必要性についての患者への十分な説明（ 図3 ）と，それに対する同意が得られたうえで，術者（執刀医），看護師，患者，場合によっては，家族も同席して情報を交換しながら行う。医師は，術者として予定手術や画像診断からの情報を提供し，看護師は，使用装具，患者の個別性・社会性を重視した観点からの情報を提供する。

ストーマサイトマーキングは，緊急手術であっても医療的な判断基準を基に可能な限り実施することとして，平成24年「人工肛門・人工膀胱造設術前処置加算」が診療報酬に収載されている（450点）。

ストーマサイトマーキングの原則

最も広く周知されているものとしてアメリカの「クリーブランドクリニックの原則」がある（ 表1 ）。この原則は臨床で活用するために簡便で優れた指標ではあるが，標準体型の患者を対象としている。そのため，さまざまな体型に共通した指標として大村らが提案した「ストーマサイトマーキングの原則」が近年臨床現場で活用されている（ 表2 ）。

さらに，実際の臨床現場では，特に肥満患者の場合，腹部がせり出して下腹部が見えにくかったり，座位や立位では腹壁が下垂することが多い。このような場合，安易に下腹部にストーマを造設すると，腹壁の下垂に伴って腸管が腹腔内に引っ張られ，結果的に陥没型のストーマとなりやすいため，あらゆる体位をとっても患者の見える位置とすること，必ず臍よりも低い位置にはならないことを念頭に置く必要がある（ 表2 ）。

尿路ストーマの患者は消化管ストーマの患者と違い，術前に長期間の絶食とはならず肥満体型であることも少なくないため，当院では傍ストーマヘルニア予防の観点からCT画像やエコーで腹直筋を同定し，正確に貫通させることができるように配慮している。

ストーマサイトマーキングの実際

ストーマサイトマーキングの必要物品（ 図4 ）
・マーキングディスク（小児用直径6.0cm，標準体重用直径6.5cm，肥満者用直径7.5cm）
・水性ペン，油性ペン
・メジャーや定規，ノギス
　そのほか，カメラ，温タオル，記録の準備をする。

図3 当院のパンフレット「ストーマケアと日常生活」

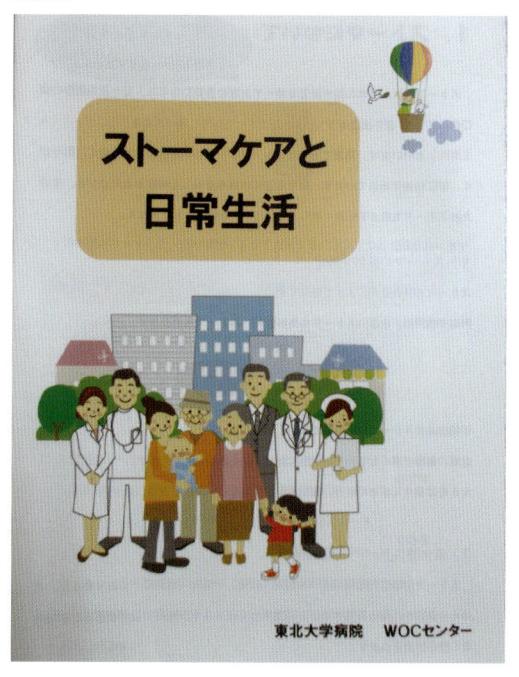

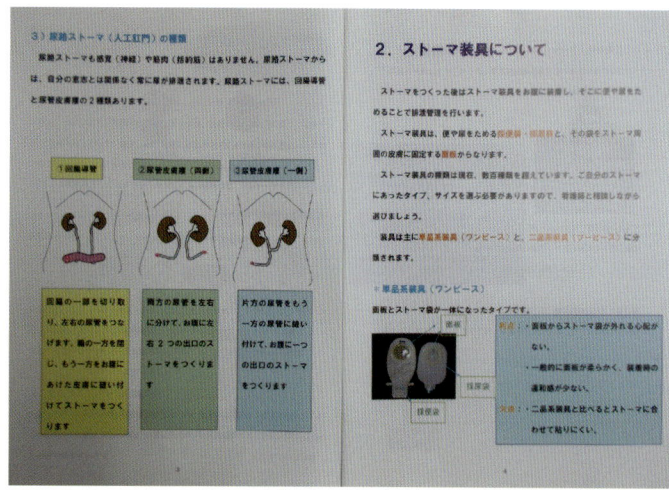

表1 クリーブランドクリニックの原則

① 臍より低い位置
② 腹部脂肪層の頂点
③ 腹直筋を貫く位置
④ 皮膚のくぼみ，皺，瘢痕，上前腸骨棘の近くを避けた位置
⑤ 本人が見ることができ，セルフケアしやすい位置

表2 ストーマサイトマーキングの原則

① 腹直筋を貫通させる
② あらゆる体位(仰臥位，座位，立位，前屈位)をとって，皺，瘢痕，骨突起，臍を避ける
③ 座位で患者自身が見ることができる位置
④ ストーマ周囲平面の確保ができる位置

図4 ストーマサイトマーキングのための必要物品

①：マーキングディスク(小児用直径6.0cm,標準体重用直径6.5cm,肥満者用直径7.5cm)
②：水性ペン，油性ペン
③：メジャーや定規，ノギス

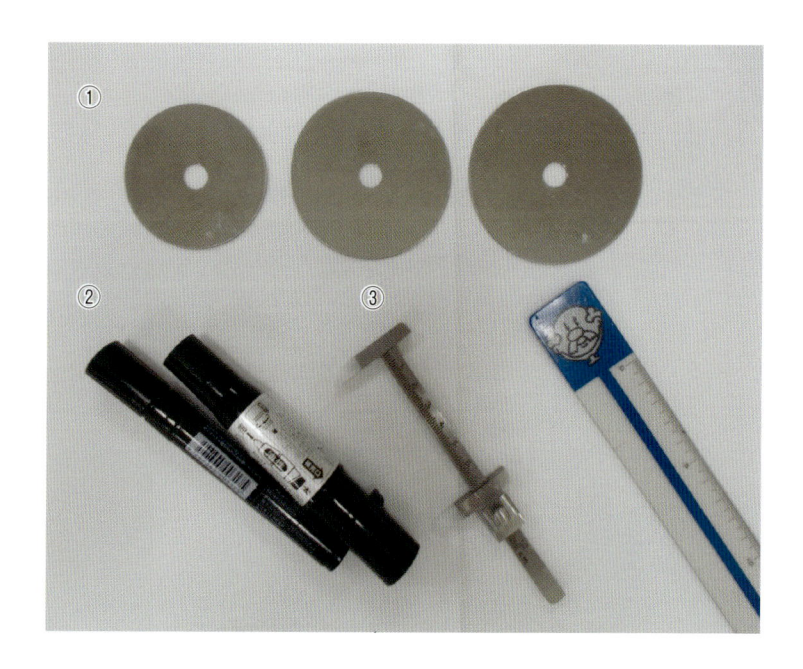

●手順

①患者は仰臥位になり水性ペンで基本線を引く（ 図5a ）。

②腹直筋（ 図5b, c⑤ ）を確認（触診のみでなくエコーで確認すると正確になる）する。

③造設予定の領域でマーキングディスクが安定する位置を確認し，水性ペンで仮決めする（ 図5d, e ）。

④座位と前屈位になって皺の発生部位やベルトラインを確認（この患者のベルトラインは臍を通る水平線）する（ 図5f～i ）。

⑤患者本人から見える位置であるか確認し，見えない場合は印の調整を行う。

⑥立位でも見える位置か確認する（ 図5j ）。

⑦マーキング位置を油性ペンで印をつけて計測し記録する（ 図5k ）。

⑧体位による腹壁の変化をスケッチや写真で記録する。

図5 ストーマサイトマーキングの手順

ⓐ基本線のマーキング（①：肋骨弓下縁，②：上前腸骨棘，③：上下腹部正中線，④：臍を通る水平線）

ⓑ，ⓒ腹直筋の確認（⑤：腹直筋）

ⓓ，ⓔ造設予定位置の仮決め（●：回腸導管，○：左右尿管皮膚瘻）

ⓕ座位（ベルトラインは極力避ける）

ⓖ前屈位（臍より下が自分で見えなくなる）

ⓗ右側面（臍より下側は外側から皺が入る）

ⓘ左側面

ⓙ立位

ⓚマーキング位置の計測および記録

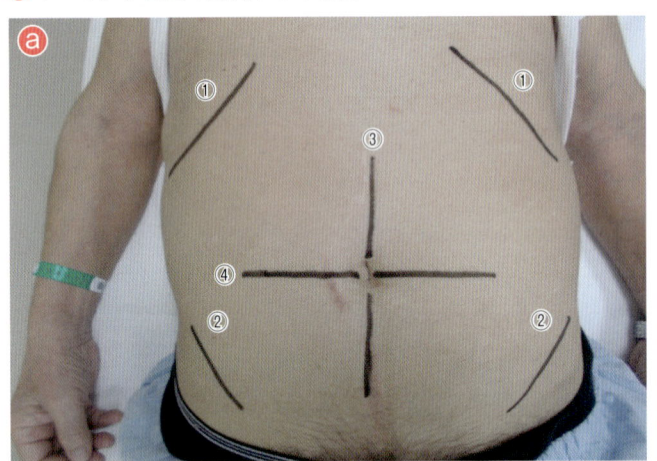

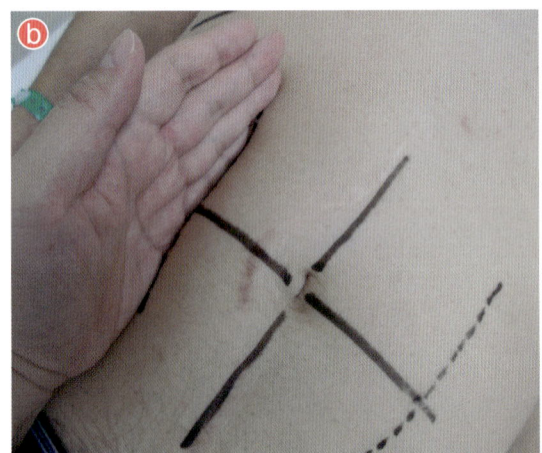

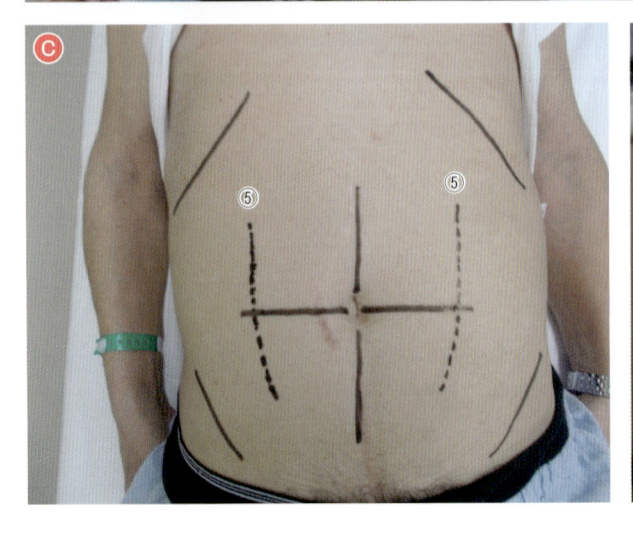

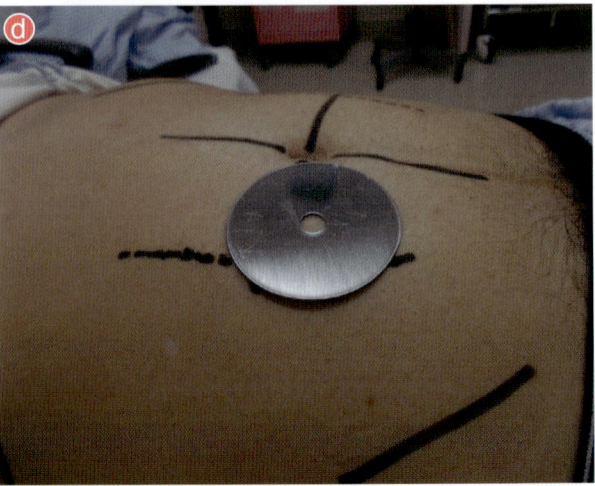

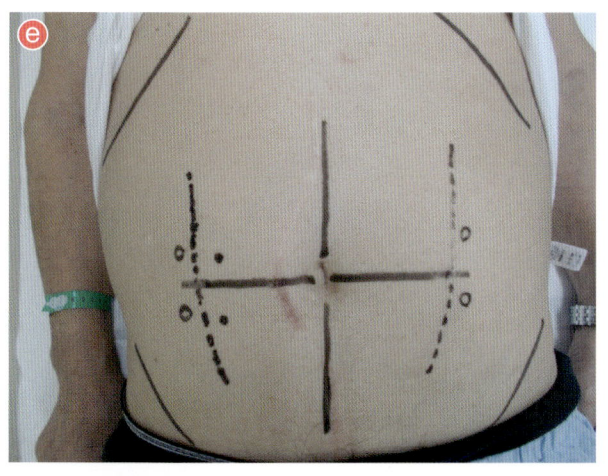

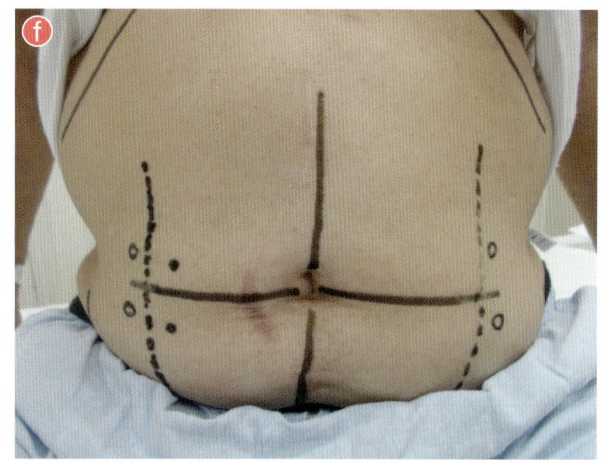

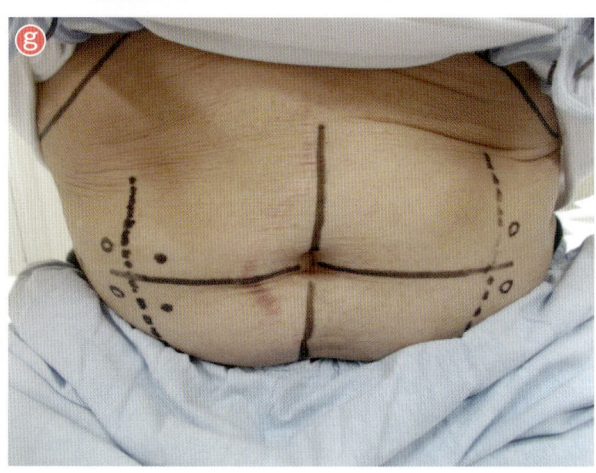

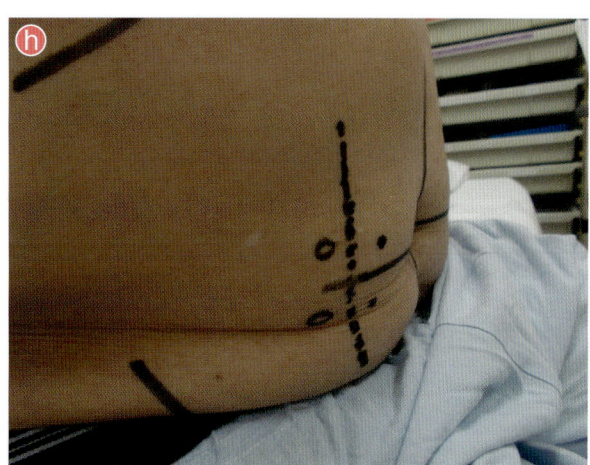

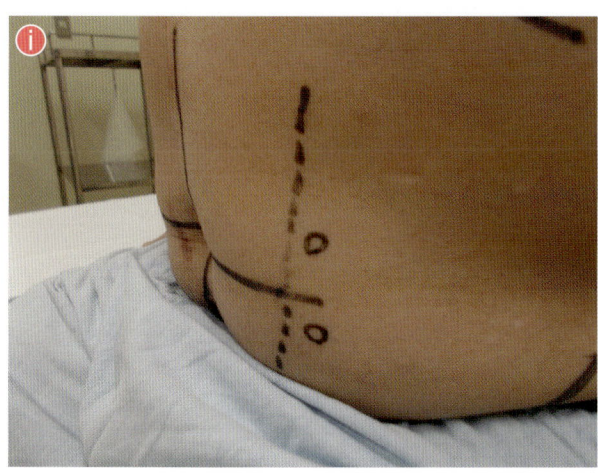

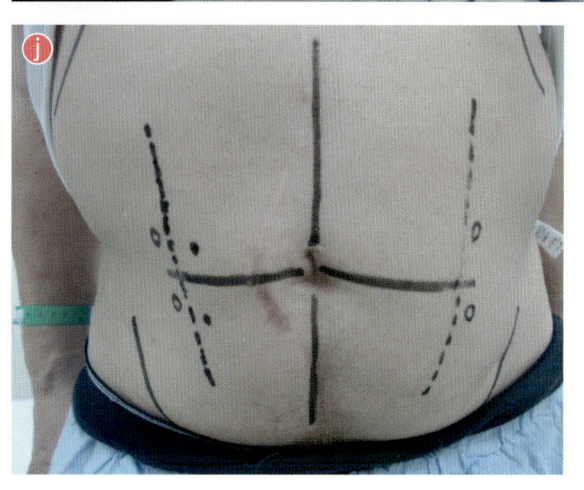

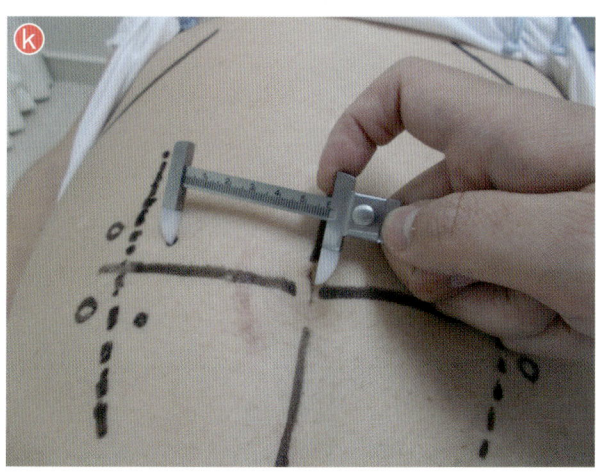

周術期のストーマ管理

　尿路ストーマでは術中から尿が排泄され，吻合部やストーマの狭窄や尿管の屈曲を予防するためにストーマから腎盂まで尿管ステントが挿入されている。そのため，合併症の早期発見，尿管ステントの管理のしやすさから，窓付きの術後排液ドレナージ用品を第一選択とすることが多い。またストーマ創はもちろん術直後のストーマの近くには，正中創やドレーン創などの清潔な創が近接しているため，創傷管理を含めた排泄管理を行っていることを再認識する必要がある（ 図6 ）。

　ストーマ装具の皮膚保護剤の特徴として，排泄物のpHを皮膚と同じ弱酸性にコントロールする緩衝作用と細菌の繁殖を抑制する静菌作用があるため，滅菌装具の使用にこだわる必要はない。そして，皮膚保護剤付きの面板が正中創を被覆しても問題はない。正中創側の皮膚保護剤を切り落とし貼付面積を狭くすると，面板の安定が得られず，装具の漏れを起こす原因になることもあるため注意が必要である。

　術後10〜14日程度までは，尿管ステントが挿入されているため管理しやすい二品系装具とし，カテーテルの長さや固定状況，カテーテルからの尿流出状況，尿量や性状の確認をする。尿管ステント抜去後は，患者の腹部の状態やセルフケアの状況および生活スタイルに合わせて装具を決定する。

図6　周術期のストーマ管理
ⓐ左尿管皮膚瘻造設後，ⓑ回腸導管造設後

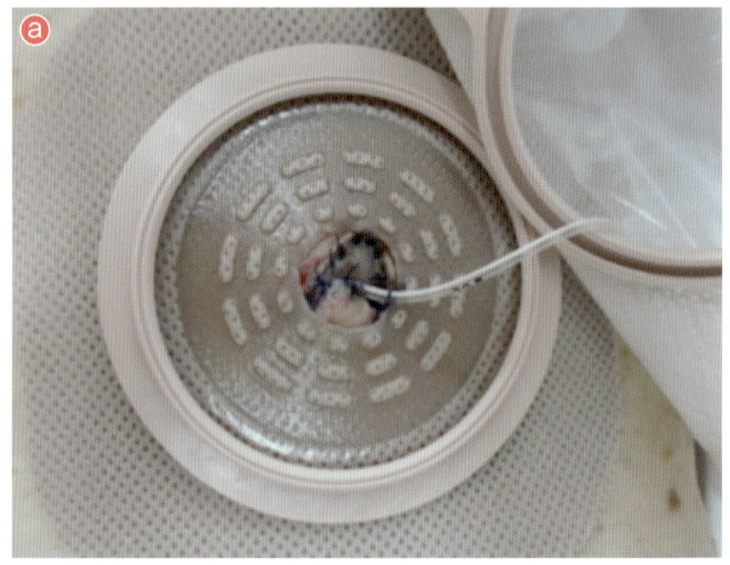

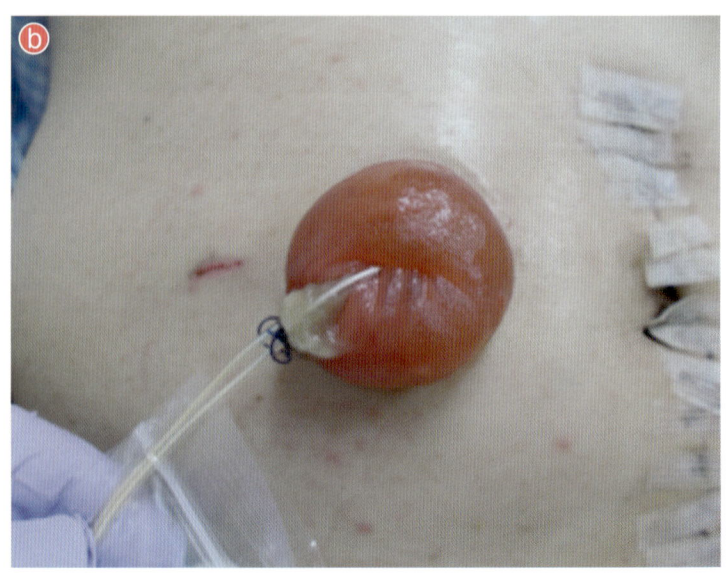

外来でのストーマ管理

　外来でのストーマトラブルとして，入院中には経験しなかった排泄物の漏れが退院後すぐに起こり，連日の装具交換が大変になって外来に駆け込むケースが一番多い。原因として，退院後の不慣れな装具交換に加えて，活動範囲が増してあらゆる姿勢をとるようになったり，ストーマ造設後から数カ月かけて認められるストーマサイズの縮小から，面板のホールカットが合わなくなることが挙げられる。また退院後の体重増加により，腹壁の変化でストーマ周囲に皺や凹みが発生して漏れやすくなったりすることも多い。そのため定期的にストーマサイズの測定，腹壁の確認，ストーマ装具の貼付状況や日々のケア方法を確認することで，さまざまな合併症を予防しつつケア方法を含めた適切な情報を患者や家族，外来担当医や訪問看護師にも提供できる。

　受診間隔としては，退院後2～3週間，その後2～3カ月は1カ月ごと，術後1年までは3カ月ごと，それ以降は3～6カ月ごと，状況に応じて最長12カ月ごととして定期的にフォローする。しかし皮膚トラブルなどが生じた場合や遠方で外来担当医と日程を合わせたい場合はこれに限らない。

　退院後のストーマ外来では，ストーマ粘膜皮膚接合部周辺の不良肉芽を確認することも少なくない（図7）。退院前には，ストーマ粘膜皮膚接合部の抜糸（吸収糸であっても）を行い，退院後の肉芽形成やストーマ周囲膿瘍などの原因となるリスクを回避する必要がある。

　傍ストーマヘルニアは晩期合併症のなかで最も頻度が高い。ストーマ造設に際して，腸管を引き出すために腹壁に形成した孔から腹腔内の小腸や体網などの構造物が脱出し，ストーマ周囲の皮膚が膨隆する状態である（図8）。原因としては，造設時に腹直筋腱膜に開けた孔の大きさが大きいこと，肥満や加齢による腹壁の脆弱化，ステロイドの使用，また慢性の咳嗽，便秘などにより腹腔内圧が上昇して，腹直筋腱膜の欠損孔の大きさが徐々に拡大して発生するといわれている。痛みや粘膜の循環障害を伴わない場合やストーマ装具が安定して貼付できている場合には保存的に経過をみることが多い。保存的に経過をみる場合には，専用のサポートベルトでストーマ周囲皮膚を押さえてヘルニアの脱出を防止する。ストーマ外来では，退院後の体重増加による傍ストーマヘルニアとなるリスクを減らすため，平均体重の維持の重要性を患者へ説明している。

　また尿路ストーマの特徴的な合併症の一つとして，偽上皮腫性肥厚（pseudoepitheliomatous hyperplasia；PEH）がある（図9）。尿の慢性的な付着が原因で生じる皮膚障害で，反応性

図7 肉芽形成
肉芽からの出血などでストーマ装具貼付状況に支障がある場合には，10％硝酸銀液で焼灼も検討する。

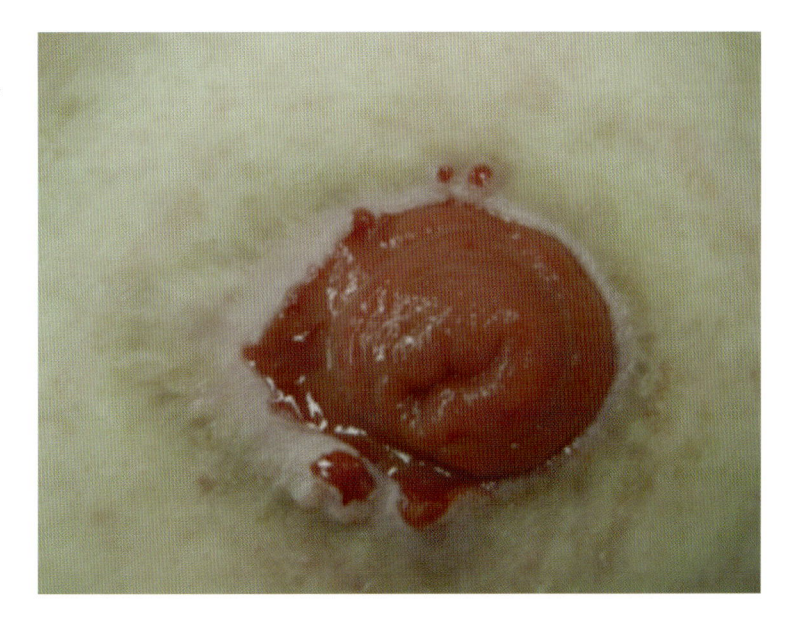

図8 傍ストーマヘルニア

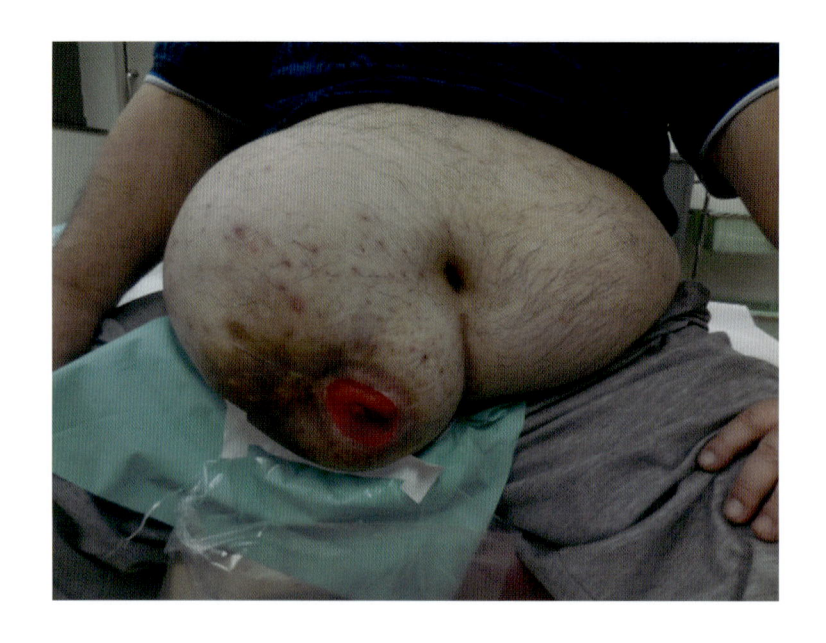

図9 偽上皮腫性肥厚（PEH）

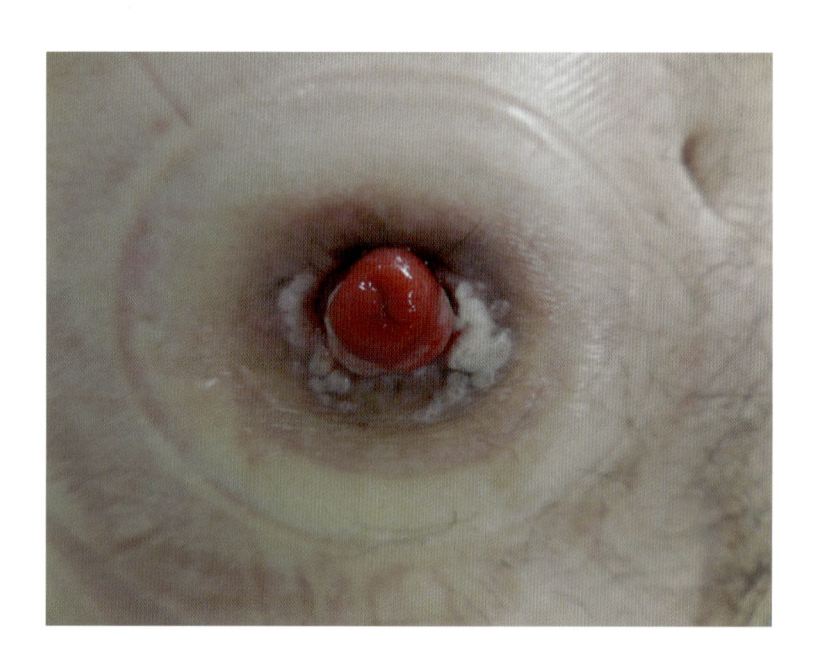

角質増生，表皮肥厚をきたして凹凸不整の乳頭腫様の皮疹が多発し，ストーマ装具の長期連用や感染尿などでアルカリ尿となると発生しやすくなる。十分な水分摂取の確保のほか，尿の酸性化のため濃度50％以上のクランベリージュースを飲用することも有用である。基本的にはストーマサイズに合わせて面板を適切にカットし，装具の長期連用を避けて尿がストーマ周囲皮膚へ付着する期間を短くする必要がある。

泌尿器科医師にお願いしたいこと

　ストーマの高さは，患者が予期せぬ排泄物の漏れを経験するか否かの重要な鍵となるため，装具装着日数の長短に直結する。そして，装具の漏れはセルフケア促進を阻害し自尊心低下のリスクとなる。ストーマ装具には凸型嵌め込み具内蔵装具や，密着性を高めるための専用ベルトもあるが，低いストーマでは容易に尿が装具の面板に潜り込みやすくなり，頻回に装具交換が必要となり，さらには皮膚障害へつながる。

ストーマの高さとは，皮膚から排泄口（尿が出る部位）までの距離である。ストーマ粘膜自体の高さがあっても，排泄口が粘膜の中心ではなく上下左右に傾いて皮膚に向かっている場合は，皮膚から排泄口までの距離は短くなり高さのないストーマとなる。ストーマの高さが「ある」「ない」というのは，一般的には10mm以上を突出型，10mm以下を非突出型と判定する。そのため，ストーマの高さが10mm以上となるようにお願いしたい。

文献

1)　ストーマリハビリテーション講習会実行委員会: ストーマリハビリテーション基礎と実際（第3版）. 金原出版株式会社, 2016.
2)　ストーマリハビリテーション講習会実行委員会: ストーマリハビリテーション実践と理論. 金原出版株式会社, 2006.

VI

尿管再建・形成術

Psoas hitch手術

東北大学大学院医学系研究科外科病態学講座泌尿器科学分野院内講師　**川守田直樹**

東北大学大学院医学系研究科外科病態学講座泌尿器科学分野教授　**伊藤明宏**

　Psoas hitch法は下部尿管の再建法として標準的な術式である。骨盤手術の際に下部尿管が損傷される場合はまれではなく，緊急に再建が必要な場合もある。このため，泌尿器科医が熟知しておくべき手術法といえる。

適応，禁忌

　下部尿管損傷，尿管狭窄，早期・高分化尿管癌などのため，尿管口からおよそ6〜10cmの尿管欠損が生じた場合，テンションフリーで尿管膀胱新吻合を行う。萎縮や癒着により，膀胱が授動困難な状態，膀胱癌再発が高い確率で予想される場合は禁忌となる。放射線治療歴がある場合（術前放射線治療後の骨盤手術における尿管損傷など）には適応を慎重に決定する必要がある。

術前検査，術前準備

　尿管損傷部や欠損になる尿管長をCT，上部尿路造影（腎瘻造影）により十分確認しておく必要がある（緊急手術の場合はこの限りではない）。また，手術記録，術後経過，放射線照射野・線量について十分確認し，術野の癒着の程度，尿管の血流が確保できるかどうかについて検討する。膀胱が萎縮している場合，授動困難となるため，膀胱造影による最大膀胱容量の確認を行う。場合により尿流動態検査による膀胱内圧測定を行い，膀胱コンプライアンスを測定しておく。高圧蓄尿・排尿が想定される場合，術後尿管逆流症により，有熱性尿路感染のリスクとなるためである。

　手術中に，術前に想定しきれなかった授動困難，尿管虚血に遭遇することがある。術前のインフォームドコンセントで，Boari法や腎瘻造設など術式が変更になる場合があることを説明しておく。

> **DO NOT**
>
> 尿管損傷部位をCT検査のみで判断しない。尿管造影で狭窄や蠕動の有無など含め有効尿管長を判断する。

1 麻酔
2 体位
3 皮切
4 尿管剥離

5 膀胱処理
6 尿管膀胱新吻合
7 膀胱閉鎖，尿管カテーテル固定
8 ドレーン留置，閉創

手術手技

1 麻酔

全身麻酔下に行う。硬膜外麻酔を併用してもよい。

2 体位

仰臥位で行う。尿道留置カテーテルは清潔野より留置し，術中に生理食塩液注入による膀胱拡張などの操作をできるようにしておくとよい。

3 皮切

患側の傍腹直筋切開またはGibson切開で後腹膜腔に到達する（**図1**）。骨盤内術後であっても，後腹膜腔は比較的剥離層が保たれていることが多いが，骨盤内膿瘍加療後であった場合など，想定外の癒着がある場合があるので，慎重に剥離を進める。

図1 皮切
①傍腹直筋切開，②Gibson切開

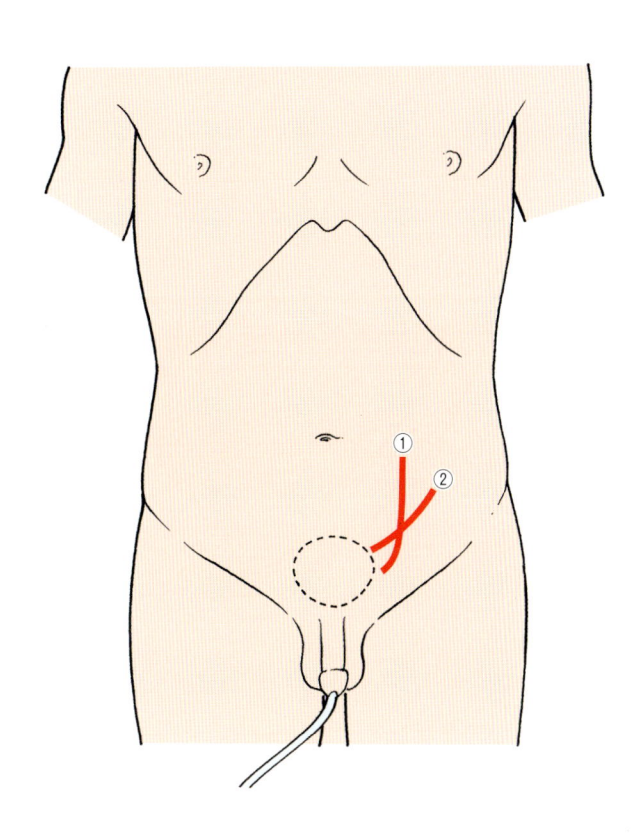

4　尿管剥離

　損傷部位周辺は，炎症後の瘢痕組織が存在していることも多いため，外腸骨動静脈，腸腰筋を同定し，総腸骨と交差する尿管を同定するようにするとよい（ 図2 ）。なるべく正常な部位の尿管を確保しテーピングする。この際，尿管周囲に結合織をなるべく付けるような層で剥離を行い，なるべく尿管の血流を確保することが肝要である。続けて膀胱側に尿管を剥離し，可及的に狭窄，損傷部の腎臓寄りで尿管を切離する。尿管には尿管ステントを挿入しておく（ 図3 ）。

5　膀胱処理

　膀胱側腔から前腔を可及的に剥離する。正中臍ひだ，内側臍ひだを処理する。尿道留置カテーテルから生理食塩液を200mL程度注入する。4〜5cmの膀胱切開部を尿管の走行と直交する方向に想定する。その両側に3-0吸収糸で2針牽引糸を置く（ 図4 ）。

　膀胱を切開し，指を用いて膀胱内腔を押し上げるようにして腸腰筋前面に到達させる（ 図5 ）。膀胱は総腸骨より2〜3cm頭側まで挙上する必要があるため，場合により，対側の上・中膀胱動脈を処理する必要がある。陰部大腿神経を損傷しないように，3-0または2-0の網糸吸収糸で，2〜3針で膀胱筋層と大腰筋筋膜を結節縫合する。大腰筋側は広く浅く運針するとよい（ 図6 ）。

図2 尿管の同定
狭窄部の尿管は炎症のため強い瘢痕組織に覆われていることも多い。腸腰筋・総腸骨動脈を同定し，より腎臓側で尿管を確保するとよい。

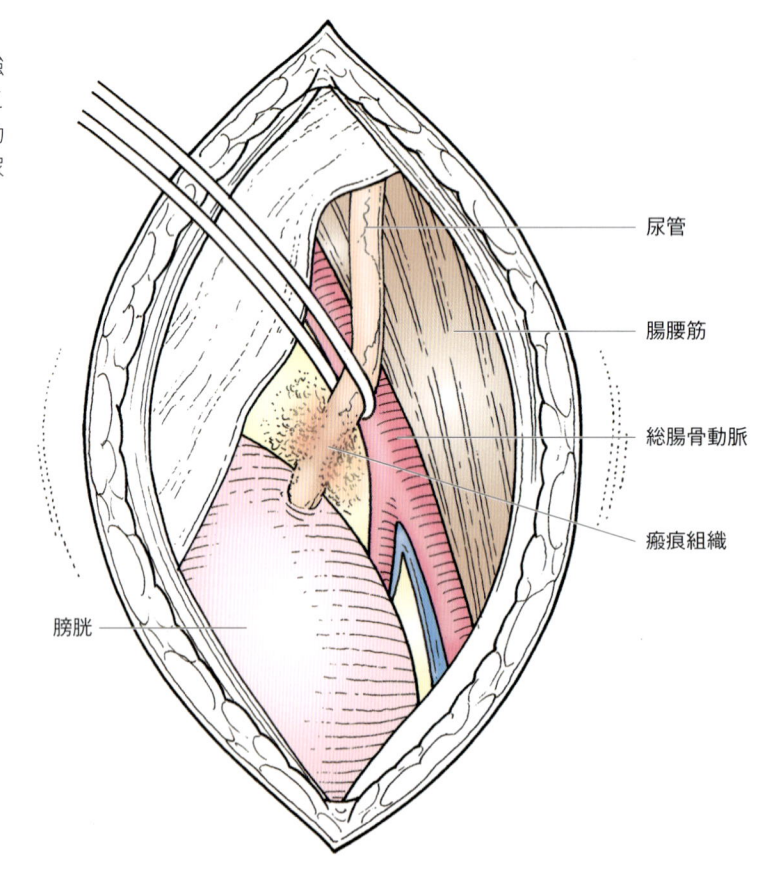

尿管

腸腰筋

総腸骨動脈

瘢痕組織

膀胱

図3 尿管の切離

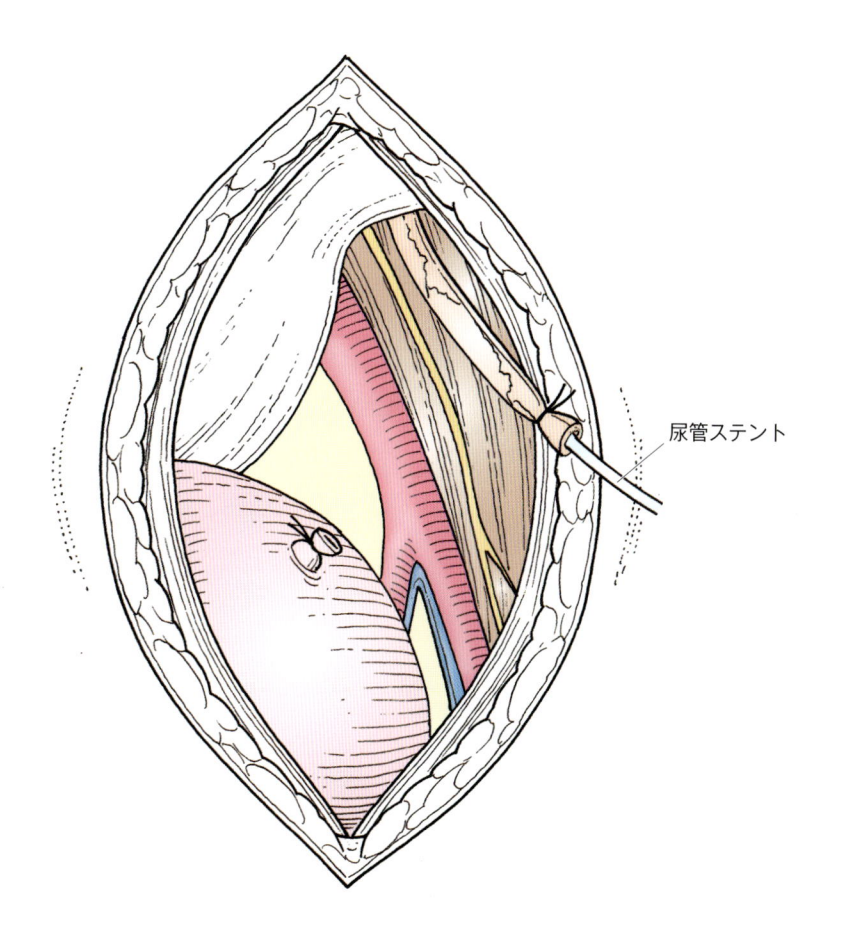

尿管ステント

図4 膀胱切開

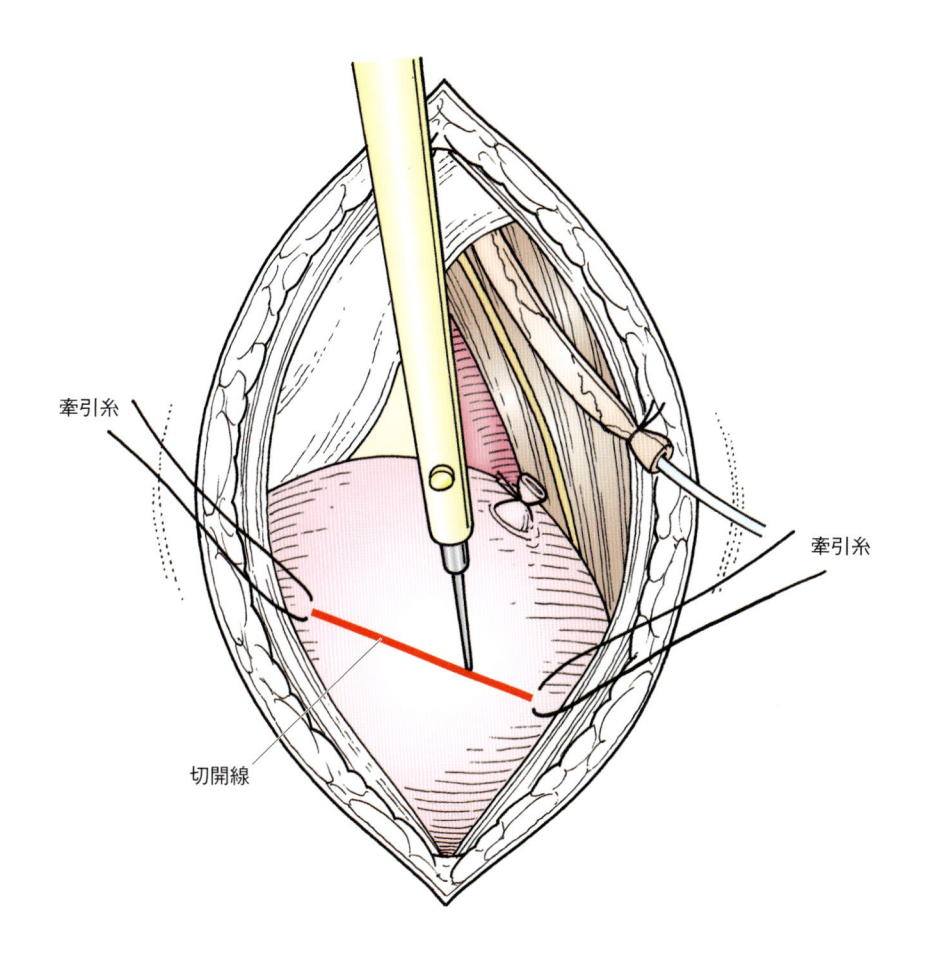

牽引糸

牽引糸

切開線

図5 膀胱内腔の押し上げ

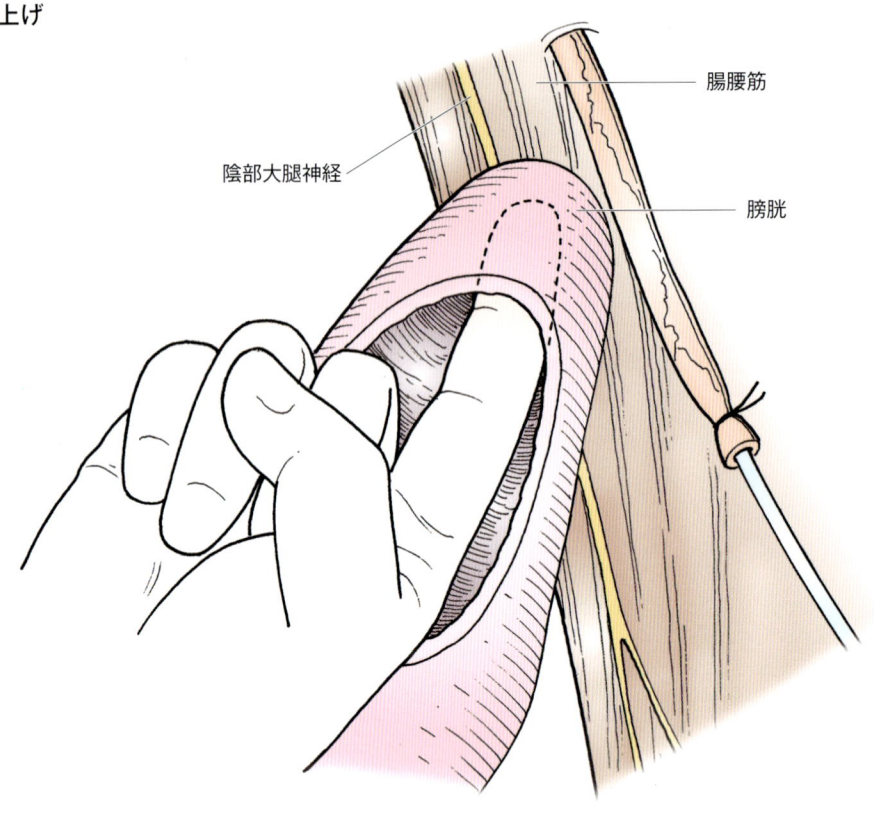

陰部大腿神経

腸腰筋

膀胱

図6 膀胱筋層と大腰筋筋膜の縫合

膀胱壁の筋膜固定は本術式の肝である。
固定を確実に行うため，筋膜を広く運針
し固定する。

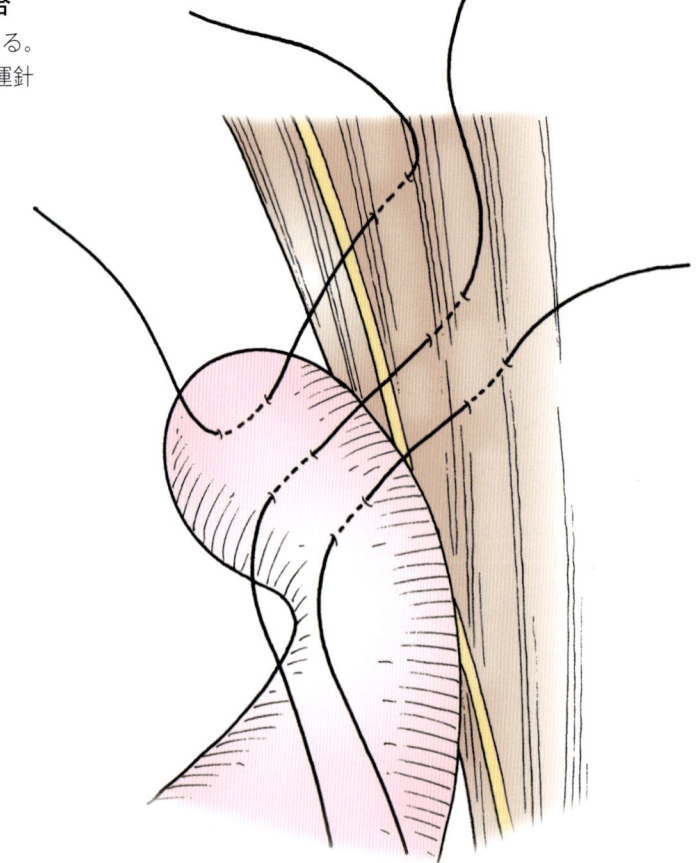

6 尿管膀胱新吻合

　膀胱粘膜の新尿管口を想定し，粘膜を切開する。その切開口から弱彎の鉗子（長モスキートなど）にて粘膜下を剥離し，膀胱と腰筋縫合部内側で，膀胱筋層を貫く（図7）。粘膜下トンネルは4cm程度が理想であるが，吻合部に緊張がかからないこと，屈曲しないことが優先される。粘膜下トンネル作成前に十分シミュレーションを行っておく。

　作成した粘膜下トンネルを尿管ステントと尿管を誘導し貫通させる。膀胱壁と尿管を4-0網糸吸収糸で固定する（図8）。尿管12時方向に切開を入れ，6時方向の尿管と膀胱筋層を4-0吸収糸でアンカースーチャーを置く。続けて尿管，膀胱粘膜縫合を全周性に行う（図9）。

図7 粘膜下トンネル作成

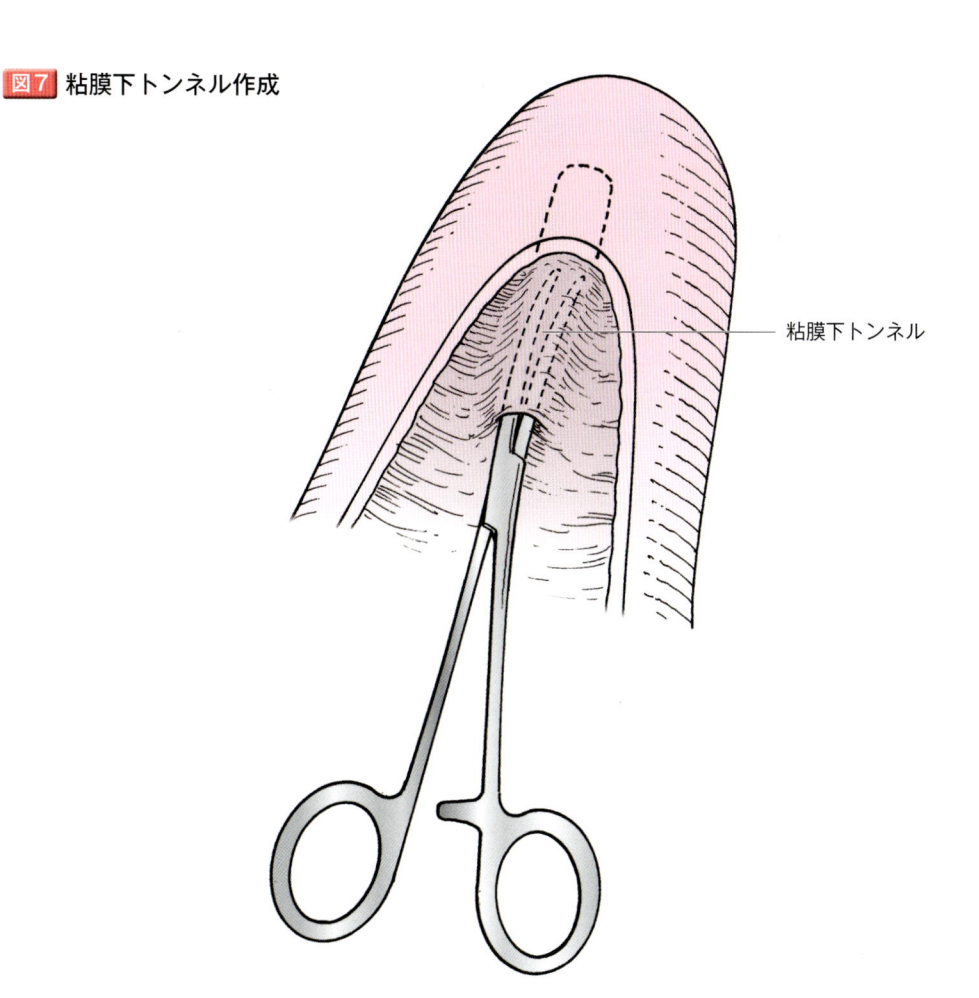

粘膜下トンネル

図8 膀胱壁と尿管の固定

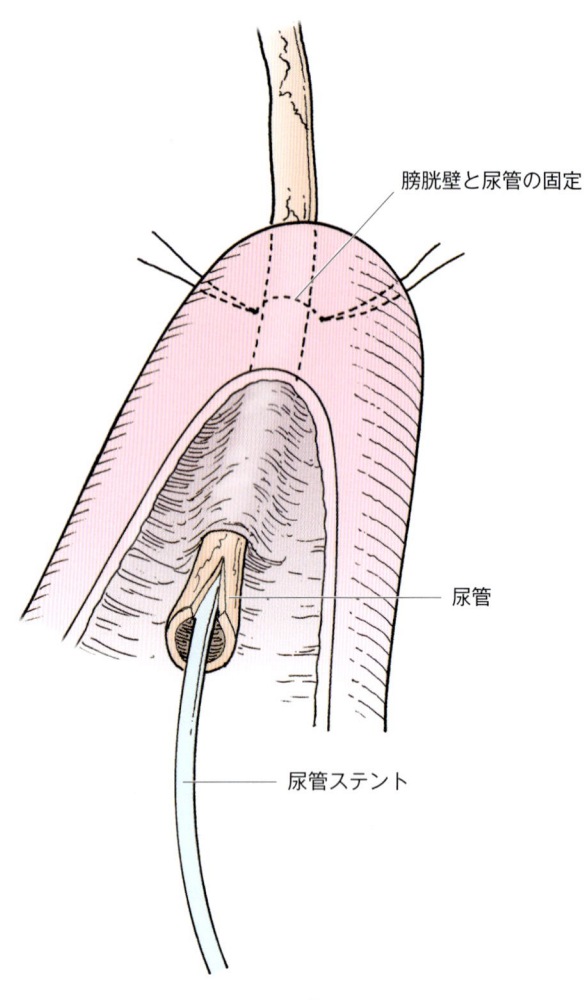

膀胱壁と尿管の固定

尿管

尿管ステント

図9 尿管，膀胱粘膜縫合
尿管，膀胱粘膜は鑷子などの挫滅で
容易に浮腫をきたすため，縫合の際
には愛護的操作を心がける。

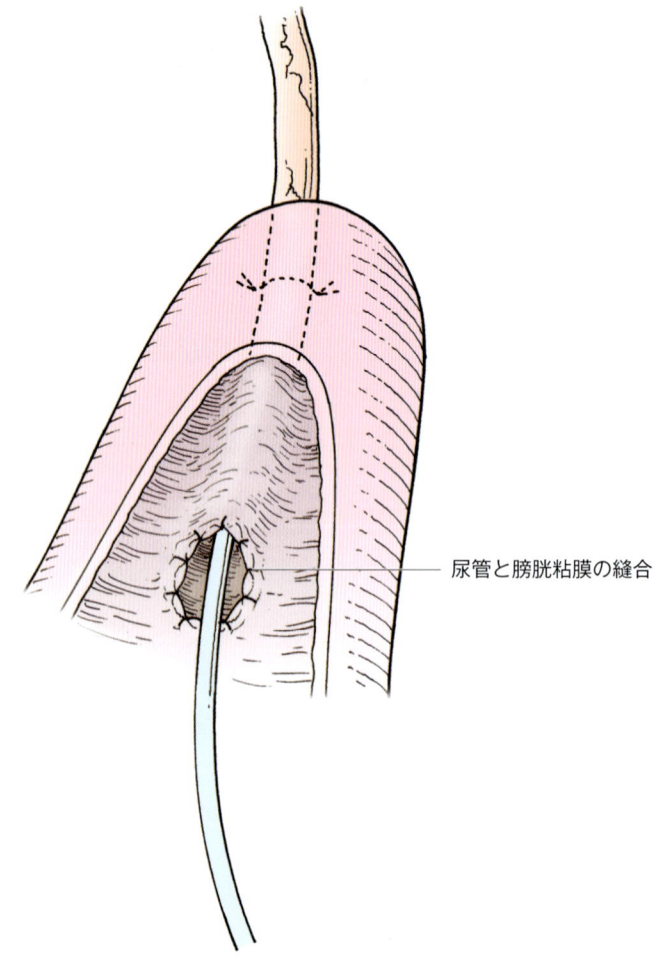

尿管と膀胱粘膜の縫合

Advanced Technique

膀胱内にガーゼを挿入し，ガーゼ越しに吸引するとよい。膀胱粘膜に直接吸引管を付着させ吸引すると，膀胱粘膜は容易に浮腫をきたす。

7 膀胱閉鎖，尿管カテーテル固定

　尿管ステントを膀胱前壁より引き出す。尿管ステント先端がJ型ステントでないスプリントカテーテルなどは，4-0ラピッドバイクリル®で膀胱壁に固定しておくと，術後早期に自然抜去されることを防ぐことができる（図10）。膀胱粘膜，筋層を2層で尿管の走行と平行になるような方向で結節縫合し閉鎖する（図11）。

8 ドレーン留置，閉創

　膀胱尿管吻合部に低圧持続吸引式ドレーンを留置する。層々で縫合し閉創する。

図10 尿管カテーテル固定

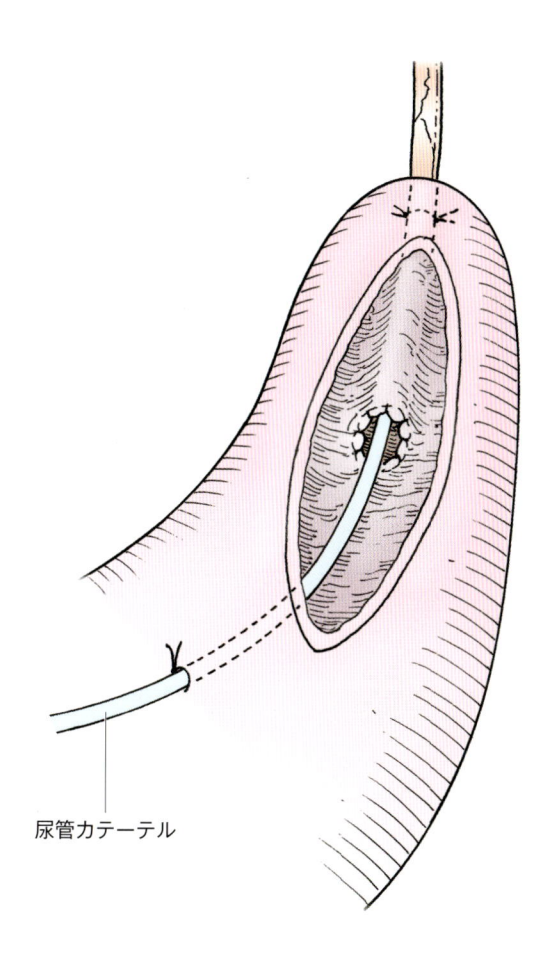

尿管カテーテル

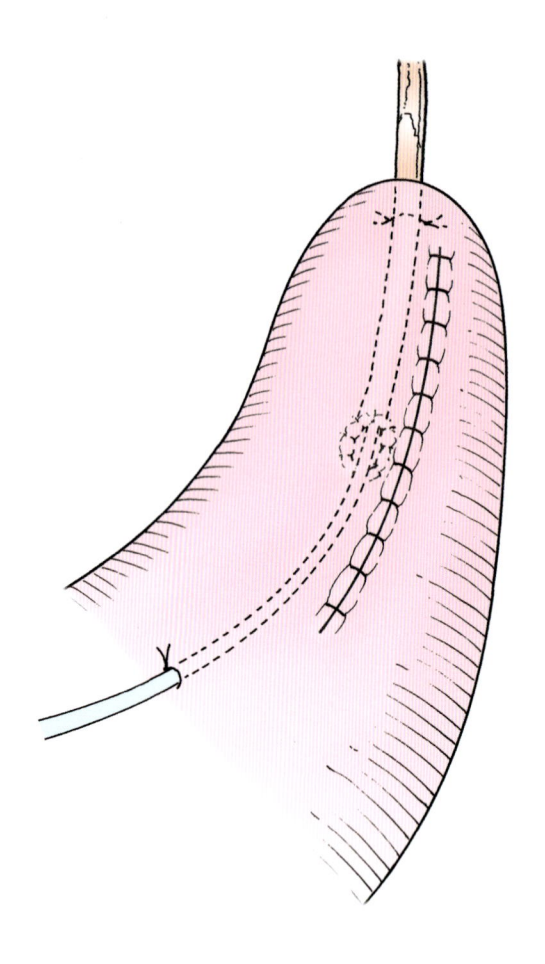

図11 膀胱閉鎖

術後管理

● 早期合併症

- 縫合不全によるドレーンからの尿漏を認めることがあるが，尿道留置カテーテル，尿管ステントによるドレナージによりほぼ保存的に改善する。
- 尿道留置カテーテルや尿管ステント抜去後，膀胱尿管逆流に伴う疼痛，有熱性尿路感染症が出現することがある。術前の最大膀胱容量が小さい場合，膀胱コンプライアンスが低い場合はそのリスクが高いため，術前に適応を見極めることが重要である。抗コリン薬やβ3刺激薬の使用でも再発する場合には，間欠導尿や夜間留置型の尿道カテーテルの使用を考慮する。

● 晩期合併症

- 尿管狭窄，吻合部狭窄は尿管の血流不全，吻合部の緊張により生じることがある。愛護的な尿管剥離と，緊張をもたせない尿管膀胱吻合が重要である。距離が十分とれないと判断される場合には，別項に記載するBoari法を併用する。

文献

1) 小原　航, 丹治　進, 藤岡知昭: Psoas hitch法. 新Urologic Surgeryシリーズ No.6尿路変向・再建術, メジカルビュー社, 2010, p158-65.
2) Raimud S, Peter R, et al: Psoas hitch and Boari flap ureteroneocystostomy. BJU int 2013; 112: 137-55.

Boari手術

日本大学医学部泌尿器科学系泌尿器科学分野准教授　**持田淳一**
日本大学医学部泌尿器科学系泌尿器科学分野主任教授　**髙橋　悟**

適応

　消化器および婦人科領域の悪性腫瘍の尿管浸潤や医原性尿管損傷，尿管狭窄など多岐にわたる病態に対して，患側腎の温存のためには尿管切除に伴って生じる尿管欠損部の長さと位置に応じた尿管再建術が必要となる。

　Psoas hitch法でも対処できない尿管欠損部の長さが10〜15cmの場合に膀胱壁の一部をフラップ状に切開し，それを筒状に形成して欠損した尿管を充填するBoari法が適応となる。臨床的には1947年にOckerblad[1]が報告し，広く知られるようになった。

術前検査，術前準備

　内視鏡や画像検査により，可能な限り尿管再建を要する部位と範囲の同定に努める。膀胱容量の減少はフラップの長さが不十分となるため，膀胱造影による膀胱容量および形態の把握を行う。骨盤内手術後の神経因性膀胱や下部尿路閉塞症などが疑われる場合には，適宜尿流動態検査などを施行し下部尿路機能を評価しておくことも重要である。膀胱に器質的な疾患を有する症例に対しては原則的に本法の適応は禁忌である。
・基本的には骨盤内開腹手術に準ずる術前準備と手術器具を用いる。
・6FrダブルJステントあるいは6FrシングルJカテーテルを準備する。

手術のアウトライン

1. 麻酔，体位
2. 術野の展開，患側尿管の同定，膀胱周囲剥離
3. Boari flapの作成
4. 尿管膀胱吻合
5. Boari flapのロール状縫合
6. ドレーン留置，閉創

手術手技

1 麻酔，体位

全身麻酔下に硬膜外麻酔を併用して行う。
体位は仰臥位か開脚仰臥位で対応可能である。

2 術野の展開，患側尿管の同定，膀胱周囲剥離

術中に膀胱内を充満させるためフォーリーカテーテルは，清潔野で挿入する。皮膚切開はPfannenstiel切開でもよいが，正中切開または傍腹直筋切開のほうが上方の視野を得やすい。尿路までの到達法は腹膜外アプローチが理想的である。著しい尿管周囲の瘢痕がある場合には，後腹膜アプローチでは剥離操作中に腸骨血管の損傷の危険性があるため，腹腔内からのアプローチも適宜考慮する。

尿管の同定が困難なケースも多いことからまず腸骨血管を同定し，尿管との交差部レベルさらに上部で尿管を同定し，周囲組織とともに血行の保持に注意しながら尿管を確保する。尿管の患部方向に向かって可及的に剥離を進め，病変部より5mm程度離し十分伸展性のある部位で尿管を切断する。

吻合時の尿管の緊張緩和を確保するため，腹膜剥離や尿膜管の切離，膀胱側腔の剥離を行い膀胱の可動性を得る。必要に応じて患側のみならず対側まで膀胱の血管茎を処理することも重要である。

3 Boari flapの作成

膀胱を生理食塩水あるいは空気で充満した状態で，膀胱後壁から尿管の近位切断端までの距離を測定する。フラップの輪郭は，フラップの血流障害による尿管狭窄を避けるためにフラップとなる基部の幅が少なくとも4cmの長さを確保し，先端部の幅は3cm（または尿管の直径の3倍程度）を確保する。フラップの長さは，逆流防止術を行う場合に粘膜下トンネルに必要な2～3cmを加えた十分な長さを確保し，支持糸をマーキングしたフラップの四隅に配置し，膀胱壁の切開を行う（**図1**）。

フラップの虚血を避けるために，状況に合わせフラップの幅を可及的に広くデザインすることが重要である。

Advanced Technique

フラップの長さをさらに確保したい場合に，膀胱容量が許すならば斜めまたはS字型の切開を行うことで，さらに長さを確保できる場合もある[2]。

4 尿管膀胱吻合

尿管膀胱吻合部の緊張緩和のため，フラップ基部の膀胱壁を大腰筋に陰部大腿神経の損傷を避け2-0吸収糸で固定（**図2**）し，尿管をフラップ内に4-0吸収糸を用いて粘膜下トンネル法で吻合する（**図3**）。予定した長さよりも尿管長が短い場合には，端々吻合を選択することもある。

図1 Boari flapの作成

フラップとなる基部（A）は少なくとも
4cmを確保しデザインする。
フラップの先端部（B）の幅は3cm（また
は尿管の直径の3倍程度）を確保する。

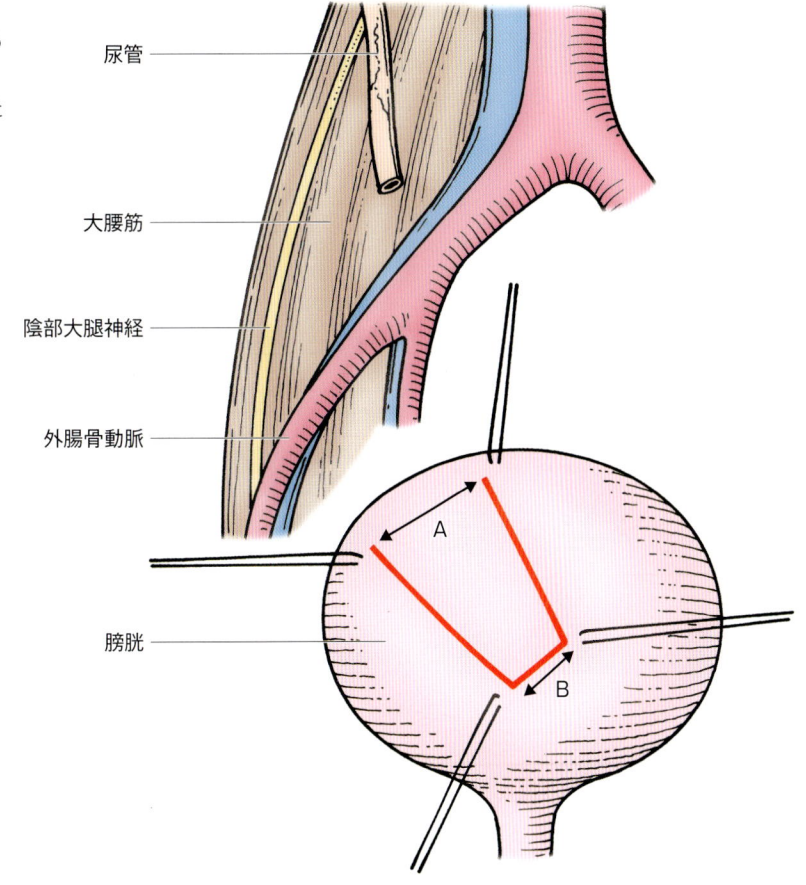

尿管

大腰筋

陰部大腿神経

外腸骨動脈

膀胱

A

B

図2 フラップ基部の固定

膀胱内から示指で膀胱壁を引き上げ，
フラップの基部を大腰筋に固定する。

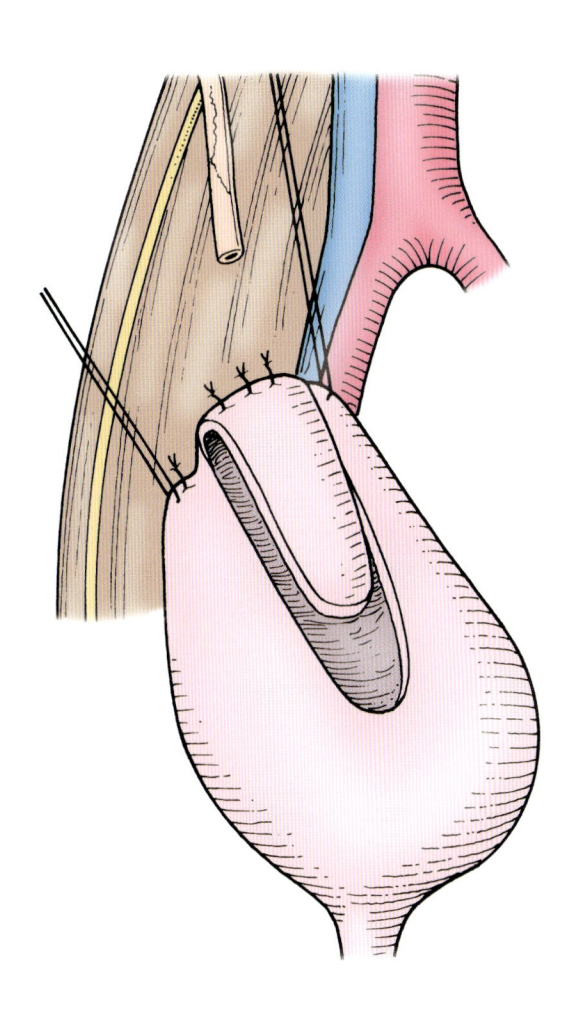

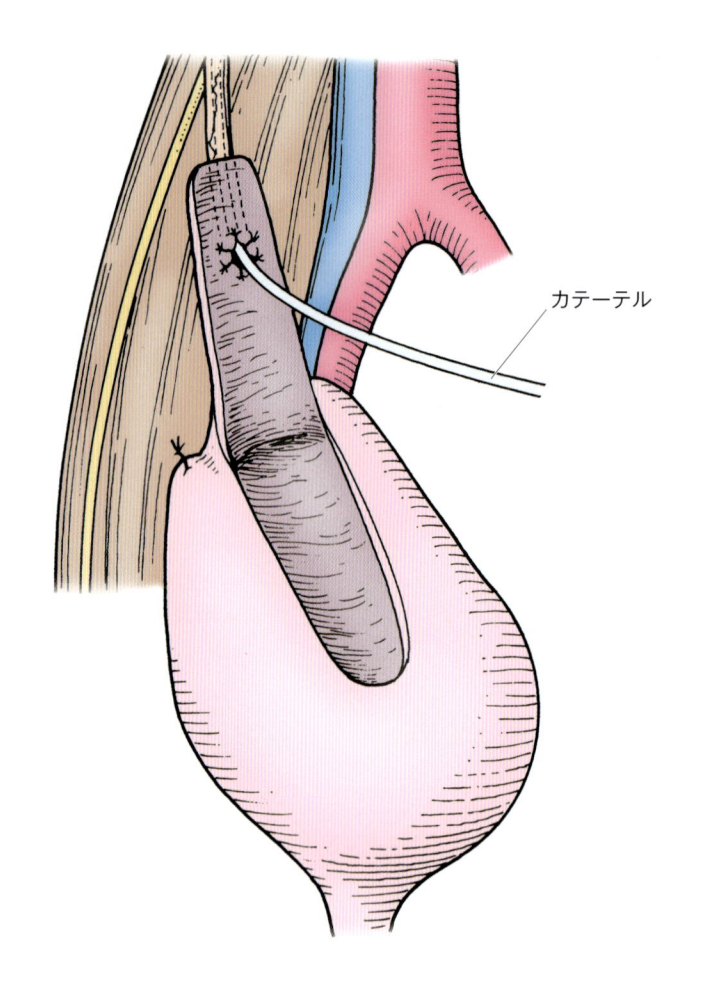

図3 尿管膀胱吻合
粘膜下トンネルを形成し尿管を吻合し,
尿管内にカテーテルを挿入する。

カテーテル

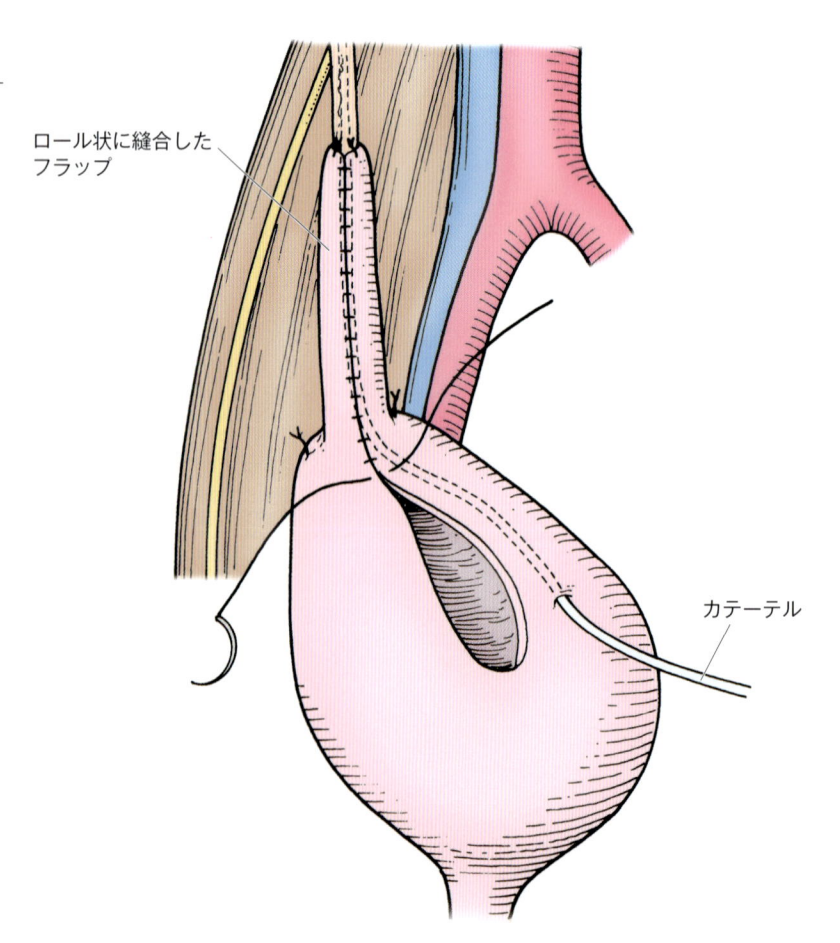

図4 Boari flapのロール状縫合
フラップをロール状に縫合し,カテー
テルを膀胱外に出す。

ロール状に縫合した
フラップ

カテーテル

5 Boari flap のロール状縫合

フラップをチューブ化する前にダブル J ステントあるいはシングル J カテーテルを留置し，3-0吸収糸を用いてカテーテルを巻くように膀胱壁をロール状に粘膜と筋層漿膜の2層縫合をする（図4）。無理な場合は，全層縫合でもよい。

6 ドレーン留置，閉創

Retzius 腔にドレーンを留置し，閉創する。

術後管理

術直後に腹部X線撮影を行い体内ガーゼの残存の有無，ドレーンの位置確認をする。

術後1日目より離床・飲水・食事を開始する。ドレーン量が少なければ早期に抜去する。術後3日を過ぎてもドレーン量が減少しない場合には，排液の性状を確認し，尿であれば尿瘻を疑い，適宜対応を検討する。

術後10日以上経過したところで膀胱造影を行い，リークのないことを確認した後に尿管カテーテルとフォーリーカテーテルの抜去を行う。

文献

1) Ockerblad NF: Reimplantation of the ureter into the bladder by a flap method. J Urol 1947; 57: 845-7.
2) Chang SS, Foch MO: The use of an extended spiral bladder flap for treatment of upper ureteral loss. J Urol 1996; 156: 1981-3.

回腸による尿管置換術

秋田大学大学院医学系研究科腎泌尿器科学講座講師　**齋藤　満**
秋田大学大学院医学系研究科腎泌尿器科学講座教授　**羽渕友則**

適応，禁忌

本術式の適応は「置換が必要な尿管長が長い症例」である。①手術などで医原性尿管損傷が発生した場合，②尿管ステント留置が長期にわたり永続的に交換が必要な場合，③外傷による尿路損傷，④単腎または機能的単腎状態に発生した尿管癌，もしくは両側尿管癌で腎温存を図る場合[1]，⑤後腹膜腫瘍や後腹膜の転移性リンパ節に尿管が巻き込まれ合併切除を余儀なくされた場合，などがある。また，尿管-尿管吻合，尿管-膀胱新吻合＋psoas hitch法やBoari手術などを行う場合でも，状況によっては回腸による尿管置換術が必要となる可能性があるので，術前に患者やその家族に十分に説明し同意を得ておく必要がある。特に，他科手術後のトラブル症例では，泌尿器科が尿路再建術を担当するにあたり，そこで合併症が起こると泌尿器科がそのトラブルの責任を負う形となる可能性があるため，術式決定および手術には細心の注意を払うべきである。

本術式の禁忌としては，血清クレアチニン濃度＞2mg/dLの腎機能低下例（高クロール性アシドーシスが起こりやすく，更なる腎機能低下の可能性が高まるため），神経因性膀胱や前立腺肥大症などの下部尿路閉塞性疾患，炎症性腸疾患，放射線照射後，などがある。腸管利用が不可の場合は自家腎移植を検討する。

術前検査，術前準備

逆行性腎盂尿管造影（腎瘻造設症例では順行性腎盂尿管造影），膀胱造影などを行って，置換が必要な尿管の長さや位置，膀胱との距離などを確認しておく。このとき，尿管の蠕動や拡張の状態も観察し，どこまでが健常な尿管なのか目安をつけておく。悪性腫瘍手術後症例の場合は，造影CTなどで再発病変の有無を確認しておく。

遊離回腸を用いるため，回腸利用の尿路変向を伴う膀胱全摘除術時に準じた術前腸管処理を行う（「Ⅰ. 腸管利用手術における術前腸管処理と周術期栄養管理」の項参照）。

術野から視・触診で尿管を同定しやすくするため，尿管ステント留置が可能な症例ではあらかじめ留置しておくとよい。尿管ステントが長期に留置されている症例など，慢性尿路感染を伴う症例では術前に尿培養を提出しておく。

手術のアウトライン

1 麻酔，体位，皮切
2 結腸の脱転，尿管の同定
3 遊離回腸の作成，回腸の機能的端々吻合
4 遊離回腸と尿路との吻合
5 ドレーン留置，閉創

手術手技

1 麻酔，体位，皮切

　全身麻酔下に仰臥位として手術を開始する。下部尿管のみの置換であれば臍上からの腹部正中切開や患側の弧半弓切開などでも手術可能な場合もあるが，置換が必要な尿管長が長い場合は，剣状突起から恥骨上までの正中切開または肋骨弓下から下腹部までの傍腹直筋切開が必要となることが多い（**図1**）。膀胱を開放して尿路再建することも多いため，外陰部も十分に消毒し術野からフォーリーカテーテルを留置する。

2 結腸の脱転，尿管の同定

　経腹膜アプローチとし，腸管の癒着がある場合はまずこれを外す。右側であれば上行～横行結腸を，左側であれば下行～S状結腸を内側に十分に脱転する（**図2**）。右側であれば肝結腸間膜を，左側であれば結腸横隔靱帯を必要に応じて切離する（**図2**）。尿管を同定し，まずは確保可能なところを血管テープなどで確保し，周囲との癒着や損傷のない，健常な尿管部位を同定する。尿管周囲にできるだけ組織を付け，血流を温存して尿管が虚血に陥らないように努める。下部尿管の損傷が膀胱近傍まで及んでいる場合には，遊離回腸を膀胱に直接吻合する。

Advanced Technique

尿管周囲に炎症が起きているため，癒着が強固で剥離困難な可能性が高いこと，解剖学的位置関係が変化してオリエンテーションがつかない可能性があることに注意する。損傷や癒着のない，正常な解剖学的構造が保たれているところをみつけ，そこから少しずつ慎重に剥離を進める必要がある。

図1 回腸による尿管置換術を行う際の皮膚切開ライン（左側の場合）
正中切開，傍腹直筋切開。必要に応じて破線のように切開線を延長する。

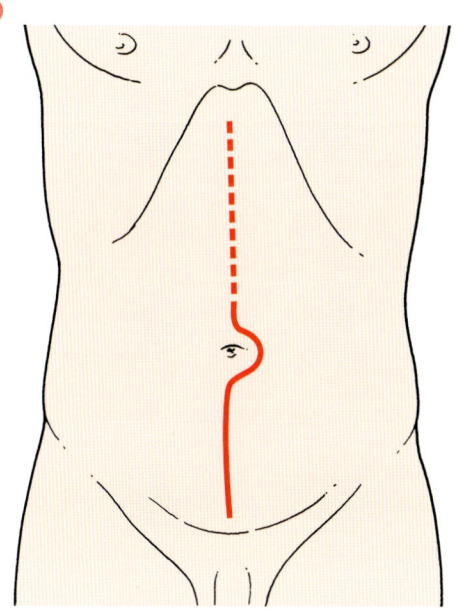
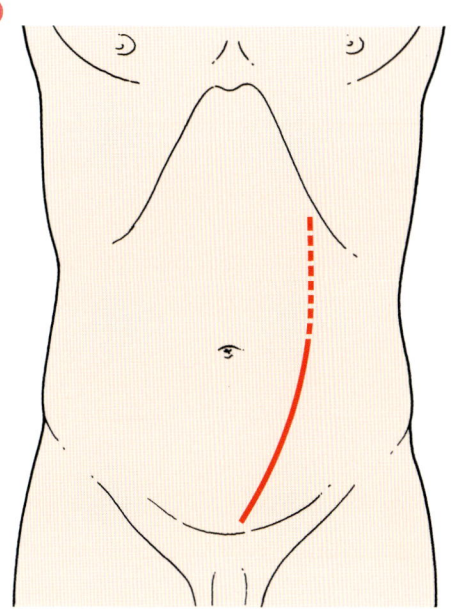

図2 回腸による尿管置換術を行う際の腹膜切開ライン

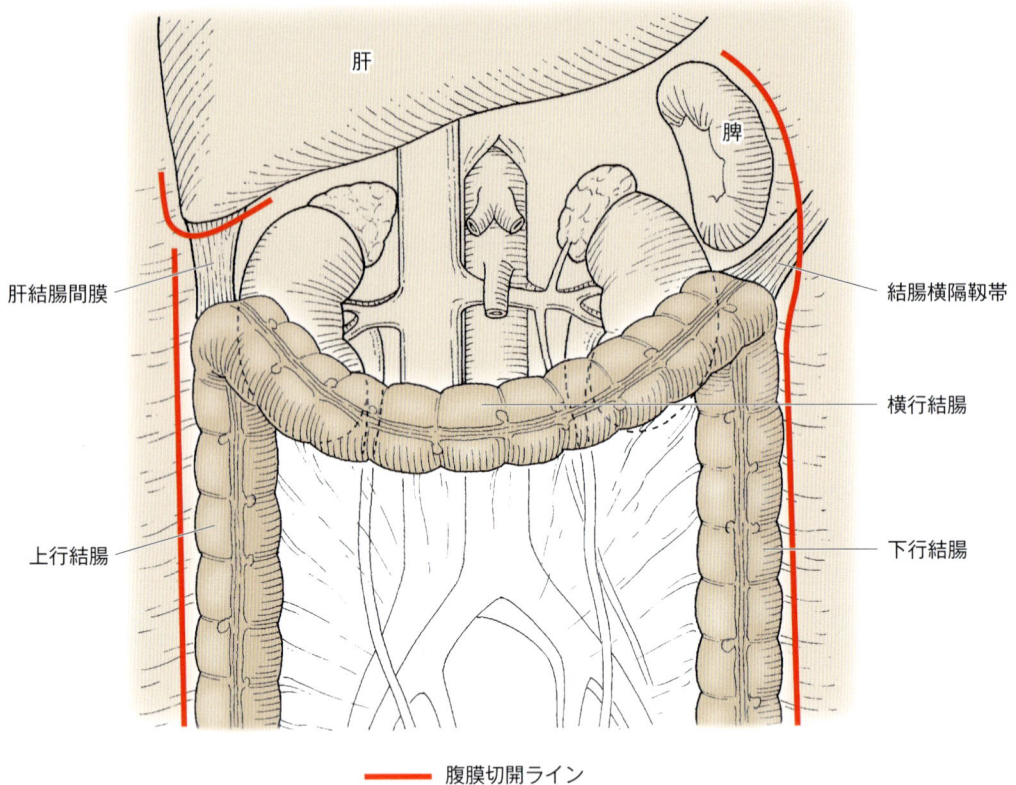

肝

脾

肝結腸間膜

結腸横隔靱帯

横行結腸

上行結腸

下行結腸

―― 腹膜切開ライン

3 遊離回腸の作成，回腸の機能的端々吻合

　尿管置換に利用する遊離回腸は，回腸末端から約15cm口側，あるいはさらに口側の回腸を選んで，置換が必要な長さに応じて作成する（図3）。腸間膜に裏側から光をあてるなどして血管の走行を観察し，遊離回腸の血流温存を十分に考慮して腸間膜を5〜15cm切開し，機能的端々吻合で再建を行う（「Ⅲ.自然排尿型尿路変向術」の項参照）。筆者らは自動吻合器を好んで用いており，術後の腸管瘻などの防止目的に断端のステープル部分を周囲の粘膜で埋没させるように縫合している。遊離回腸内を可及的に生理食塩水などで洗浄する。

4 遊離回腸と尿路との吻合

　腸管と尿管の蠕動方向が合うように遊離回腸の口側を腎盂側に，肛側を膀胱側に吻合する（順蠕動）。右側の場合，遊離回腸の腸間膜が捻れて虚血に陥ることのないように，腸間膜の切離を適宜追加する。左側の場合は，結腸の血流不全に注意して下行〜S状結腸の結腸間膜に小孔を開け，その小孔に遊離回腸を通して後腹膜側へと誘導する（図4）。
　尿路と遊離回腸との吻合をデザインした後，尿管を切断して吻合口を形成する（図5，6）。すでに水尿管となっていて口径が十分に太い場合はそのまま吻合してもよい（図5b）が，適宜尿管を斜めに切断したり十分にspatulateするなどして，尿管断端の口径を10〜15mmとする（図6a）。遊離回腸側の吻合口も10〜15mmの口径とする。遊離回腸内にシングル-J尿管カテーテルを挿入し，その先端を腎盂内へと誘導し，自然抜去防止のため4-0ラピッド

図3 遊離回腸の作成

遊離回腸の長さは必要に応じて15〜25cmとする。遊離回腸の血流温存に十分に配慮し腸間膜の切開は5〜15cmとする。

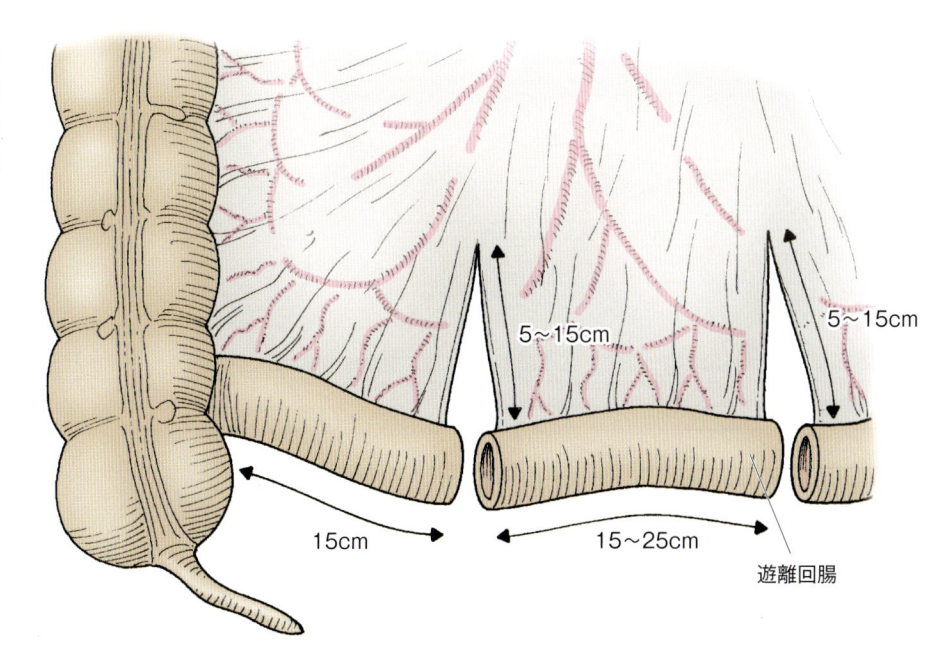

5〜15cm

5〜15cm

15cm

15〜25cm

遊離回腸

図4 遊離回腸の後腹膜腔への誘導（左側）

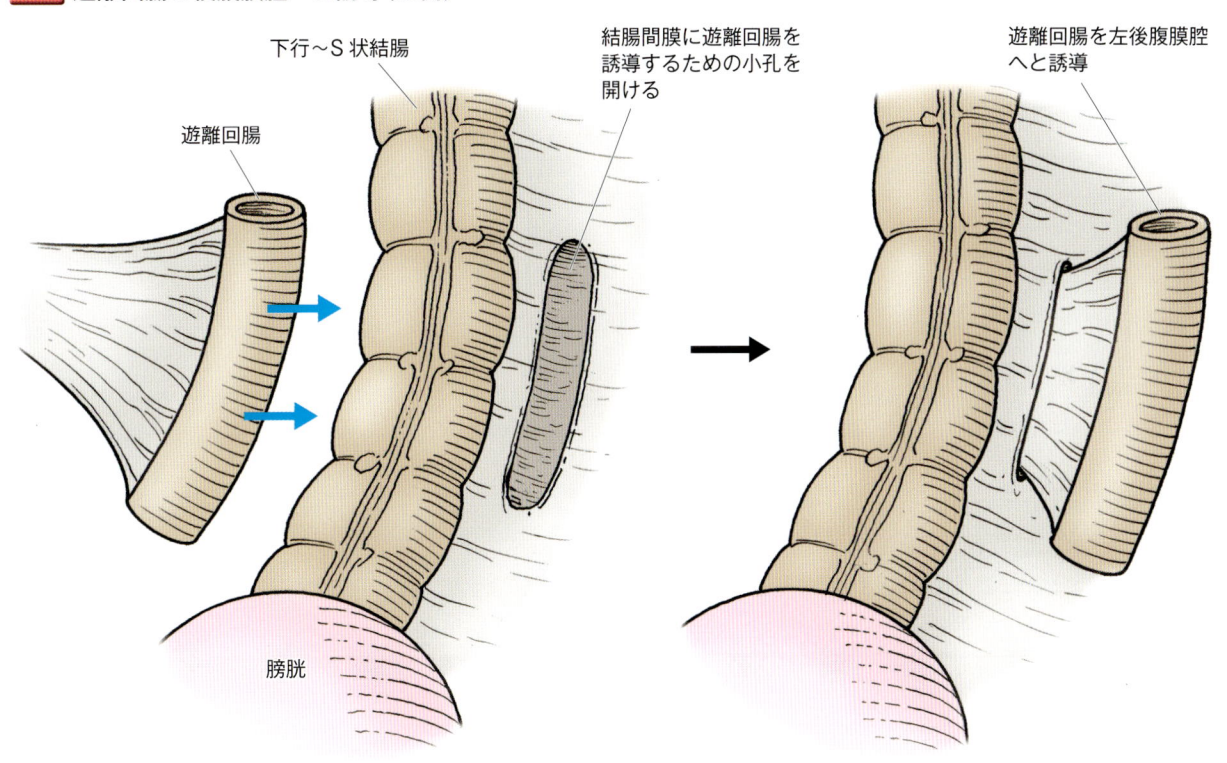

下行〜S状結腸

遊離回腸

結腸間膜に遊離回腸を誘導するための小孔を開ける

遊離回腸を左後腹膜腔へと誘導

膀胱

図5 腎盂（上部尿管）と遊離回腸口側との吻合（左側）

ⓐ腎盂と遊離回腸とを吻合する場合。
ⓑ水尿管と遊離回腸とを吻合する場合。

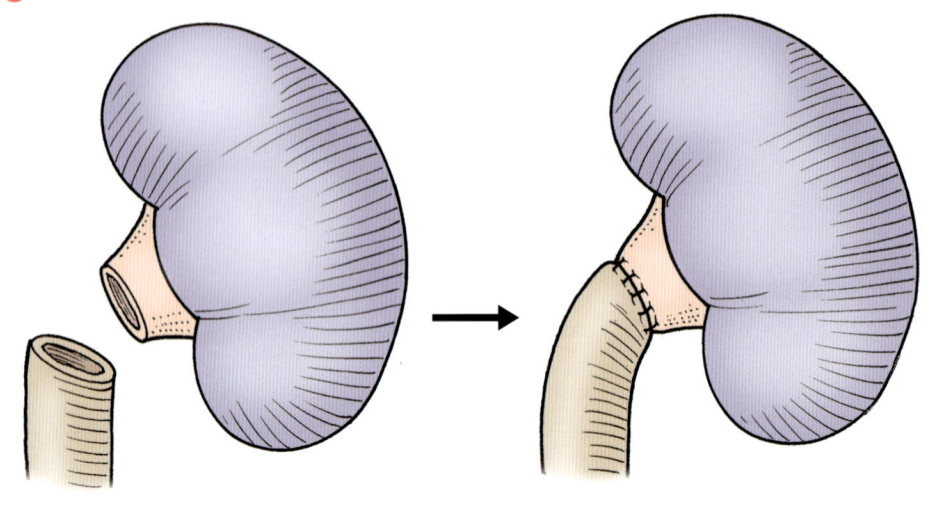

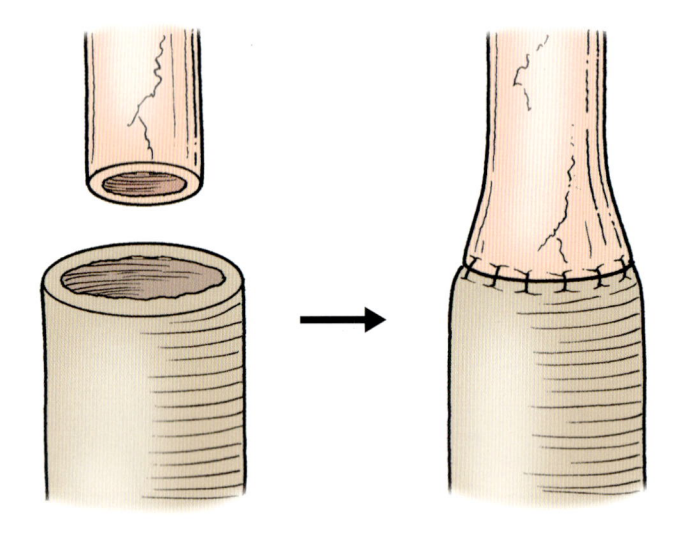

バイクリル®糸で尿管または遊離回腸と縫合固定しておく。4-0モノクリル®糸（吸収糸）を用いて，腎盂または腎盂側の尿管断端と遊離回腸の口側とを結節縫合で端々吻合する（**図5, 6**）。このとき尿管断端を，遊離回腸の腸間膜付着部反対側にNesbit法（Bricker法）で吻合してもよいが，その場合，遊離回腸断端から3〜5cm離れた血流のよい部位に吻合する（**図6a**）。

Advanced Technique

術後の吻合部狭窄を起こさないように，尿管と遊離回腸との吻合口は10〜15mmと大きめにする。吻合部の狭窄は最も避けるべき合併症なので，血流温存の観点から連続縫合より結節縫合のほうが望ましい。吻合部リークを懸念して密に縫合しすぎると，かえって虚血となり狭窄を起こすため，筆者らは縫合糸間距離を2mm程度おいている（**図6b**）。尿管にはできるかぎり周囲組織を十分に付けて血流の温存を心がける。

図6　上部尿管と遊離回腸口側との吻合
ⓐ Nesbit（Bricker法）での遊離回腸‐尿管吻合。
ⓑ 遊離回腸‐尿管吻合は結節縫合とし，縫合糸間は2mm程度としている。

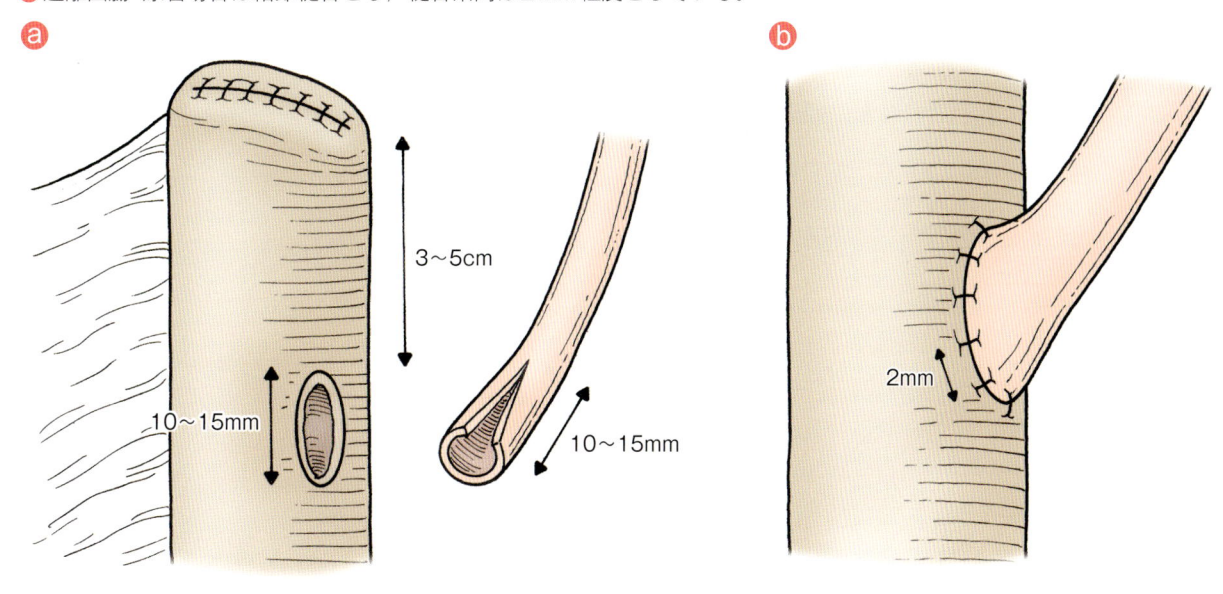

　遊離回腸の肛側と下部尿管とを吻合する場合も同様に行う。遊離回腸を直接膀胱に吻合する場合は，膀胱周囲の剥離を可及的に広めに行っておく。遊離回腸を膀胱に吻合する場合は，膀胱に200mL程度の生理食塩水を注入して拡張させた後，遊離回腸との吻合口をデザインする（**図7**）。多くは膀胱頂部付近の前壁でやや患側，となるはずである。直径約4cmの吻合口を作成するように膀胱漿膜・筋層・粘膜を切開し膀胱を開放する（**図7**）。ここから尿道内～外尿道口側にシングル‐J尿管ステントを誘導し，その脇からフォーリーカテーテルを挿入し，外尿道口の外側で尿管ステントとフォーリーカテーテルとを縫合，固定する。このときシングル‐J尿管ステントを，膀胱の吻合口から少し離れたところで膀胱壁，腹壁を貫いて体外に誘導してもよい。膀胱粘膜と遊離回腸肛側断端粘膜とを4-0モノクリル®糸で，膀胱筋層・漿膜と遊離回腸肛側断端漿膜とを3-0吸収糸で連続または結節縫合する。遊離回腸は腸腰筋に2～3針固定する。尿路と遊離回腸との吻合部は，内ヘルニア予防のため可及的に後腹膜化する（**図8**）。

5 ドレーン留置，閉創

　出血がないことを確認後，術野を十分に洗浄し，腎盂側，膀胱側の尿路‐遊離回腸吻合部付近にそれぞれドレーンを留置し閉創する。

術後管理

　回腸に再建術を施していることから，まれに麻痺性イレウスを発症することもあるため，腸管機能の回復の状況を観察しながら飲水・食事再開を検討する。
　腎瘻が造設されている場合は腎瘻造影で，造設されていない場合は手術時に留置したシングル‐J尿管ステントなどを用いて造影検査を行い，上部尿管（腎盂）‐遊離回腸吻合部，遊離回腸‐下部尿管（膀胱）吻合部のリークの有無を確認する。シングル‐J尿管ステントの場合，術後に，必要に応じてステント内の洗浄が可能で上部尿路造影を行いやすいというメリットがあるが，体外へと誘導されているため長期に留置しにくい。一方W‐J尿管ステ

ントは，長期留置は可能であるが，術後の上部尿路造影は困難で，後に膀胱鏡下での抜去が必要となる。どちらのステントを使用するかは，患者の状況や施設・術者の慣れで選択してよいと思われる。

図7 遊離回腸肛側と膀胱との吻合（左側）

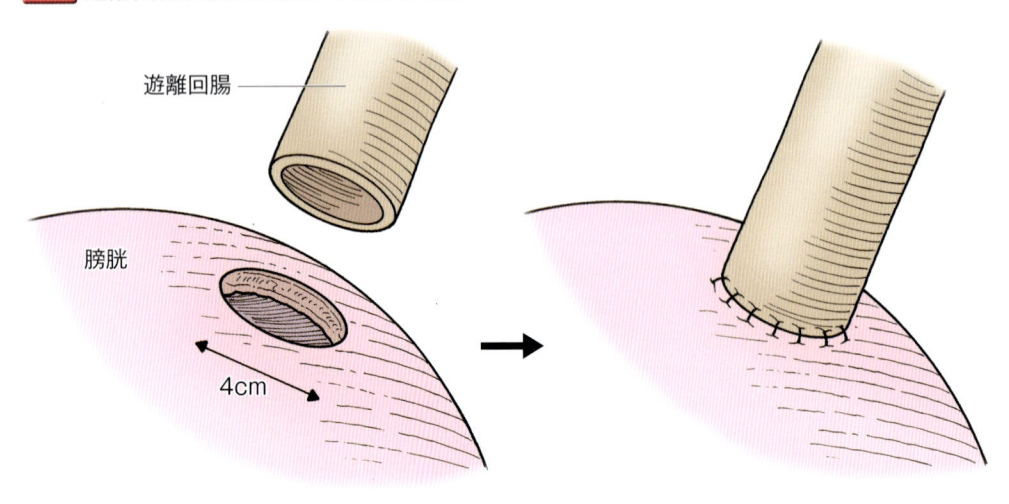

遊離回腸

膀胱

4cm

図8 回腸による尿管置換術の完成図（左側）

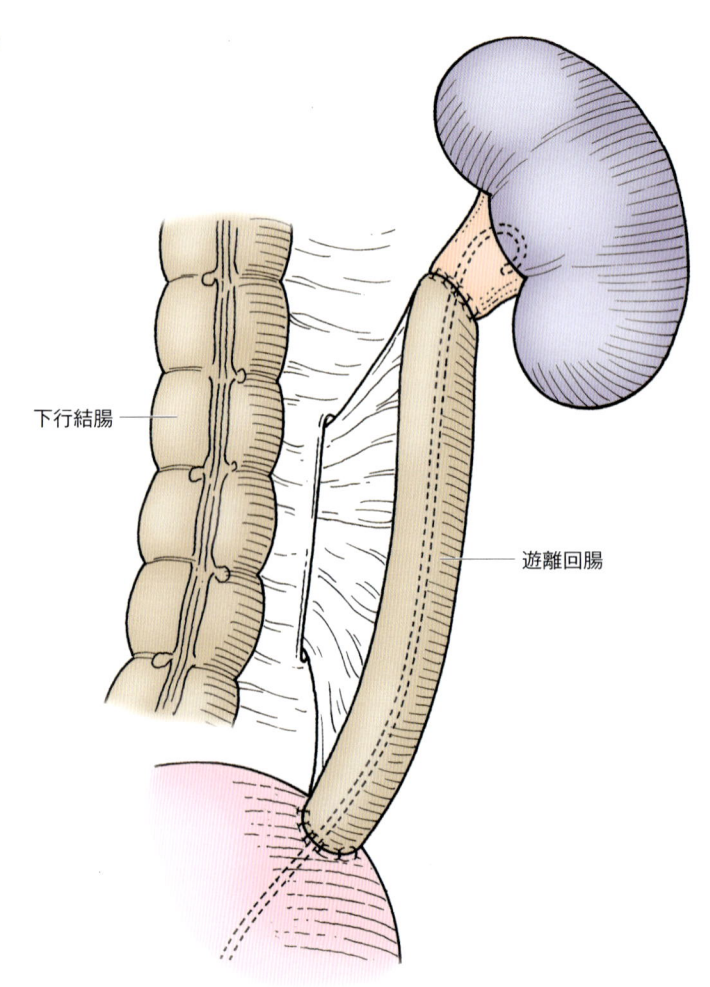

下行結腸

遊離回腸

図9 両側尿路に対する，回腸による尿管置換術の一例

文献5では両側尿管とも後腹膜側から結腸をのり越える形で遊離回腸に吻合されているが，状況によっては結腸間膜を貫通する形として吻合することも考慮してよい。

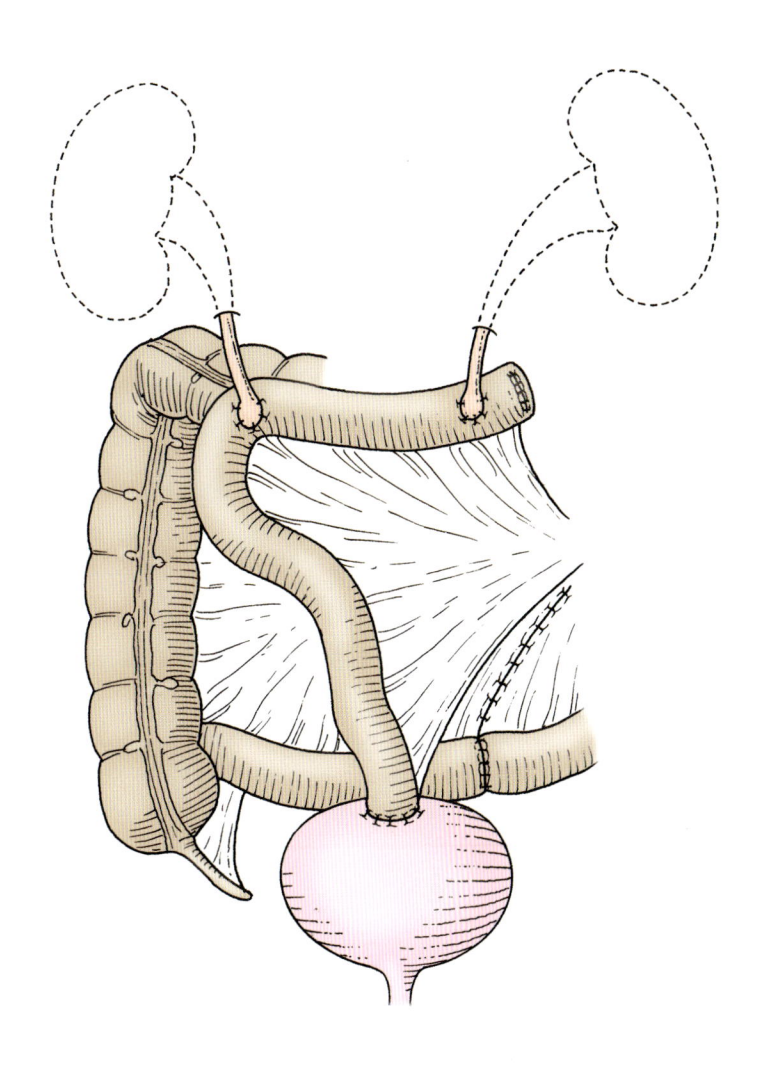

その他の内容

　近年，回腸による尿管置換術を腹腔鏡下手術やロボット支援手術で遂行し得たとする報告もある[2]が，2019年時点では一部のhigh volume centerに限られる。本手術施行後の腎機能の温存率は10年で70％程度[3]と報告されていることから，術後も採血や超音波検査などでの定期的，永続的なフォローアップは必須である。

　右側の手術で，上部尿管と遊離回腸との吻合を行う際に，尿管断端に逆流防止機構を作成している場合には逆蠕動（遊離回腸の肛側を腎盂側に，口側を膀胱側に吻合）としても，特に問題とならないとの主張もある[4]が，順蠕動と逆蠕動のどちらが適切かについての明確なエビデンスはない。筆者らは右側に対しても順蠕動となるように手術しており，その場合，尿管と遊離回腸との吻合は端々吻合やNesbit法（Bricker法）で行っており，Nipple valveの作成やLe Duc-Camey法で吻合する必要はないと考えている。

　回腸による尿管置換術を両側の尿路に適用する術式として，**図9**のような方法なども紹介されている[5]が，そのようなケースは非常にまれだと思われる。

文献

1) Banerji JS, George AJ: Total ureterectomy and ileal ureteric replacement for TCC ureter in a solitary kidney. Can Urol Assoc J 2014; 8: e938-40.
2) Ubrig B, Janusonis J, Paulics L, et al: Functional Outcome of Completely Intracorporeal Robotic Ileal Ureteric Replacement. Urology 2018; 114: 193-7.
3) Monn MF, Roth JD, Bihrle R, et al: Long term outcomes in the use of ileal ureter for radiation-induced ureteral strictures. Int Urol Nephrol 2018; 50: 1375-80.
4) 加藤晴朗著: イラストレイテッド泌尿器科手術　図脳で覚える術式とチェックポイント. 医学書院, 東京, 2007.
5) Kim A, Nam W, Song SH, et al: Use of the Ileum for Ureteral Stricture and Obstruction in Bilateral, Unilateral, and Single-kidney Cases. Urology 2018; 111: 203-7

尿管腎杯吻合術

弘前大学大学院医学研究科泌尿器科学講座教授　**大山　力**

　腎盂尿管移行部やその周囲の狭窄に対する再建法として，各種の腎盂形成術や回腸による尿管置換術など多くの術式が考案されている。しかし，腎門部の炎症や線維化が高度な場合など，腎盂に十分な余裕がない病態も存在する。また，外傷，多数回の腹部手術既往，炎症性腸疾患などで回腸の利用が困難な場合も存在する。このような場合には，尿管腎杯吻合術は有効な方法である。本術式を実施する機会はそれほど多くはないが，習得しておくと有益な方法である。

適応，禁忌

　本法が適応となる病態を下記に示した。
- 腎盂形成術不成功例（**図1**）
- 腎盂が狭小で吻合の余裕がない場合
- 近位尿管の狭窄部が長く，腎盂との吻合が困難な場合（**図1**）
- 腎盂周囲の高度な線維化
- 蹄腎による水腎症

　腎盂尿管吻合部に緊張がかかる場合には，無理をして吻合を強行すべきではない。吻合部の血流障害によって，狭窄やリークを生じやすい術式であることをよく認識して，慎重に適応を検討すべきである。

図1 初回腎盂形成術後の腎盂尿管吻合部狭窄（逆行性腎盂造影）

尿管腎盂吻合部の狭窄（矢印）を認め，腎盂も狭小である。近位尿管の狭窄部も長く，腎盂との吻合が困難である。尿管腎杯吻合の適応である。

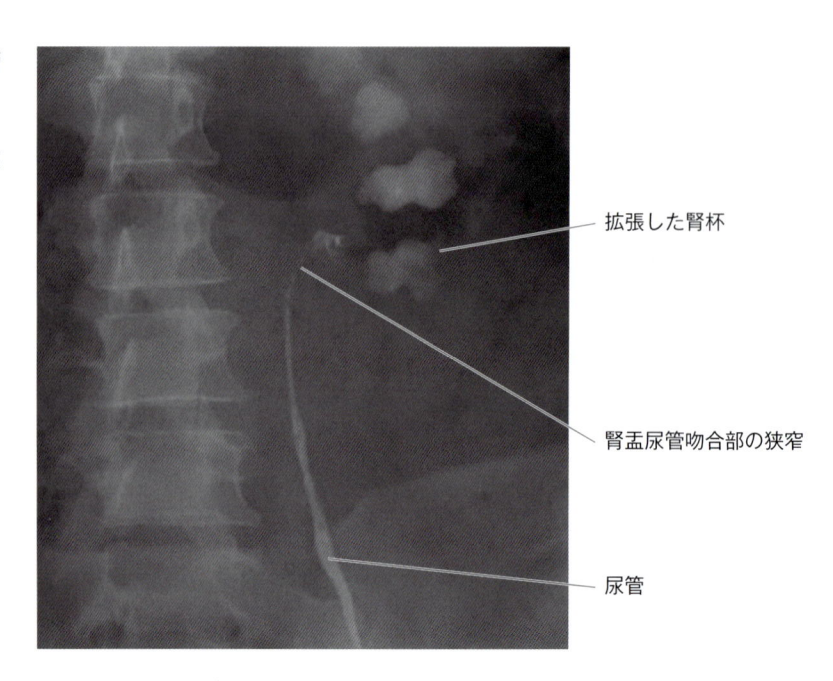

拡張した腎杯

腎盂尿管吻合部の狭窄

尿管

CT，MRI，逆行性腎盂造影，腎瘻造影などで腎盂の形状，尿管の走行，尿管内腔の状態，欠損部の長さ，腎実質の形態や厚さなどを十分に把握しておく。また，腎シンチグラフィーで分腎機能を評価し，尿管の通過障害の評価が不十分な場合には腎動態シンチグラフィーで検討しておく。

手術のアウトライン

1. 麻酔
2. 体位
3. 皮膚切開
4. 後腹膜腔への到達
5. 尿管の同定と剥離
6. 尿管吻合部の処理
7. 腎周囲の剥離
8. 下腎杯の処理
9. 尿管・腎杯吻合
10. ドレーン留置
11. 閉創

手術手技

1 麻酔

全身麻酔下で行う。腰部横切開は術後の疼痛を伴うので硬膜外麻酔を併用する。

2 体位

側臥位で側腹部の切開部を軽く広げるように，手術台を折り曲げて体位をとる。上肢，下肢の固定にも十分留意し，神経麻痺や褥瘡を形成しないように配慮しながら体位をとる。

3 皮膚切開

腎摘出術などで行われている腰部斜切開で手術を行うのが一般的である。われわれは，脊柱起立筋外縁から12肋骨下縁を通る横切開を用いている（**図2**）。

4 後腹膜腔への到達

外腹斜筋，内腹斜筋を切開し腹横筋に至る。腰肋三角部で腹横筋にアプローチすると後腎傍腔に入りやすい。この部分では，腹横筋は筋膜様を呈し，白い横方向の線維性の膜構造となっている。まずこの部分で後腎傍腔に至り，指で腹膜を腹壁から剥離して十分なスペースを確保してから，腹部に向かって腹壁の筋層を切開すると円滑に術野が確保できる。

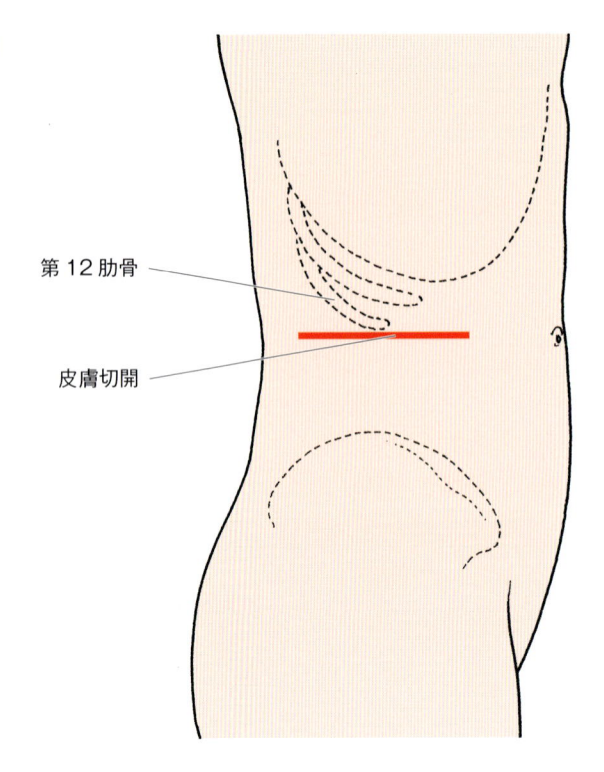

図2 皮膚切開

第12肋骨

皮膚切開

5 尿管の同定と剥離

　腹腔鏡のアプローチと同様にflank padを取り除き，外側円錐筋膜を切開して後腹膜腔に到達する。後腹膜腔へ到達したら，まず尿管を同定して周囲から剥離する。この際，腸腰筋を同定してからその腹側で尿管を探すと同定しやすい。また，尿管カテーテルを挿入しておくと同定しやすい。尿管の剥離に際しては，周囲の血管系を損なうことのないように尿管周囲組織を十分に付けるように留意する（**図3**）。

6 尿管吻合部の処理

　尿管を十分に剥離した後，尿管壁の外側にスリットを入れ，spatulateしておく（**図4**）。

7 腎周囲の剥離

　尿管と吻合するのは下腎杯であるが，腎周囲は全体にわたって十分に剥離しておく。尿管の長さが十分に確保できない場合も多く，腎の可動性を確保することによって，吻合部に緊張を与えることなく余裕をもって吻合を完遂するためである。

8 下腎杯の処理

　尿管と腎杯の吻合が緊張なく実施できる部位を選択し，腎表面から腎杯に至る穴を開ける（**図4**）。この際，腎実質に切開を入れるのではなく，吻合部の腎杯を露出するために，腎下極の腎実質を切除するイメージで行う。吻合するための腎杯を広く確保しないと，術後の狭窄を生じやすいので注意を要する。

　吻合部の腎杯を開放したら，腎表面から尿路上皮まで糸針をかけて仮縫いしておくと，尿管との吻合がしやすくなる（**図5**）。腎瘻が留置されている場合には腎表面の腎瘻の穴

138

図3 尿管の同定

尿管を同定し，狭窄部を明らかにする。

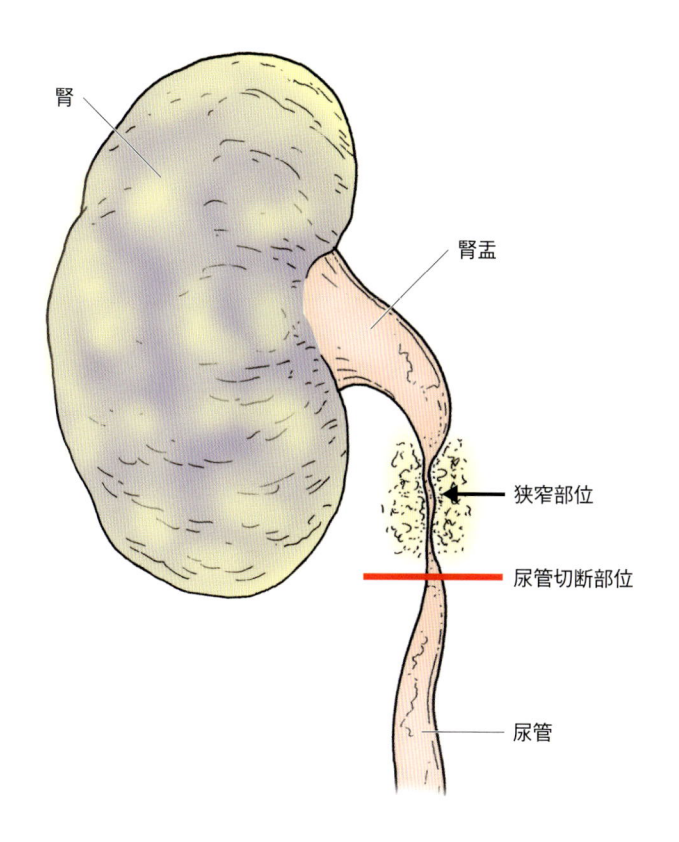

腎

腎盂

狭窄部位

尿管切断部位

尿管

図4 腎切除ラインの決定

尿管外側にスリットを入れ，spatulate
しておく。腎を全周にわたって剥離し，
十分な可動性を確保した後に，腎下極の
尿管吻合部の切除ラインを決定する。

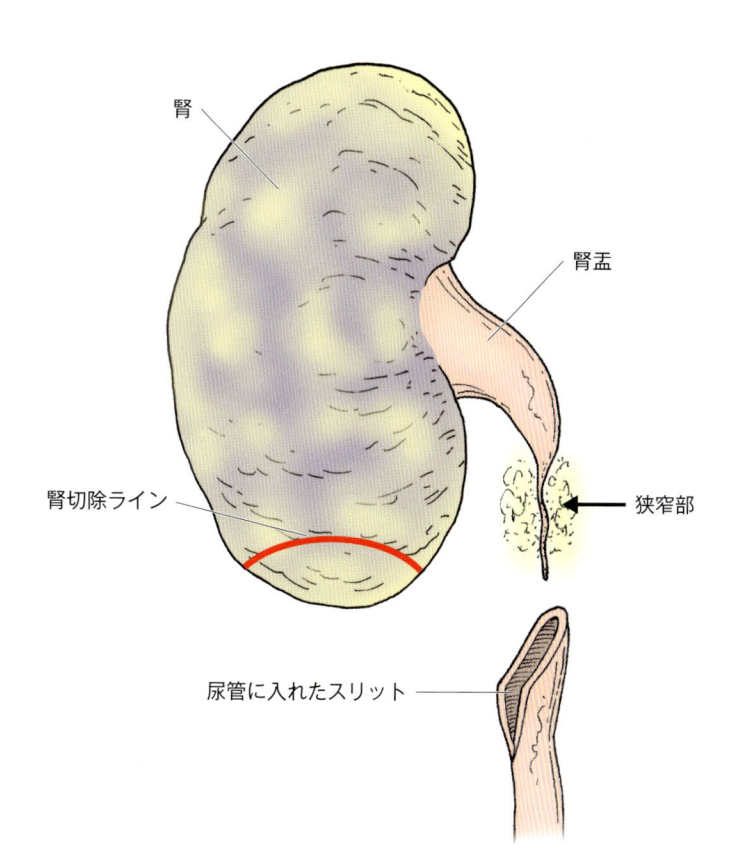

腎

腎盂

狭窄部

腎切除ライン

尿管に入れたスリット

を利用して曲り鉗子を挿入し，適切な腎杯を探り当てる。一時的に腎盂を解放できる場合
には，腎盂から曲がり鉗子を挿入して適切な腎杯を同定する。上記の方法が利用できない
場合には，術中超音波検査が有用である。

図5 腎下極の切除と尿管吻合への準備

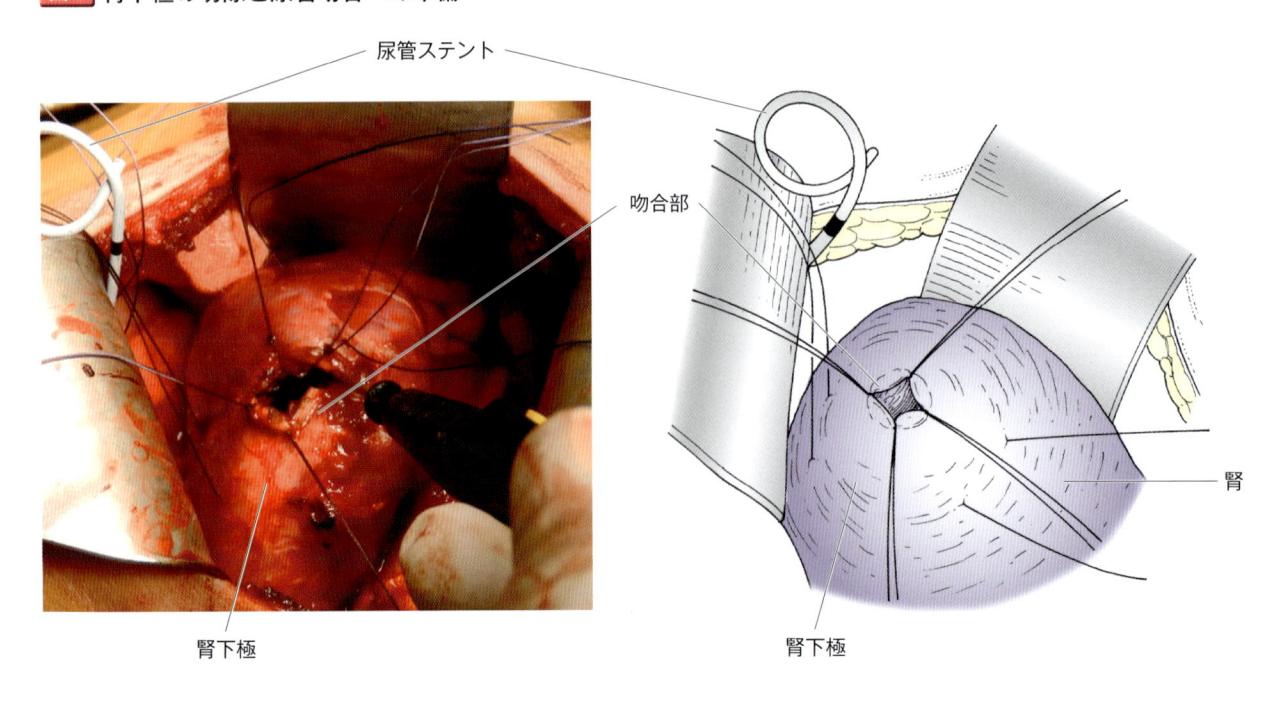

尿管ステント

吻合部

腎

腎下極

腎下極

9 尿管・腎杯吻合

　尿管から腎杯を経由して腎盂に至るステントを留置しておく。まず，尿管スリットの部分と腎杯に4-0吸収糸を掛け，反対方向にも同様の糸針を掛けておく（**図6**）。まず，この2針を結んだ後，ほかの部分の吻合を計8針ほどで行う（**図7**）。

10 ドレーン留置

　後腹膜腔にドレーンを留置する。

11 閉創

　手術台の角度を平坦に戻してから閉創を行う。筋層縫合は多くの場合1層で十分であるが，男性で筋肉が発達している場合には，腹横筋と内腹斜筋を1層，外腹斜筋を別に1層で縫合する。

術後管理

　小児の場合は術中にダブルJステントを留置し，6〜8週間後に再入院してステントを抜去している。腎瘻がすでに留置されている症例もあり，このような場合には腎瘻を抜去せず，術後管理にも利用する。術時にダブルJステントを留置し，2週間後に腎瘻造影で狭窄やリークがないことを確認してから腎瘻を抜去し，退院する。6〜8週間後に外来でダブルJステントを抜去する（**図8**）。

　また，成人の場合，術後の管理はシングルJステントで行うこともある。2週間後にステント造影をして異常のないことを確認（**図9**）した後，ダブルJステントに交換してから退院させる。6〜8週間後に外来でダブルJステントを抜去する。

図6 尿管と腎杯の吻合（1）

腎盂と尿管内にステントを誘導する。尿管にスリットを入れた
部分およびその対側に針糸をかけて吻合していく。

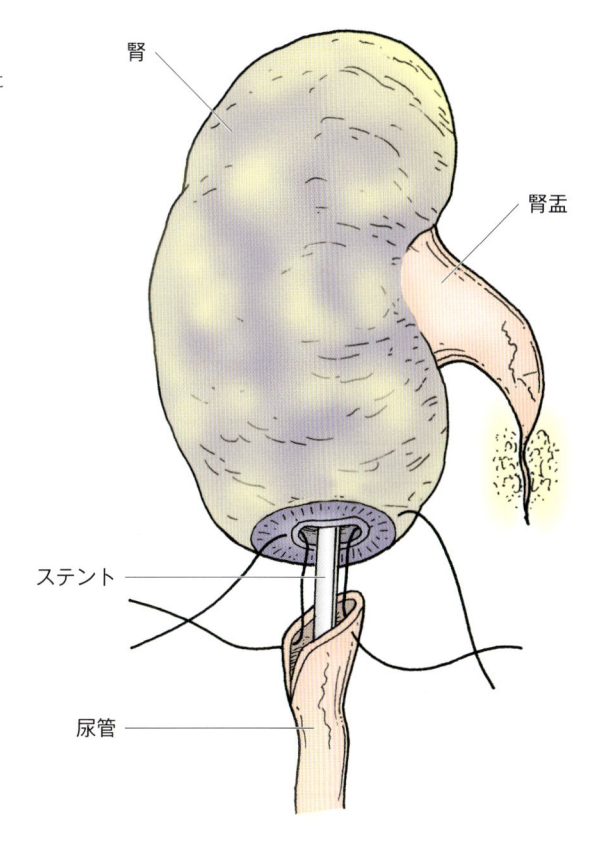

腎

腎盂

ステント

尿管

図7 尿管と腎杯の吻合（2）

8針程度の結節縫合で尿管腎杯吻合を行う。

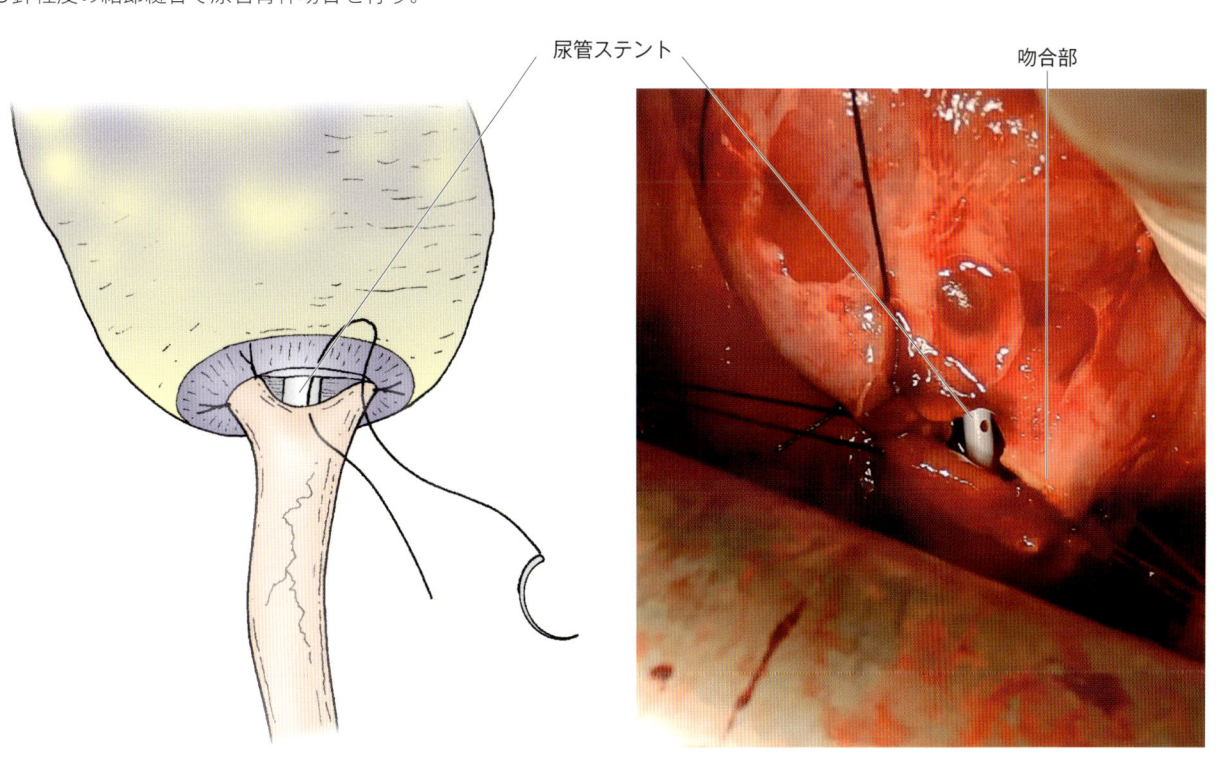

尿管ステント

吻合部

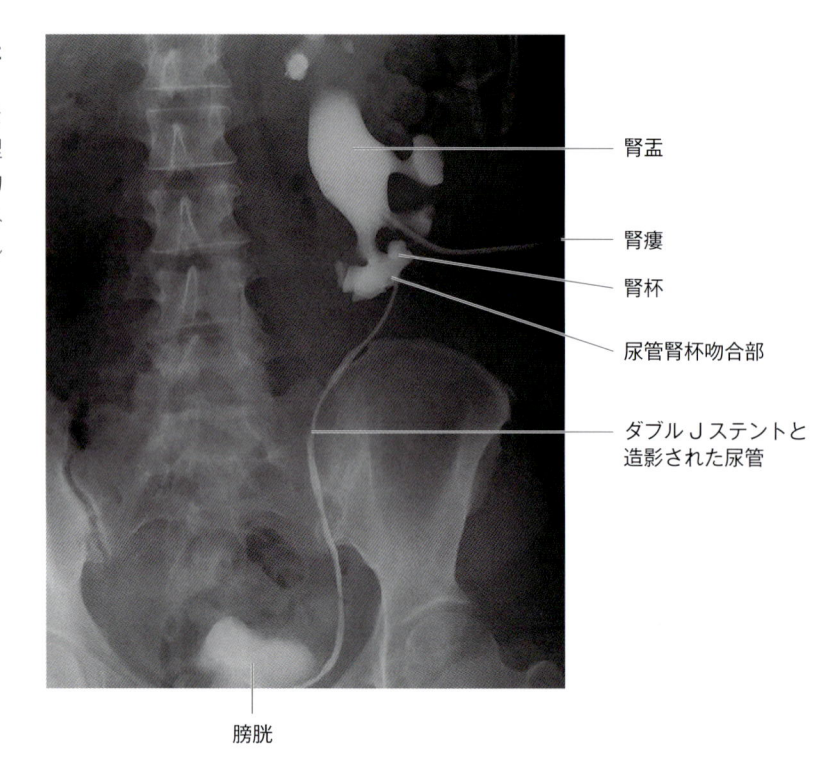

図8 術前に腎瘻が造設されていた症例

尿管腎杯吻合し，ダブルJステントを留置した。腎瘻は抜去せずに術後管理に利用した。2週間後，腎瘻造影で吻合部のリークがないことを確認し，外来経過観察とした。術後6週でダブルJステントを抜去した。

腎盂

腎瘻

腎杯

尿管腎杯吻合部

ダブルJステントと造影された尿管

膀胱

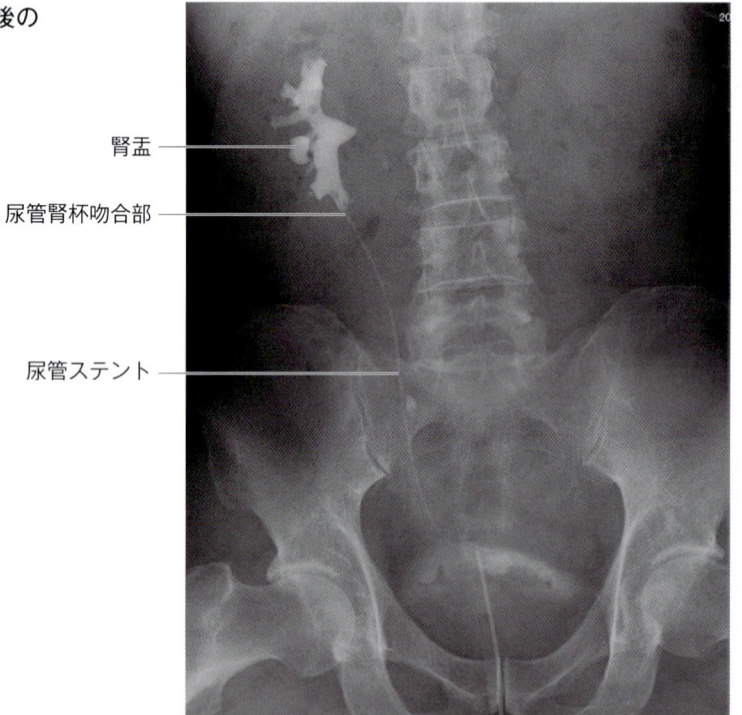

図9 尿管腎杯吻合術後のステント造影

腎盂

尿管腎杯吻合部

尿管ステント

　術後の腎瘻やステントの管理は狭窄の程度，狭窄の長さ，狭窄の原因など患者背景によって異なるので，各々の症例ごとに慎重に検討することが重要である。ステント抜去後は一過性の狭窄をきたす場合があるので，頻回に超音波検査を行ってモニタリングする。

文献

1) Srivastava D, Sureka SK, et al: Ureterocalicostomy for Reconstruction of Complicated Ureteropelvic Junction Obstruction in Adults: Long-Term Outcome and Factors Predicting Failure in a Contemporary Cohort. J Urol 2017: 1374-8.

VII

膀胱拡大術

回腸利用膀胱拡大術

北海道大学大学院医学研究院腎泌尿器外科学教室准教授　**守屋仁彦**

適応，禁忌

　保存的治療に抵抗性の排尿筋過反射や，低コンプライアンス膀胱に伴う上部尿路障害，および難治性尿失禁が回腸利用膀胱拡大術の適応となる。同時に施行されうる術式として，膀胱尿管逆流 (vesicoureteral reflux；VUR) に対する逆流防止術，内因性尿道括約筋機能不全に対する膀胱頸部再建術や尿道スリング術，人工尿道括約筋埋め込み術などの尿禁制保持手術，尿道からの導尿が困難な症例では導尿路作成術，そして排便管理のための順行性禁制浣腸 (antegrade continence enema；ACE) ストーマ作成などがある。

　膀胱拡大術に用いられる腸管としては，回腸が最も頻度が高いものの胃・回結腸などが用いられることもある。胃は伸展性がよいことに加えて，粘膜下トンネルの作成が容易なことが利点として挙げられるが，その反面，胃酸産生に伴うhematuria-dysuria syndromeや悪性腫瘍の発生の頻度が回腸より高い。S状結腸は伸展性がよく解剖学的に膀胱に近いことから，回腸に次いで第2選択とされることが多い。回腸に比べて粘液産生が多いことや，悪性腫瘍発生・尿路感染の頻度が高いことが報告されている[1]。

　VURを有する場合の逆流防止術の適応は議論のあるところである[2]。中等度以下のVURでは，膀胱拡大術単独で低圧環境をつくることにより消失が期待できるものの，尿管拡張を伴うような高度なVURや，低圧で蓄尿早期から出現するVURなどでは，逆流防止術を考慮する。自己膀胱への尿管の吻合が困難な場合には，拡大膀胱への吻合を行う。

Advanced Technique

拡大膀胱への逆流防止術は，Hemi-Kock法[3]やserous lined extramural valve[4]などのnipple valveを作成する方法があり，これらの方法を用いるには，単なる膀胱拡大より複雑になるので術前の検討が必要である。

　膀胱拡大術後はほとんどの症例で間欠導尿が必要となる。導尿不全は拡大膀胱破裂などの合併症の原因となるため，本人あるいは保護者による導尿に対する理解や手技の確立が必要となる。

　回腸の器質的疾患を有する症例では，本術式は適応とならない。脳室-腹腔シャントは手術時の感染に注意が必要であるものの，必ずしも禁忌にはならない。腹部手術既往に関しては，腸管利用の可否につき十分な検討が必要である。また，高度の腎機能障害を呈する症例では，腸管からの電解質の再吸収によりアシドーシスを助長し，腎機能のさらなる悪化を引き起こすため，禁忌となる。

術前検査，術前準備

　腎機能障害の有無を確認するとともに手術に向けて尿培養を提出しておく。術前検査としての膀胱内圧測定とともに尿道の機能を評価する。最大尿道閉鎖圧や腹圧時尿漏出圧の低い症例では，術後の尿失禁予防のために尿道抵抗を高める手技が必要となる。また間欠導尿を行ううえで尿道からのアクセスが可能なことを確認する。不可能な場合には腹壁からの導尿路の作成が必要となる。回腸を利用するに当たり，術前の腸管プレパレーションは不要である。

手術のアウトライン

1. 麻酔，体位
2. 膀胱の剥離
3. 回腸の遊離と回腸-回腸吻合
4. 回腸の脱管腔化と
   回腸プレートの形成
5. 膀胱切開と回腸プレートの
   膀胱への吻合・導尿路作成
6. 後腹膜化および閉創

手術手技

1 麻酔，体位

　全身麻酔で行う。骨盤内へのアクセスが容易なように，やや骨盤高位とした仰臥位とし，清潔野より尿道留置カテーテルを挿入する（**図1**）。

2 膀胱の剥離

　恥骨上から臍部までの下腹部正中切開を置き，腹腔内へ到達する（**図2**）。下腹部横切開でも可能であるが，視野は正中切開よりは不良であり，脊椎の変形がある場合には困難なこともある。腹腔内を観察し，腸管の癒着や回腸が小骨盤腔まで下降可能かどうかを確認する。脳室-腹腔シャントのある場合には，上腹部へ移動させ術野に出てこないようにする，シャント先端を袋に入れる，などの方法が報告されている。脳室-腹腔シャントの挿入に伴い，腹腔内の癒着が認められる場合がある。膀胱拡大に用いる回腸に癒着が認められる場合には丁寧に剥離を行う。膀胱を広く切開するため，腹膜を膀胱から十分に剥離する（**図3**）。

図1 体位

仰臥位にて行う。ベッドを折るか腰部に枕（※）を入れて骨盤高位とすることで，骨盤内への
アクセスがしやすくなる。

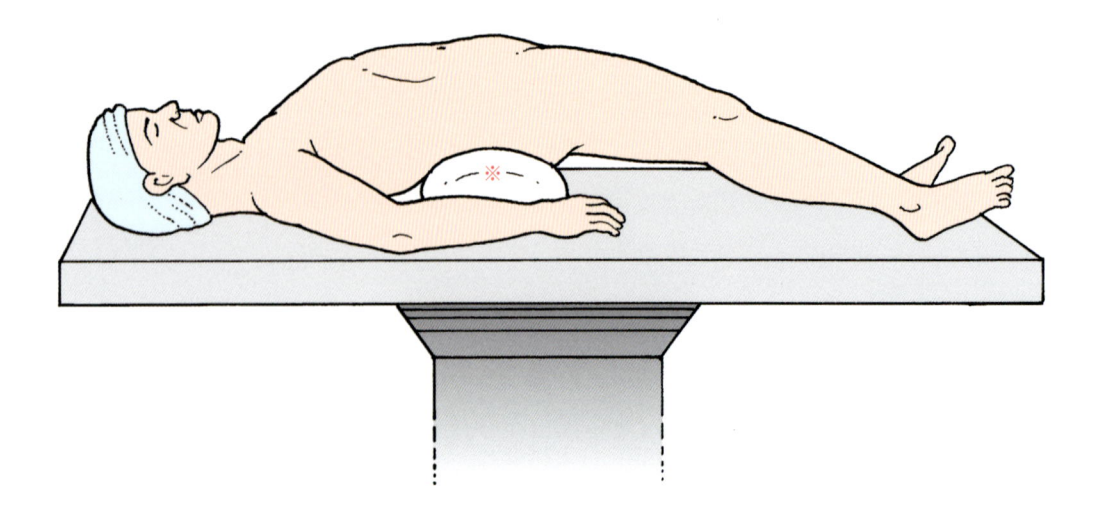

図2 皮切

恥骨上から臍部までの下腹部正中切開で行う。
下腹部横切開でも可能であるが，視野は正中切
開よりは不良である。

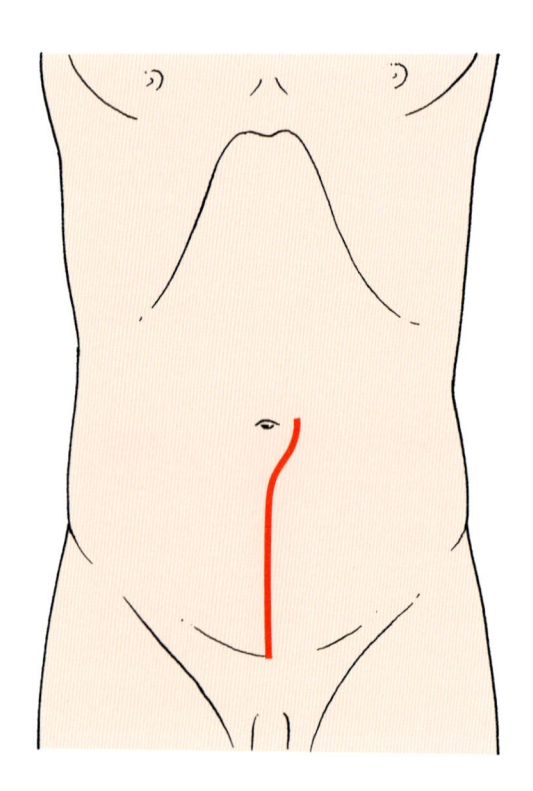

146

図3 膀胱の剥離

膀胱を広く切開するため，腹膜を
膀胱から十分に剥離する。

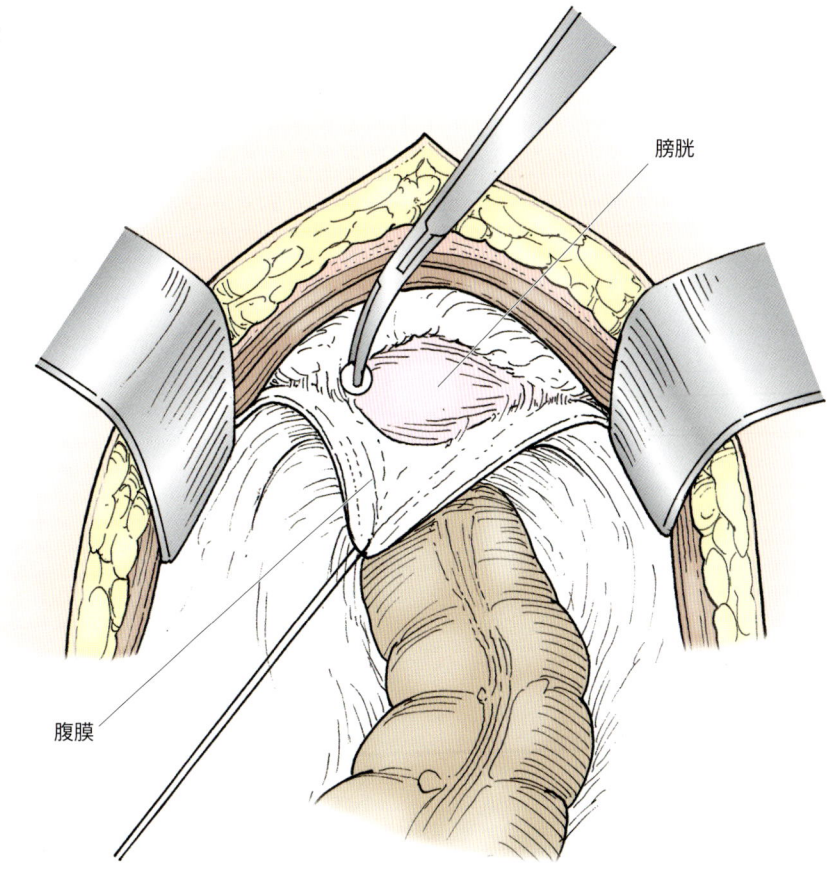

膀胱

腹膜

3　回腸の遊離と回腸-回腸吻合

　回腸は回盲部から最低20cmは温存し，その口側から採取する（**図4a**）。遊離した回腸は，原則U字型に回腸プレートを作成して膀胱拡大術に用いられるが，膀胱がきわめて小さい場合にはS字型あるいはW字型に形成される。U字型・S字型に形成する場合には一片の長さが15cm程度となるように，W字型の場合には12cm程度となるように回腸漿膜に3-0絹糸でマーキングをする。支配血管に配慮して腸間膜の切開線を決定し，腸間膜血管を結紮あるいはシーリングシステムで処理する。腸間膜の処理後，腸鉗子で回腸をはさみ，GIA™を用いて切断し，膀胱拡大に用いる回腸を遊離する。腸間膜血管は，回腸切断時にGIA™で一塊にして切断してもよい。

　糞路再建である回腸-回腸吻合は，遊離回腸の前面で行う。手縫いによる吻合でもよいが，自動吻合器を用いた機能的端々吻合により吻合時間の短縮となる。また，腸間膜の切開縁同士を4-0吸収糸で縫合する。その際に腸間膜血管の損傷に留意し，広くかけないよう注意する（**図4b**）。

4　回腸の脱管腔化と回腸プレートの形成

　遊離回腸の両側のstapleを切断し，生理食塩水あるいは10％希釈イソジン®生理食塩水を口側から肛門側へ注入し，遊離腸管内をよく洗浄する。シリンジあるいは長ピンセットを腸管内に挿入し，腸管を腸間膜側に軽く牽引しながら腸間膜と反対側で，腸管を電気メ

図4 回腸の遊離と回腸 - 回腸吻合

ⓐ回腸終末部はビタミンB12の吸収に重要な部位であるため，回腸は回盲部から最低20cmは温存し，その口側を用いる。

ⓑ回腸 - 回腸吻合は遊離回腸の前面で行う。手縫いによる吻合でもよいが，自動吻合器を用いた機能的端々吻合により，吻合時間の短縮となる。また，腸間膜の切開縁同士を4-0吸収糸で縫合する。その際に腸間膜血管の損傷に留意し，広くかけないよう注意する。

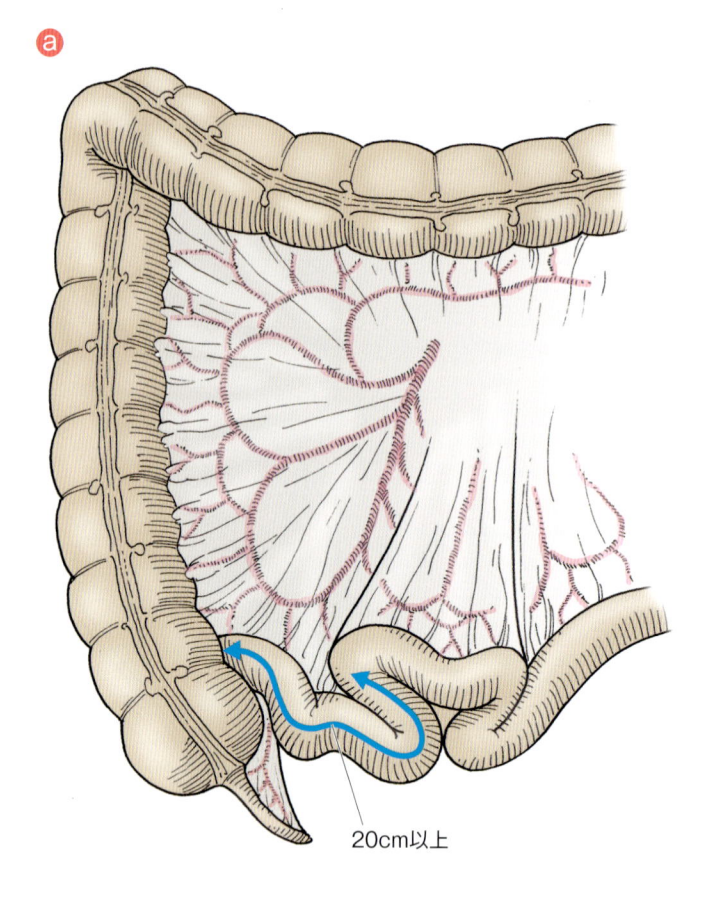

ⓐ

20cm以上

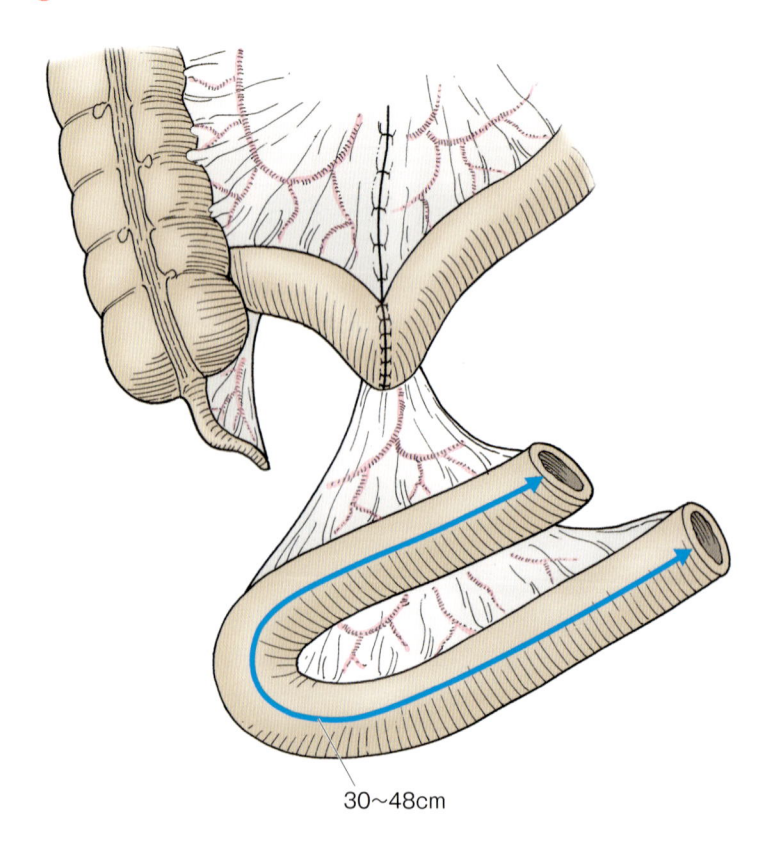

ⓑ

30〜48cm

図5 回腸の脱管腔化

シリンジあるいは長ピンセットを腸管内に挿入し，腸管を腸間膜側に軽く牽引しながら，腸間膜と反対側で腸管を電気メスで切開し脱管腔化する。

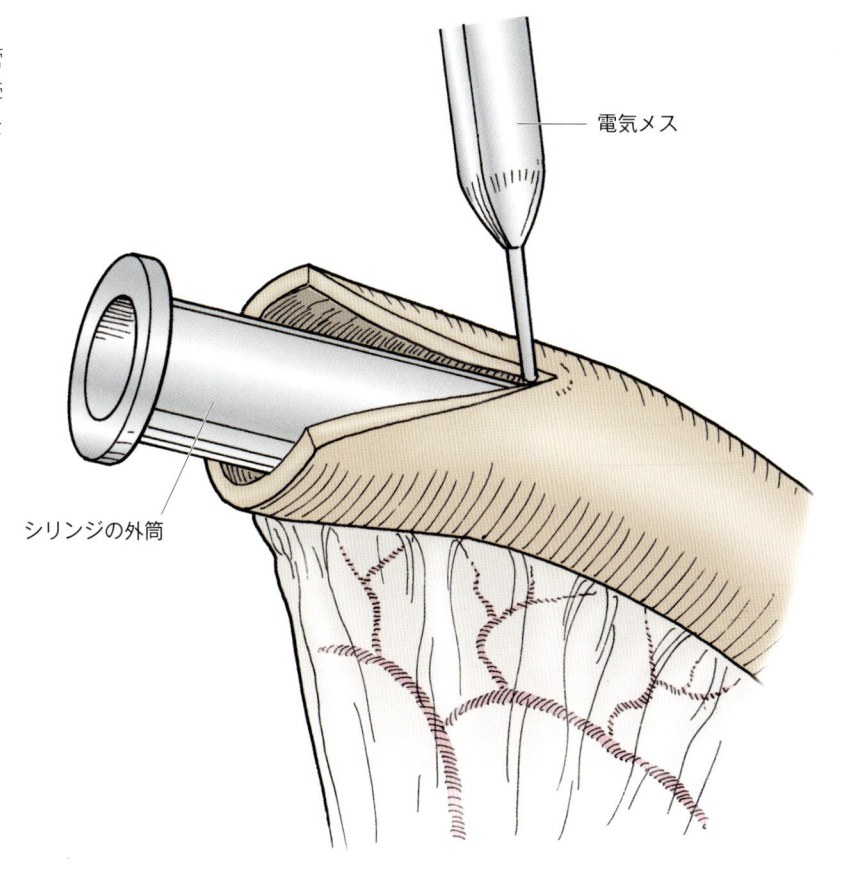

電気メス

シリンジの外筒

スで切開し脱管腔化する（図5）。回腸をU字型（あるいはS字型／W字型）になるように支持糸を置き，切開縁を3-0吸収糸を用いて縫合し，回腸プレートを作成する。一層連続縫合でinterlockingを行い，5～6針ごとに結節縫合を追加する（図6）。連続縫合は，直針を用いると時間短縮が可能である。

5 膀胱切開と回腸プレートの膀胱への吻合・導尿路作成

　膀胱に生理食塩水を注入し，膀胱を軽く緊満させた状態で膀胱の切開線を決定する。膀胱の切開は縦切開あるいは横切開でもよいが，十分に広く行う。切開が不十分だと腸管と膀胱の吻合口が狭くなり，砂時計様の形態となるため，低圧で高容量の膀胱をつくるという目的を達し得ない。縦切開の場合には，前壁側は膀胱頸部近くまで，後壁側は三角部近くまでとし，横切開の場合には，膀胱頂部から両側の尿管口にかけて開放する。尿管口が近くなる場合には，尿管カテーテルを挿入しておくと安全に施行できる。膀胱容積がきわめて小さい場合には，縦切開と横切開を組み合わせることで吻合口を可及的に拡大させる（図7）。

　膀胱への逆流防止術を行う際にはこの段階で施行する。また，Mitrofanoff法やYang-Montie法による導尿路の作成が必要な場合にも，この時点で膀胱側の吻合を行う。膀胱と回腸プレートの吻合は，3-0吸収糸を用いて一層連続縫合で行う。縫合は，最も深いところ（膀胱が横切開なら左右縁，縦切開なら背側縁）の背側面から行うとやりやすい。膀胱と比較して腸管のほうが伸展性がよいため，両者を等間隔で縫合すると腸管側の組織が余剰となり，腸管腸管吻合を要する。

図6 回腸プレートの作成

通常回腸プレートはＵ字型（ⓐ）に作成するが，膀胱がきわめて小さい場合にはＳ字型（ⓑ）あるいはＷ字型（ⓒ）に形成される。

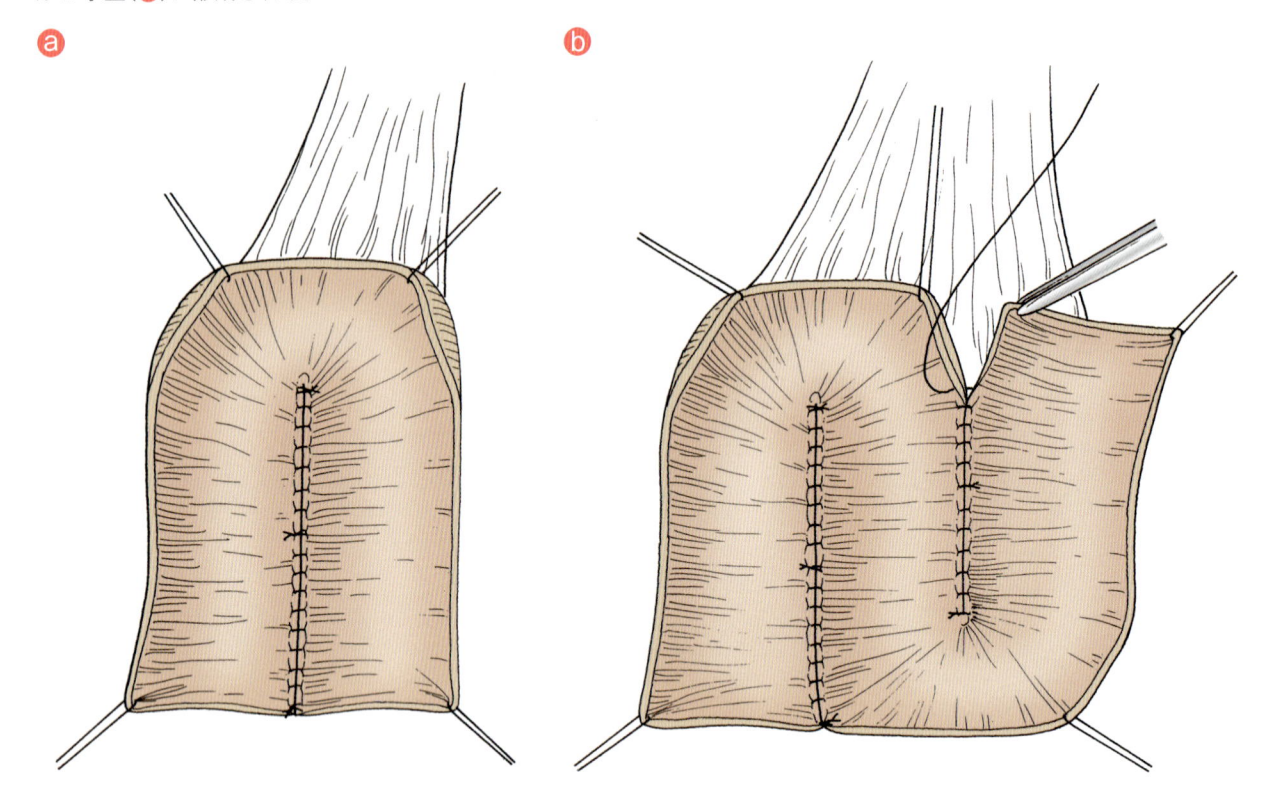

ⓐ　ⓑ

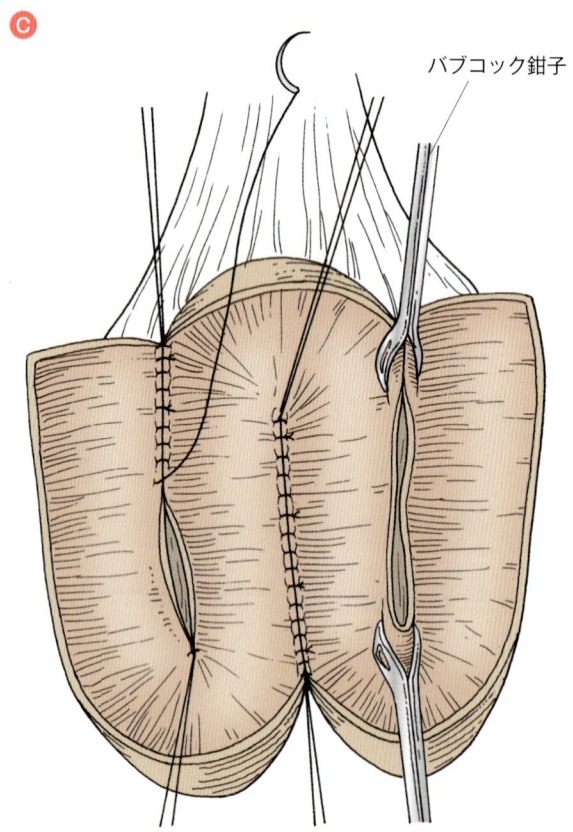

ⓒ

バブコック鉗子

図7 膀胱切開

膀胱の切開は縦切開（青線）あるいは横切開（赤線）でもよいが，十分に広く行う。縦切開の場合には，前壁側は膀胱頸部近くまで，後壁側は三角部近くまでとし，横切開の場合には膀胱頂部から両側の尿管口にかけて開放する。尿管口が近くなる場合には，尿管カテーテルを挿入しておくと安全に施行できる。膀胱容積がきわめて小さい場合には，縦切開と横切開を組み合わせることで吻合口を可及的に拡大させる。

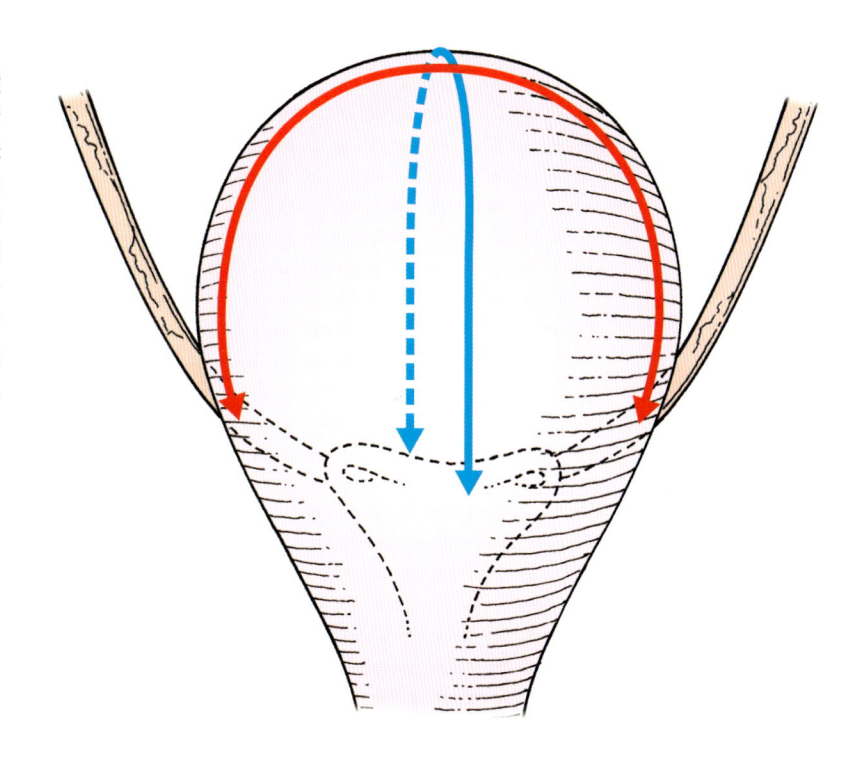

Advanced Technique

肥厚した膀胱壁に拡張尿管の逆流防止術を行うことは，比較的難易度の高い操作である。尿管の愛護的操作とともに粘膜下トンネルの作成を丁寧に行う。

　回腸プレートと膀胱吻合が終了する前に，16〜18Frのリムーバブル腎盂バルーンを用いて，自己膀胱あるいは拡大膀胱壁を通して膀胱瘻を造設する。カテーテルはラピッドバイクリル®を用いて膀胱壁に固定する。尿道あるいは導尿路にもカテーテルを挿入しておく。膀胱内に生理食塩水を150〜200mLほど注入し，縫合部より漏れのないことを確認する（**図8**）。

6 後腹膜化および閉創

　最後に回腸と膀胱の吻合部を可能な限り後腹膜化する。また，遊離回腸の腸間膜の下に腸管が入り込むのを予防するために，遊離回腸の腸間膜と仙骨前面の壁側腹膜との間を4-0吸収糸で縫合する（**図9**）。温生理食塩水で創洗浄を行った後に回腸-回腸吻合部と膀胱周囲にドレーンを置いて閉創する。

図8 回腸プレートと膀胱の
　　 吻合

膀胱と回腸プレートの吻合は，
3-0吸収糸を用いて一層連続縫合
で行う。縫合は，最も深いところ
（膀胱が横切開なら左右縁，縦切
開なら背側縁）の背側面から行う
とやりやすい。

膀胱と比較して回腸のほうが伸展
性がよいため，両者を等間隔で縫
合すると，回腸側の組織が余剰と
なり回腸-回腸吻合を要する。適
宜支持糸を使用しながら同じ割合
で縫合をする。

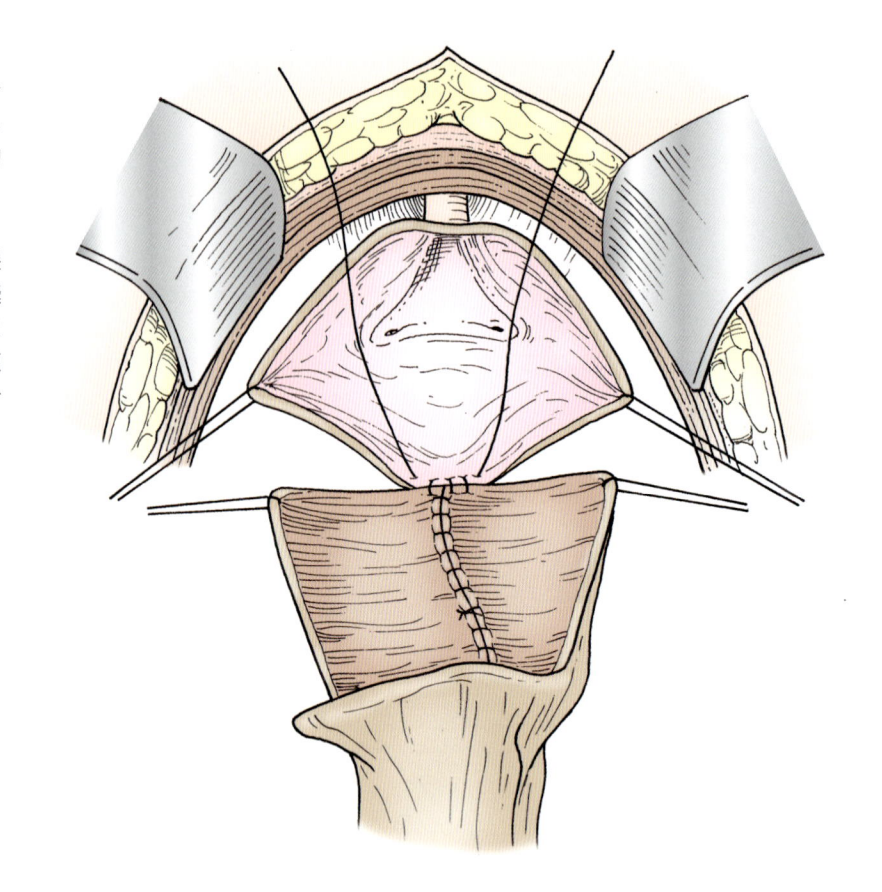

図9 後腹膜化

遊離回腸の腸間膜の下に腸管が入
り込むのを予防するために，遊離
回腸の腸間膜と仙骨前面の壁側腹
膜との間を4-0吸収糸で縫合する。

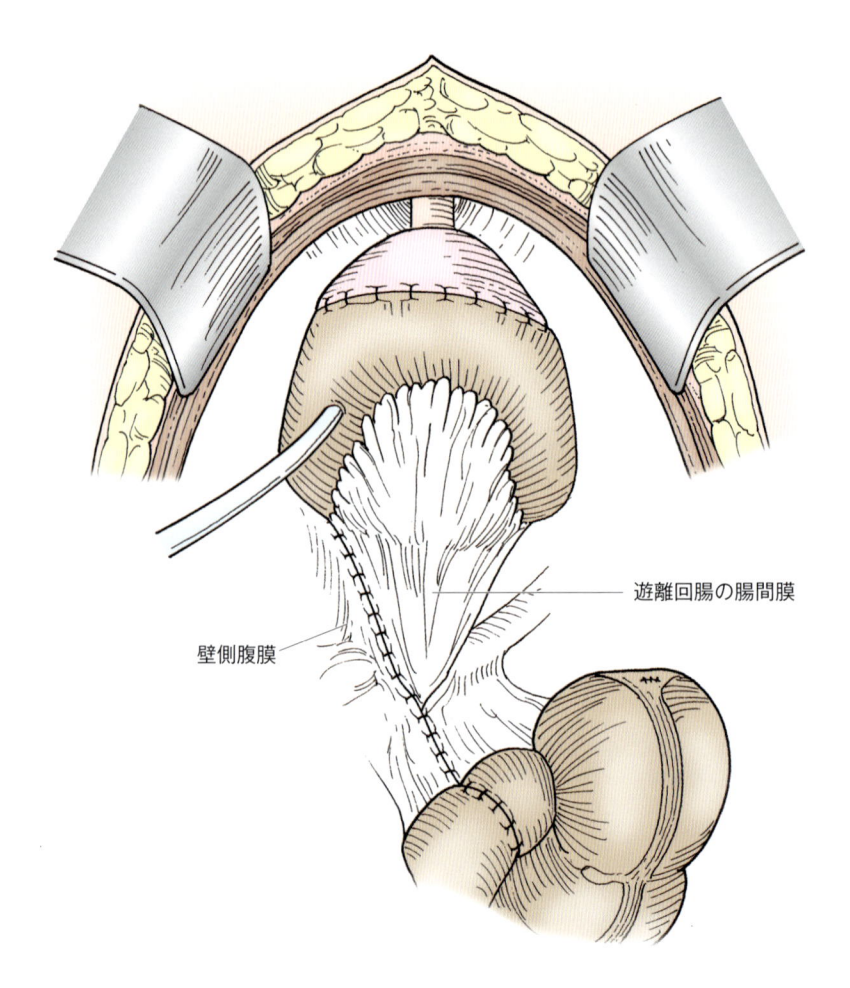

壁側腹膜

遊離回腸の腸間膜

術後管理

　多くの腸管利用手術と同様に，術後は早期に離床し，早めに経口摂取を開始する。術後の胃管挿入は原則不要である。術後早期の合併症として，創感染・尿路感染とともに腸閉塞や回腸縫合不全，尿リークなどがある。

　拡大膀胱は腸粘液が産生されカテーテルが詰まりやすいので，1日1〜2回の膀胱洗浄を行う。膀胱瘻からの洗浄が可能なことが確認されたら，尿道留置カテーテルは術後数日で抜去可能である。術後2週間程度で膀胱造影を行い，縫合部からのリークがないことが確認されたら，膀胱瘻をクランプして間欠導尿を開始する。導尿路を作成した際には，導尿路からのカテーテル挿入が問題ないことを確認する。2〜3時間の間欠導尿で管理可能となったら膀胱瘻を抜去する。

術後の排尿管理

　術後早期は拡大膀胱のコンプライアンスはまだ十分ではない。時間とともに徐々に改善し，6カ月ほどすると十分な容量とコンプライアンスをもつようになる。しかしながら過伸展により膀胱破裂を起こすこともあり，3〜4時間ごとの間欠導尿は必須である。

長期的合併症

　長期的には結石形成，電解質・代謝異常，葉酸・ビタミンB_{12}欠乏，腫瘍発生などが報告されている。結石形成の予防のためには，少なくとも週一度程度の定期的な膀胱洗浄が有用である。また，定期的な腎尿管膀胱単純撮影（kidney ureter bladder；KUB）にて結石の有無を確認する。電解質・代謝異常は年一度ほど採血を行うことが望ましい。葉酸およびビタミンB_{12}は，術後数年は問題ないが，徐々に低下がみられることがあるため，その後には定期的な確認が必要である。

　これらの合併症は，頻度は高くはないものの，終生にわたるフォローアップが必要である。

文献

1)　Biers SM, Venn SN, et al: The past, present and future of augmentation cystoplasty. BJU Int 2012; 109 (9): 1280-93.
2)　Wang Z, Liao L: Effectiveness and Complications of Augmentation Cystoplasty with or without Nonrefluxing Ureteral Reimplantation in Patients with Bladder Dysfunction: A Single Center 11-Year Experience. J Urol 2018; 199 (1): 200-5.
3)　Weinberg AC1, Boyd SD, et al: The hemi-Kock augmentation ileocystoplasty: a low pressure anti-refluxing system. J Urol 1988; 140 (6): 1380-4.
4)　De Filippo RE1, Bochner BH, et al: An alternative ureteroileal reimplantation used in augmentation cystoplasty for neurogenic bladder with bilateral vesicoureteral reflux. J Urol 1998; 160 (4): 1416-7.

VIII

腹腔鏡支援手術

後腹膜鏡下尿管皮膚瘻造設術

宮崎大学医学部発達泌尿生殖医学講座泌尿器科学分野講師　**寺田直樹**
宮崎大学医学部発達泌尿生殖医学講座泌尿器科学分野准教授　**向井尚一郎**
宮崎大学医学部発達泌尿生殖医学講座泌尿器科学分野教授　**賀本敏行**
京都大学医学研究科泌尿器科学教室助教　**後藤崇之**

尿管皮膚瘻造設術は，通常は膀胱癌に対する膀胱全摘術における尿路変向術として施行される。一方で，消化器癌やその他の進行癌の転移により尿管狭窄が出現した症例に対して，単独で行うこともある。その場合，全身的なリスクが高い症例が対象となるため，より低侵襲な手術として，後腹膜鏡下に尿管皮膚瘻造設術を行うことは，理にかなっているといえる[1]。

適応，禁忌

進行癌の転移により尿管閉塞をきたし，腎後性腎不全になった症例が適応となることが多い。それ以外にも，骨盤内放射線照射後のコントロール困難な膀胱出血や，難治性の膀胱腟瘻や膀胱直腸瘻なども適応となることがある。経皮的腎瘻造設術と比べて，カテーテルの管理や交換が不要であり，ある程度の予後が見込める場合に適応となる。

一方で，回腸導管造設術と比較して，腸管処理が不要である点で低侵襲ではあるが，両側に行う場合には，2カ所にストーマが造設されるという欠点がある。また，尿管狭窄の距離が長く，正常な尿管の長さが短い場合は，皮膚まで届かない可能性が高く，本手術の適応にならない。患者の全身状態や予後を考慮して，その適応は十分に検討する必要がある。

術前準備

通常は後腹膜のみで手術を行うため，特別な術前処置は不要である。ただし，再手術例や放射線照射後などは，腹膜や腸管損傷の可能性も考慮し，下剤や浣腸などの腸管処置を行っておく。

ストーマ作成部位はあらかじめ患者の腹部を診察して決め，術前に実際に装具を装着しておく。われわれは原則として，臍の高さで腹直筋外縁の少し外側にストーマを作成している。座位になったときにできる腹部のしわなどにより，装具と皮膚の間に隙間ができないかどうか，装具の交換が円滑にできるかどうか，などを確認しておく。また，ポート位置を決める際に，ストーマ作成部位のポートと，他のポートとの間の距離を十分に空け，装具装着部に傷が重ならないように注意する。

手術のアウトライン

1. 体位
2. トロカー作成
3. 後腹膜の展開と尿管の同定，剥離
4. 尿管の離断とストーマ作成部への引き上げ
5. ストーマ作成

手術手技

1 体位

　後腹膜鏡下腎摘除術と同様に，患側を上の側臥位で行う方法（図1）と，後腹膜鏡下後腹膜リンパ節郭清術と同様に，仰臥位で行う方法（図2）がある。特に両側の手術を行う場合には，仰臥位で行うほうが体位変換が不要であり，短時間での手術が可能である。一方で，腹部手術既往がある場合や，術者が仰臥位での後腹膜の展開に慣れていない場合には，腹膜の損傷をきたし，手術操作が困難となる可能性がある。患者の状態や術者の経験を考慮して体位を選択する必要がある。

2 トロカー作成

　側臥位で行う場合は，後腹膜鏡下腎摘除術と同様に，腸骨上縁やや頭側の腋窩線上にオープンラパロトミー法でカメラポートを造設する。下部尿管を確認する必要があるため，腎

図1 側臥位でのトロカー挿入部位（右）

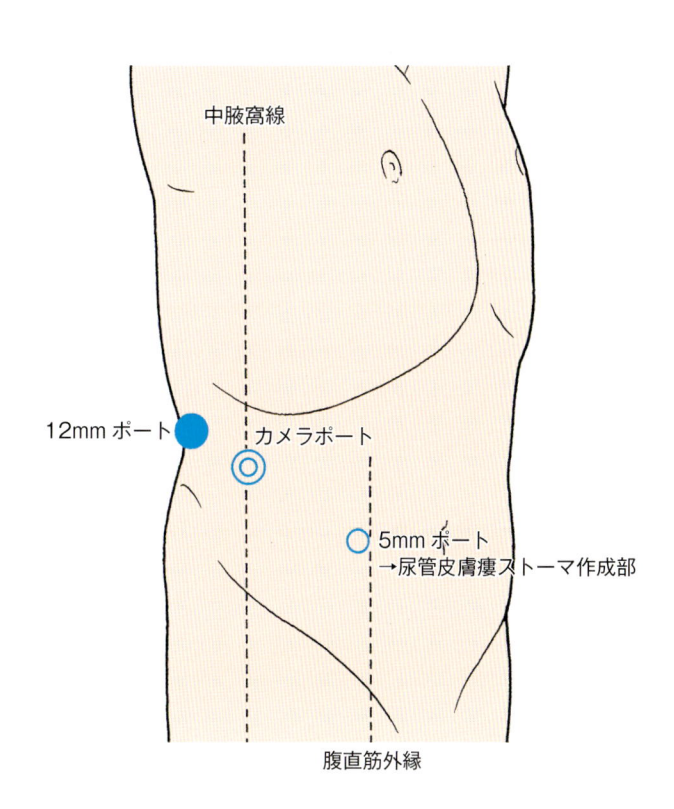

中腋窩線

12mm ポート

カメラポート

5mm ポート
→尿管皮膚瘻ストーマ作成部

腹直筋外縁

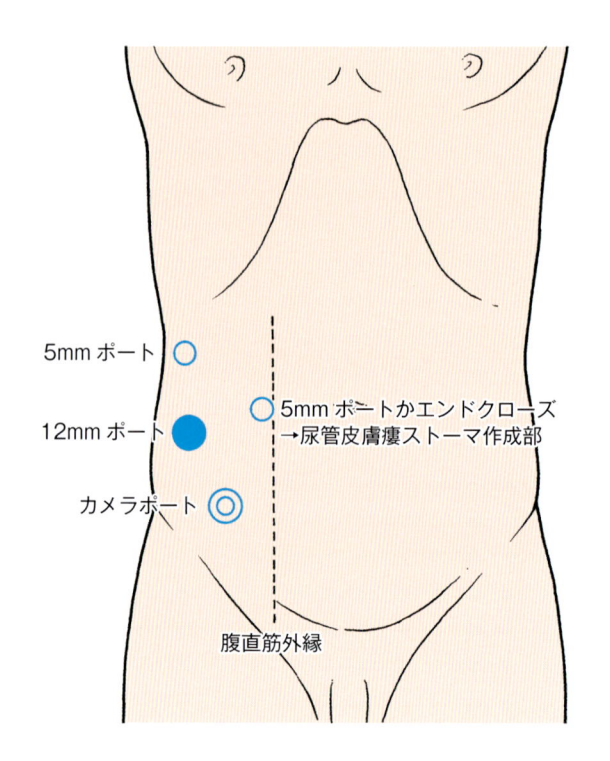

図2 仰臥位でのトロカー挿入部位（右）

5mm ポート

12mm ポート

カメラポート

5mm ポートかエンドクローズ
→尿管皮膚瘻ストーマ作成部

腹直筋外縁

摘除術よりやや尾側腹側に造設することになる。バルーンダイレーターで後腹膜を剥離し，背筋群外縁に12mmポートを造設する。皮膚瘻ストーマ用にマーキングしておいた部位まで，外腹斜筋と腹膜の剥離を行い，5mmポートを造設する（**図1**）。ストーマ作成部位の皮膚は縦切開とする。剥離の際に腹膜を損傷しないように十分に注意する。

　仰臥位で行う場合は，後腹膜リンパ節郭清術と同様に，臍下2cm腹直筋外縁やや外側前腋窩線上に，オープンラパロトミー法でカメラポートを造設する。バルーンダイレーターで後腹膜を剥離し，臍高前腋窩線上に12mmポート，その2cm頭側に5mmポートを造設する。皮膚瘻ストーマ用にマーキングしておいた部位まで，腹横筋と腹膜の剥離を行い，同部位に5mmポートを留置する。また，ストーマ部位はポートを留置せず，そこからエンドクローズを用いて尿管の背側に糸を通して，尿管を腹側に引っ張るようにしてもよい（**図2**）。

3 後腹膜の展開と尿管の同定，剥離

　側臥位でも仰臥位でも，手術手順は同様であるが，尿管，総腸骨動脈，腸腰筋の位置関係が異なる（**図3, 4**）。Flank padを除去し，外側円錐筋膜を切開し，後腹膜を展開していくと，尿管が同定される。尿管を頭側，尾側に剥離していく。頭側の剥離は広範囲に行う必要はなく，尿管を創外に引き出した際に屈曲することのない程度の尿管の剥離で十分である。尿管剥離の際に，尿管表面を走行する血管を極力損傷させないように，できるだけ周囲の脂肪組織を付けて剥離を行う。尿管に血管テープをかけて吊り上げ，直接尿管をつかまないようにして，愛護的な剥離を心がける必要がある（**図3**）。

Advanced Technique

仰臥位のほうが尾側にポートを留置するため，尾側の尿管の剥離が容易である。一方で，尾側の尿管が腫瘍に巻き込まれていると，周囲組織の展開が困難となる。そのような場合は側臥位で行い，頭側から尾側に剥離を進め，ポートを追加して下部尿管の剥離を行うようにする。

図3 尿管の同定と剥離（右尿管・側臥位）

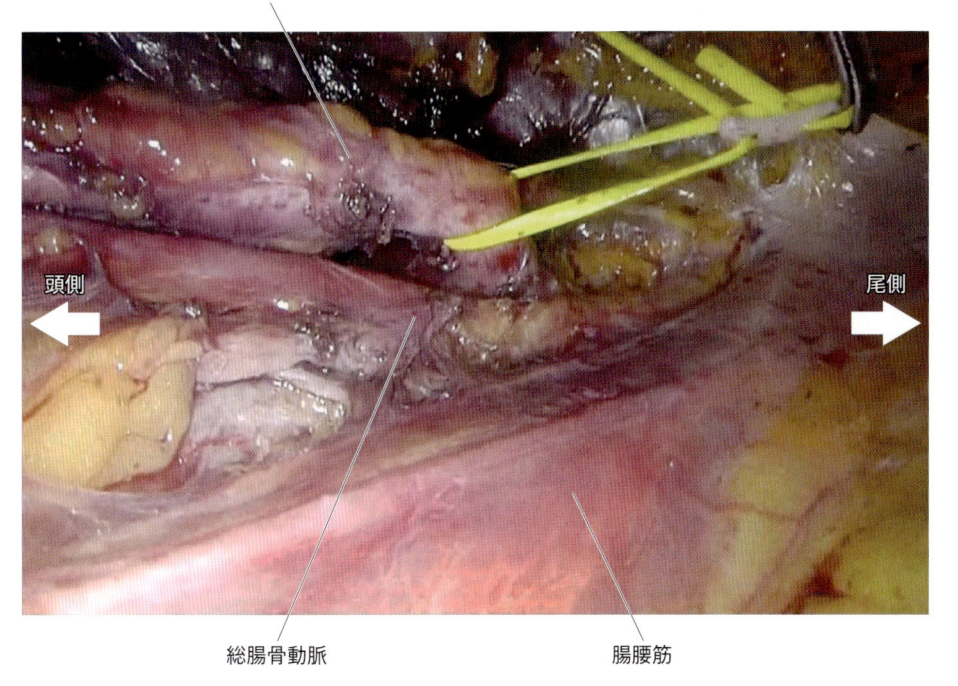

尿管

頭側

尾側

総腸骨動脈

腸腰筋

図4 尿管の同定と剥離（右尿管・仰臥位）

総腸骨動脈　　　性腺静脈

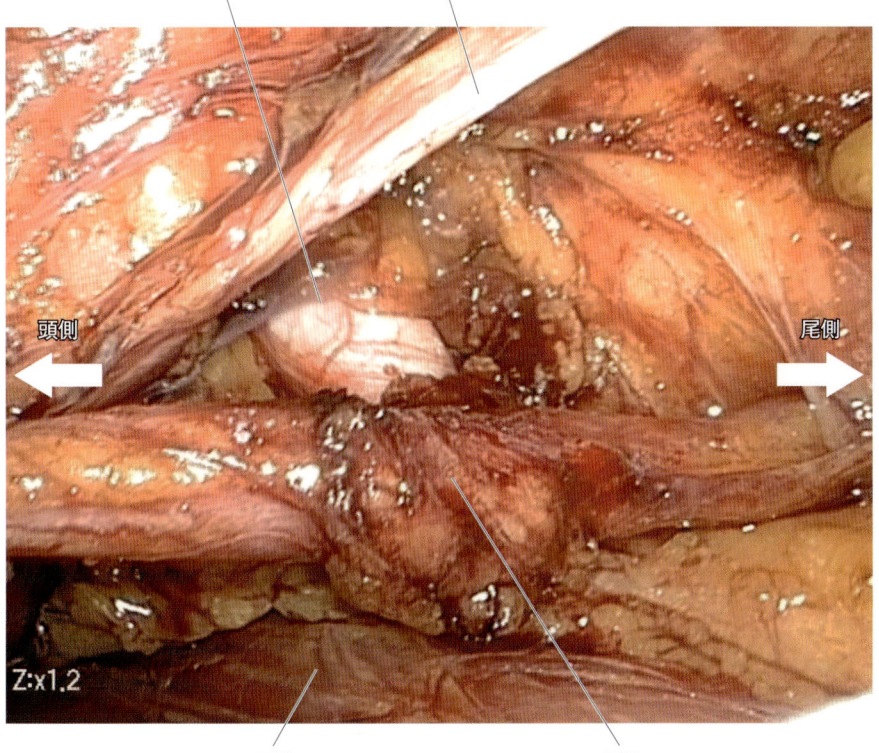

頭側

尾側

Z:×1.2

腸腰筋

尿管

4 尿管の離断とストーマ作成部への引き上げ

　尿管の尾側の剥離を進めると，総腸骨動脈が確認できる。可能であれば，交差部の約3cm尾側まで十分に剥離を行い，尿管切断部の頭側に糸を付けたヘモロックXLを，尾側端にヘモロックXLをかけて，その間をメッツェンバウムで鋭的に離断する（図5）。次いで，尿管断端のヘモロックの糸を引っ張り，ストーマ作成部のポート孔から創外に引き出す。その際に，尿管の捻れや屈曲がないのを鏡視下に確認できるのが，本手術の利点の一つでもある（図6）。尿管が創部から十分に引き出されていることを確認し，創外の尿管の長さが2cm以下と短い場合は，尿管の腎臓側の剥離を追加する。

　5mmトロカーからドレーンを挿入し，トロカーを抜去する。ストーマ造設部以外の創部を閉創する。

図5 尿管の結紮と切断

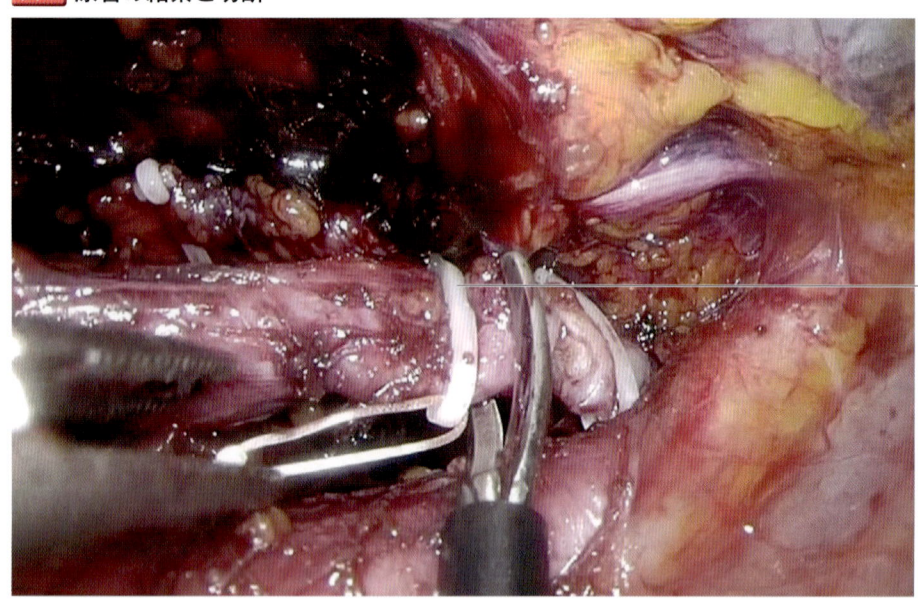

糸を付けた
ヘモロック

図6 ポートより体外へ引き出した尿管

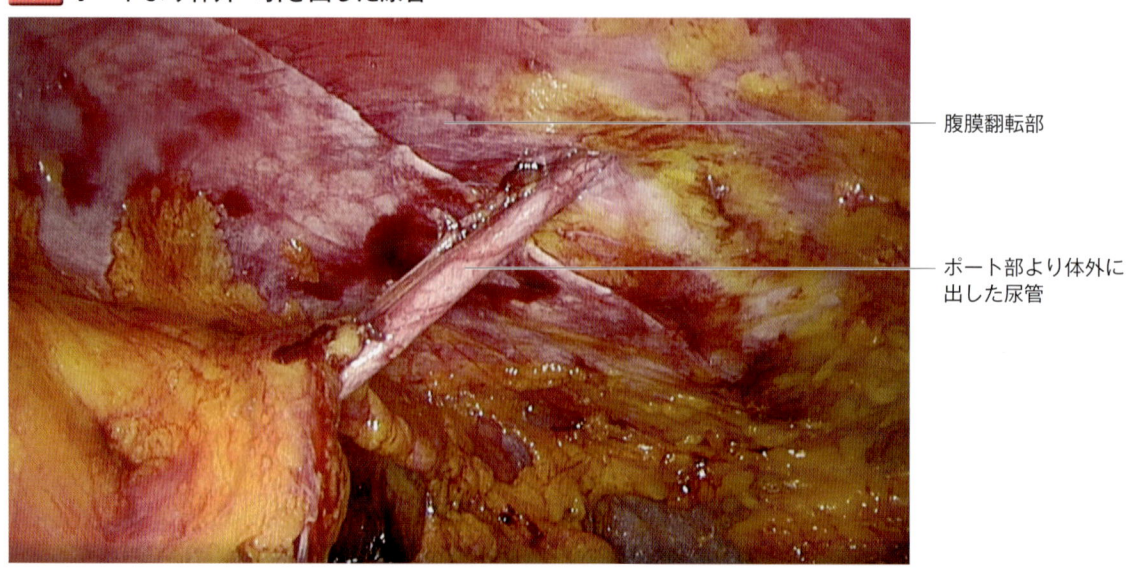

腹膜翻転部

ポート部より体外に
出した尿管

5 ストーマ作成

膀胱全摘術の際に行う尿管皮膚瘻造設術におけるストーマ作成方法は各種存在するが，われわれが行っている豊田法[2]について述べる。

創部の周囲に，縦10mm横5mmのマーキングを行う。マーキングに沿って，真皮までの皮膚のみを尖刃刀で切り取る。次いで，尿管の処理を行う。引き出した尿管の断端は挫滅しており，きれいな尿管の部分までの遠位端をメッツェンバウムで切除する。

次いで，できるだけ血管のない部位で，尿管の走行と同じ向きに約1.5cmの縦切開を行う。その切開の反対側の尿管にも同じ長さの切開を加え，尿管を上下に開く。尿管の断端と，真皮欠損部の周囲の皮膚とを4-0 PDS®にて結節縫合する（**図7**）。

図7 尿管皮膚瘻ストーマ作成（豊田法）
ⓐ 尖刃刀で皮膚を真皮まで切開（5×10mm）。
ⓑ 尿管を約2cm引き出す。
ⓒ ストーマ形成（豊田法）。

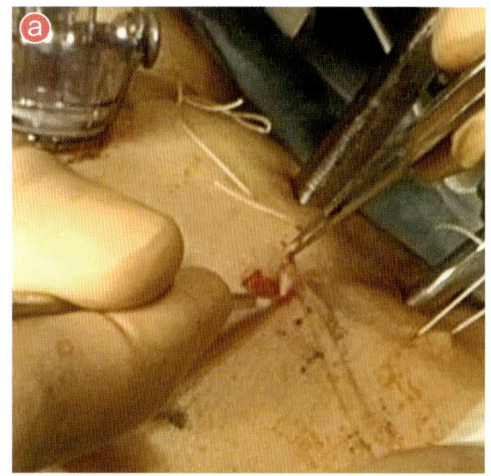

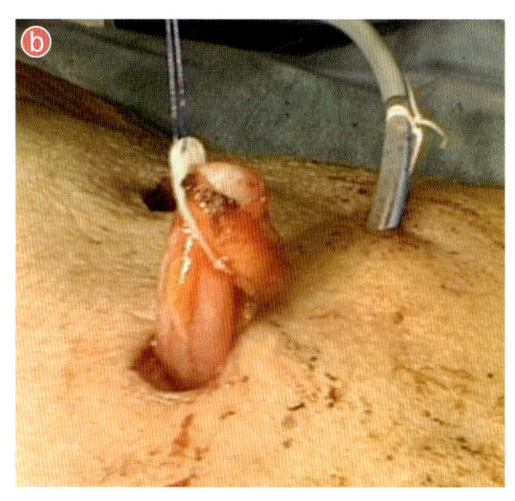

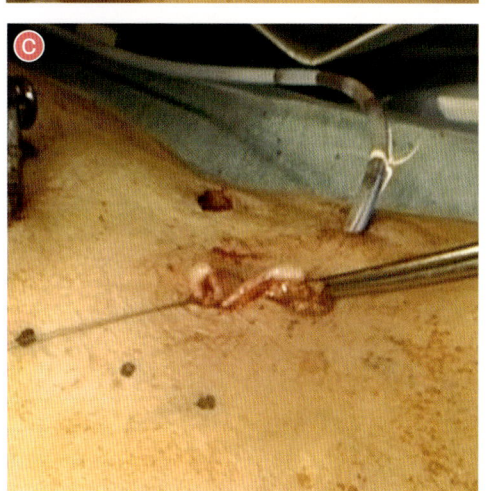

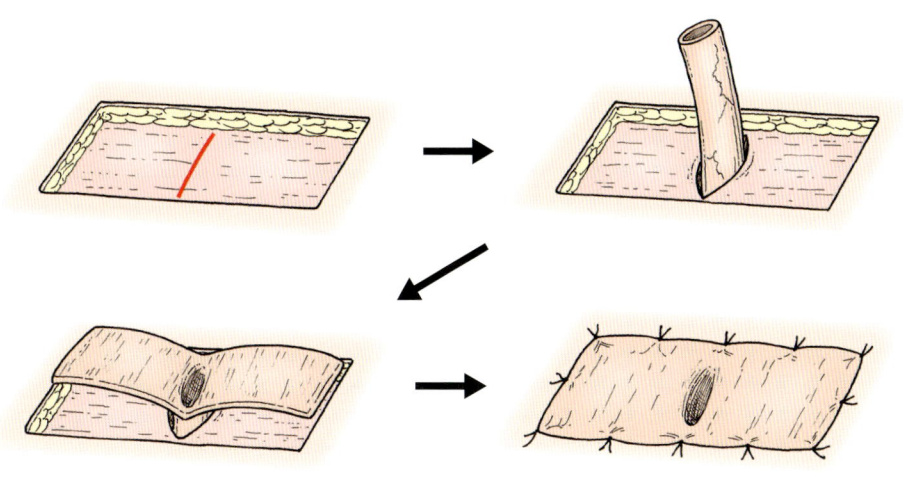

最後に，尿管カテーテルを腎盂まで挿入し，手術を終了する。尿管カテーテルは，術後1週間で造影検査を行い，閉塞がないのを確認したうえで抜去する。

Advanced Technique

豊田法で尿管皮膚瘻のストーマを作成する際に，十分に尿管が皮膚の外に出ていれば，そのまま尿管と皮膚を縫合するだけで問題ないが，脂肪の多い患者で，尿管が引き込まれてしまう場合は，尿管周囲組織と皮下組織を4-0 バイクリル®で2針程度縫い合わせてもよい。また，尿管の屈曲予防に，外腹斜筋筋膜と内腹斜筋や腹横筋の筋膜を縫い合わせてもよい。

術後管理

　術後は通常の後腹膜鏡手術と同様の術後管理を行う。膀胱には尿が流れないはずなので，尿道カテーテルの留置は不要である。膀胱に凝血塊や膿瘍が貯留する場合は，適宜膀胱洗浄を行う。尿管カテーテルは，術後7～10日で抜去する。抜去に際して，尿の一時的な停滞による尿路感染が起きる可能性があるので，セフェム系またはニューキノロン系抗生物質の予防投与を行う。

　抜去後は超音波検査による水腎症の評価と，血液検査による腎機能の評価を行う。尿路感染が発症するか，腎機能の増悪があれば，再度尿管ステントを留置する。

文献

1) Nakamura E, Terachi T, Kamoto T, et al: Retroperitoneoscopic ureterocutaneostomy for obstructive uropathy with advanced bladder cancer: a case report. Int J Urol 2002; 9(1): 60-2.
2) Toyoda Y: A new technique for catheterless cutaneous ureterostomy. J Urol 1977; 117: 276-8.

難治性尿路トラブルに対する，腹腔鏡支援サルベージ尿路再建術

東北医科薬科大学泌尿器科学講座准教授　**海法康裕**

　膀胱全摘術後の尿路変向失敗例に対する開放サルベージ手術は，強度癒着のためにきわめて難易度が高く，施設によっては敬遠されがちな手術である。しかしながら，後腹膜アプローチで腹腔鏡視下に尿管剥離を行ってみると，腹腔内の癒着とは関係なく腎尾側で尿管にアクセスが可能で，尿管の剥離も総腸骨動脈との交差部付近まで比較的容易に行える。この後腹膜到達法による腹腔鏡下尿管剥離術（retroperitoneal laparoscopic ureter dissection；RLUD）による尿管確保をベースに尿路再建を組み立てていくと，強度の癒着で従来の開放手術ではアクセス困難と考えられた尿路変向失敗症例に対する新たな低侵襲サルベージ手術の可能性が広がる。RLUDおよびRLUDをベースにこれまでに施行した3種類のサルベージ尿路再建術の手術手技を解説する。

手技手術

Ⅰ．後腹膜到達法による腹腔鏡下尿管剥離術（RLUD）

　次に述べるⅡ～Ⅳの尿路再建術のベースとなる手技であり，尿路再建に使用する尿管を後腹膜アプローチで腹腔鏡視下に確保することが目的である。

> **手術のアウトライン**
> 1. 麻酔，体位
> 2. 外側円錐筋膜の切開
> 3. 尿管の同定

1 麻酔，体位

　全身麻酔下で行う。左側および右側RLUDはそれぞれ右側臥位，左側臥位で行う。両側RLUDの場合は手術の途中に体位変換が必要となる。麻酔・体位・ポート配置および後腹膜展開は，後腹膜到達法による腎摘除術あるいは副腎摘除術に準じる（Urologic Surgery Next 1 腹腔鏡手術，メジカルビュー社，2018，p22-32，43-53参照）。

2 外側円錐筋膜の切開

　カメラポートを造設後に腹膜外腔拡張バルーン（PDB™）を用いて，内視鏡で観察しな

図1 後腹膜到達法による右側腹腔鏡下尿管剥離術（RLUD）

尿管は右総腸骨動脈との交差部付近まで比較的容易に剥離可能である。総腸骨動脈を越えると尿管は背側方向に走行し術野から見えなくなる。

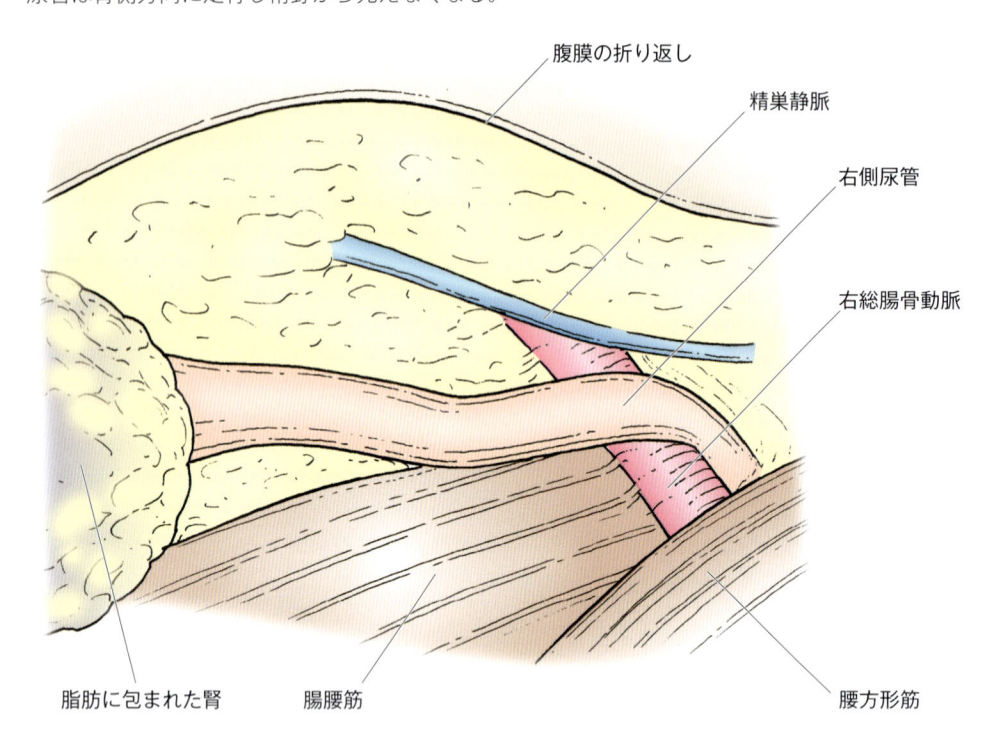

腹膜の折り返し
精巣静脈
右側尿管
右総腸骨動脈
脂肪に包まれた腎　腸腰筋　腰方形筋

がら後腹膜スペースを拡張する。後腹膜腔拡張後に第2～第4ポートを造設する。外側円錐筋膜の切開は，上方は横隔膜起始部付近まで，尾側は総腸骨動脈の拍動を観察しつつ同レベルまで十分に切開する。

3 尿管の同定

　腎尾側で尿管を同定し，頭側および尾側へ剥離を進める。尿管周囲の脂肪織は尿管血流のため温存し，過剰な剥離を避ける。また，挫滅を避けるため，尿管を直接鉗子で把持しないように注意する。頭側方向は腎周囲脂肪織ごと腎盂レベルまで剥離して，腎下極にある程度の可動性をもたせる。尾側方向は総腸骨動脈レベルまで尿管を剥離する（**図1**）。

　尿管の切断は総腸骨動脈レベルで行う。尿管の尾側切断端のみにクリップをかけて，鋭的に切断し以降の尿路再建に備える。

Ⅱ. 右側RLUD＋右尿管-回腸導管再吻合術

対象

　回腸導管と右側尿管の吻合不全による右水腎症例が対象となる。

> **手術のアウトライン**
>
> **1** 右側RLUD
> **2** 尿管-回腸導管再吻合

RLUDで剥離切断した右側尿管を，既存の回腸導管と再吻合する（図2）。手術に際してあらかじめCT画像で回腸導管の走行を確認しておく必要があるが，腹腔鏡による回腸導管の同定は，回腸導管に挿入した示指を動かすことで容易にでき，再吻合の位置を決定できる。

1 右側RLUD

　全身麻酔下，左側臥位とする。後腹膜到達法で後腹膜腔を展開して，右尿管を同定し剥離を行う。右尿管を総腸骨動脈レベルで切断する前に，示指をストーマから挿入して後腹膜腔のどこに導管が位置するかを観察し，尿管の長さを考慮して吻合位置を決定する（図3）。

2 尿管-回腸導管再吻合

　尿管-回腸導管吻合を小切開で行う場合，皮膚切開部位の決定には腹腔鏡のライトが役立つ。無影灯を消して皮膚から透見できる腹腔鏡ライトの位置と，腹腔鏡で観察される吻合部の位置情報から吻合操作に最適な皮膚切開位置を決める。

　尿管-回腸導管再吻合の準備として，尿管断端に約5～10mmのスリットを入れ，回腸導管の吻合部位に尿管断端のサイズに合わせて切開を加える。吻合はスリット基部と尿管末梢端の2カ所を回腸導管と3-0 Polysorb™で全層縫合し，その間を4-0 Polysorb™で4～6針結節縫合する。

Advanced Technique

本稿では右尿管-回腸導管再吻合を小切開で行ったハイブリット手術を提示したが，すべてを腹腔鏡操作で完遂して更なる低侵襲を目指すことも可能である。

図2 右側RLUD＋右尿管-回腸導管再吻合術

ⓐ尿管-回腸導管吻合部の狭窄，ⓑ後腹膜スペースの作成と右尿管の同定，ⓒ尿管を末梢まで
剥離後に切断，ⓓ既存の尿管-回腸導管吻合部よりストーマ側で再吻合

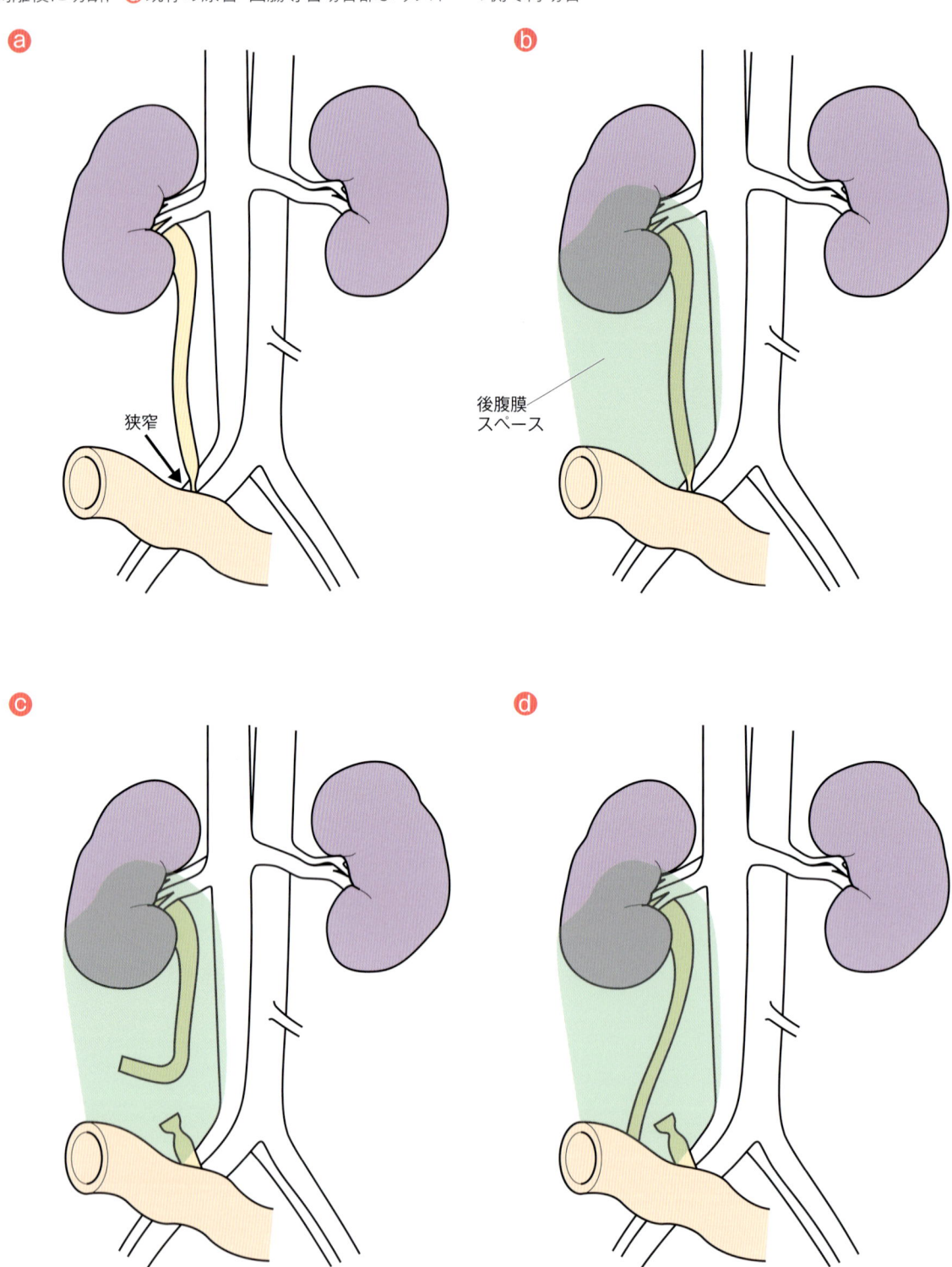

図3 右側RLUD＋右尿管 - 回腸導管再吻合術

回腸導管に挿入した示指を動かすことで容易に回腸導管が同定でき，再吻合の位置を決定できる。

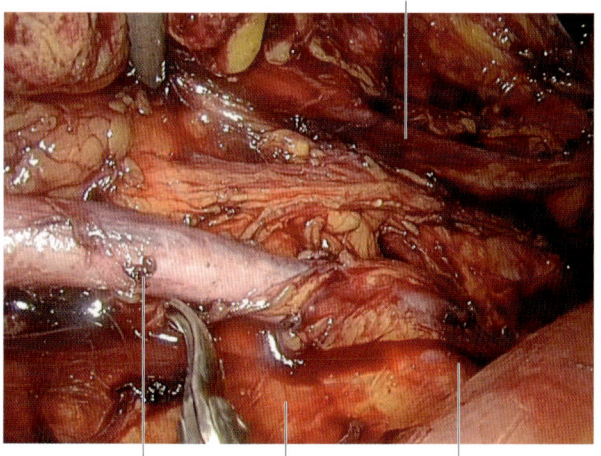

右精巣静脈

右側尿管　腸腰筋　右総腸骨動脈

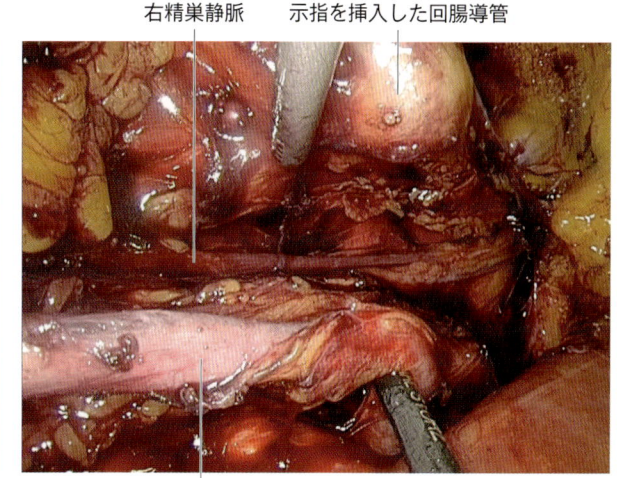

右精巣静脈　示指を挿入した回腸導管

右側尿管

Ⅲ. 後腹膜到達法による腹腔鏡下交叉性尿管尿管吻合術 （一側尿管皮膚瘻）[1]

対象

両側の尿管 - 回腸導管吻合不全や回腸導管萎縮といった両側尿管通過障害の症例が対象になる。

> **手術のアウトライン**
>
> **1** 左側RLUD・IMA頭側のポケット作成
> **2** 右側RLUD・左右後腹膜腔の交通
> **3** 尿管 - 尿管吻合
> **4** 右側尿管皮膚瘻造設

左側および右側RLUDで作成した後腹膜腔を交通させて，ストーマ対側の尿管を下腸間膜動脈（inferior mesenteric artery；IMA）頭側でストーマ側に誘導して，ストーマ側の尿管と端側吻合を行ったうえ，一側尿管皮膚瘻を造設する手技である（**図4**）。IMA頭側で左右の後腹膜腔を交通させることにより，交差尿管の走行距離を著しく短縮できる。本稿症例では左側尿管を右後腹膜腔に誘導し，右尿管を受け手側尿管として端側吻合した後，右側尿管断端を体外に引き出して皮膚瘻造設を行う。

1 左側RLUD・IMA頭側のポケット作成

左側RLUDで左側尿管を同定し，総腸骨動脈レベルまで剥離する。IMA頭側で大動脈 - 下大静脈前面にポケット状のスペースを作成した後，左側尿管を総腸骨動脈レベルで切断しポケット内に収納する（**図4a〜e**）。以上で左後腹膜内での手技は終了で，ポート抜去，閉創を行った後，患者を右側臥位から左側臥位に体位変換する。

2 右側RLUD・左右後腹膜腔の交通

　左側同様に右側RLUDで右尿管を剥離する。今度は右側からIMA頭側にスペースを作成し，左側尿管が収納されたポケットと交通させる。ポケット内の左側尿管を右後腹膜腔に引き出す（ 図4f〜h ）。

図4 後腹膜到達法による腹腔鏡下交叉性尿管尿管吻合術（一側尿管皮膚瘻術）
ⓐ左後腹膜スペースの作成，ⓑ左尿管の同定と剥離，ⓒ下腸間膜動脈の頭側で大静脈-下大静脈前面にポケットを作成，ⓓ左尿管を切断，ⓔポケット内に左尿管を留置，ⓕ右後腹膜スペースの作成，ⓖ下大静脈前面を剥離し左右後腹膜腔を交通，ⓗ左尿管を右後腹膜腔に導出，ⓘ左尿管と右尿管を端側吻合，ⓙ一側尿管皮膚瘻造設，ⓚ術後尿路造影

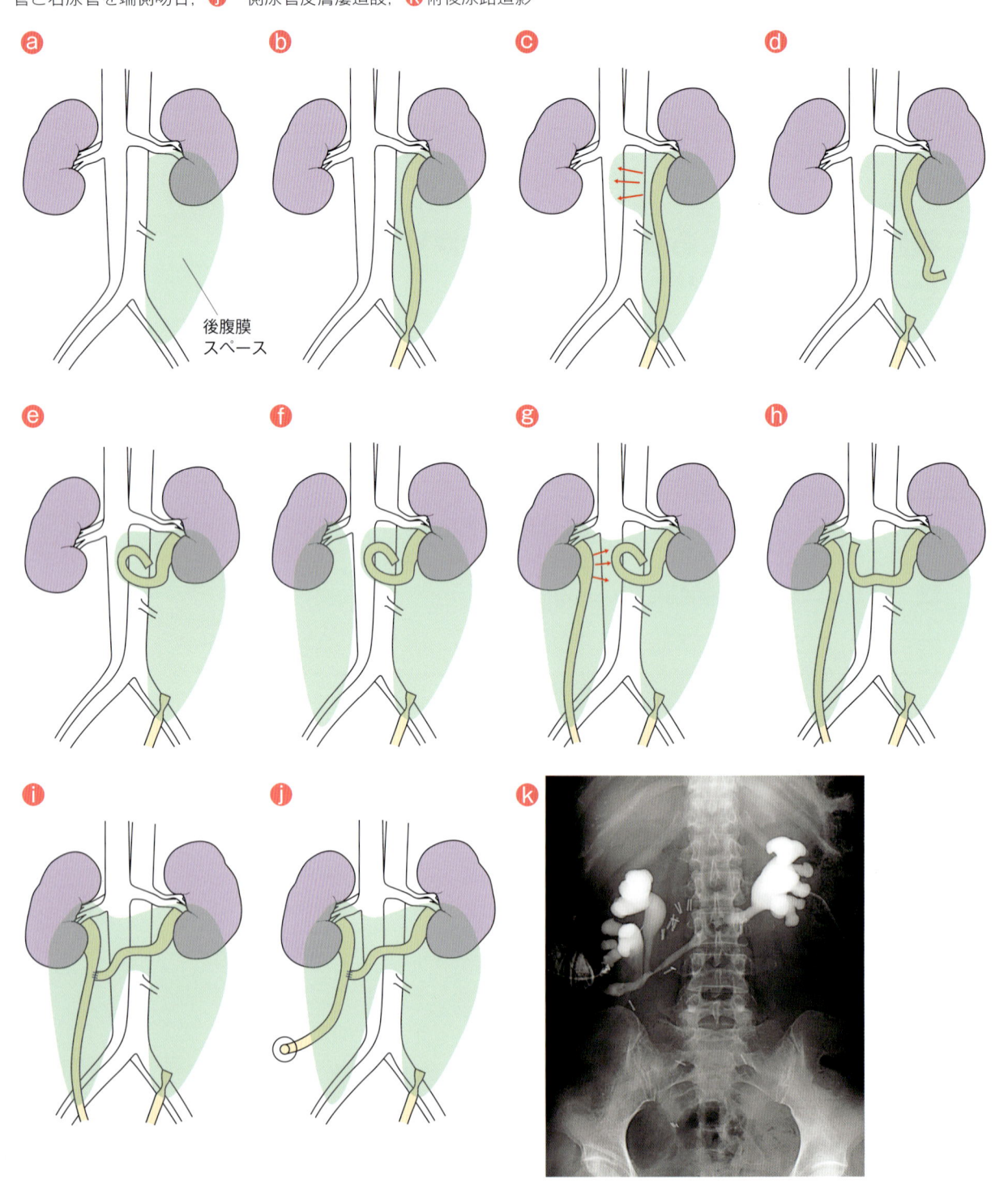

3 尿管 - 尿管吻合

　左側尿管に断端から約5～10mmのスリットを入れる。右側尿管の内側にも左尿管断端のサイズに合わせて切開を置く。右側尿管を総腸骨動脈レベルで切断し，断端から内腔に5Frスプリントカテーテルを挿入し，右側尿管の吻合切開から左側尿管を通過し左腎盂内まで先端を進める。

　右側尿管にスプリントカテーテルを入れる際，腹腔鏡操作でなかなかうまく挿入できない場合には，右尿管断端をポート創から一時体外に引き出し，直視下にスプリントカテーテルを挿入するとストレスなくカテーテルを誘導できる。尿管 - 尿管吻合は5-0吸収糸6～10針の結節縫合でwatertightに吻合する（ **図5** ）。

4 右側尿管皮膚瘻造設

　吻合が終了したら，あらかじめマーキングしていた尿管皮膚瘻造設部位に右尿管断端を引き出して尿管皮膚瘻を形成する。予定した尿管皮膚瘻の位置に届かない場合は，外側に皮膚瘻の位置をずらして尿管に余剰の緊張がかからないように配慮する[2]。

図5 尿管 - 尿管吻合
IMA頭側の下大静脈前面で左右の後腹膜腔を交通させ，左側尿管を右後腹膜腔に誘導する。右側尿管を受け手側の尿管として端側吻合で尿管 - 尿管吻合した。

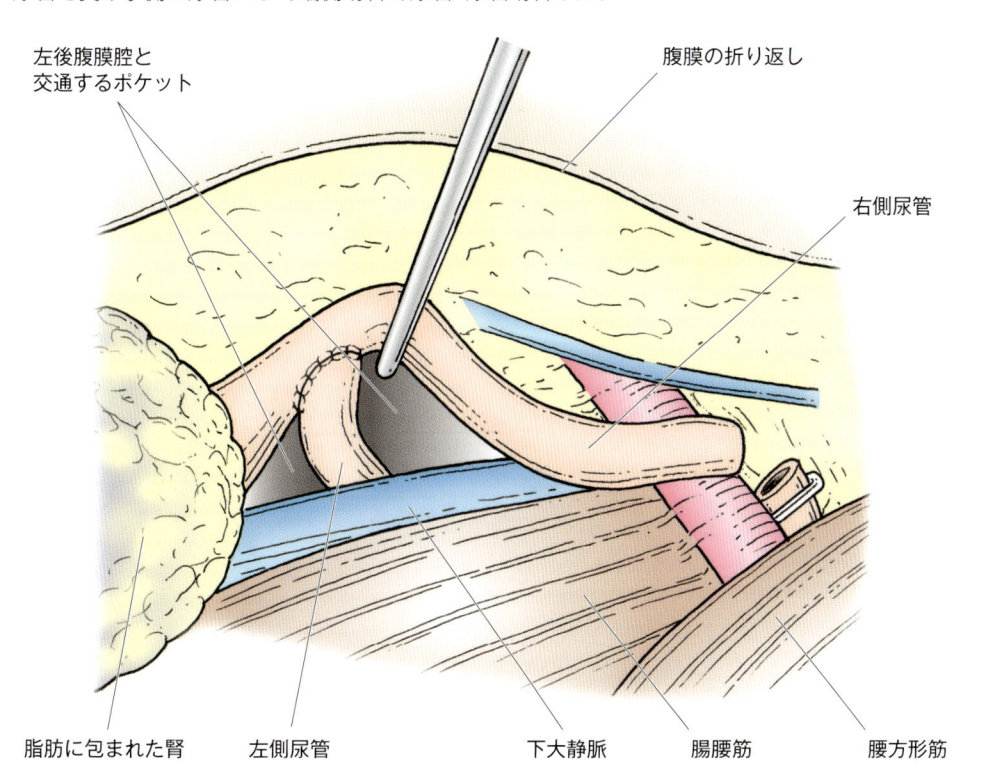

左後腹膜腔と交通するポケット
腹膜の折り返し
右側尿管
脂肪に包まれた腎
左側尿管
下大静脈
腸腰筋
腰方形筋

尿管皮膚瘻造設予定部に12mmポートを配置すると，術中に尿管をポートから引き出すことで，尿管が皮膚まで届くかのシミュレーションができ，最終的に尿管を体外に誘導する際にも利用できる。

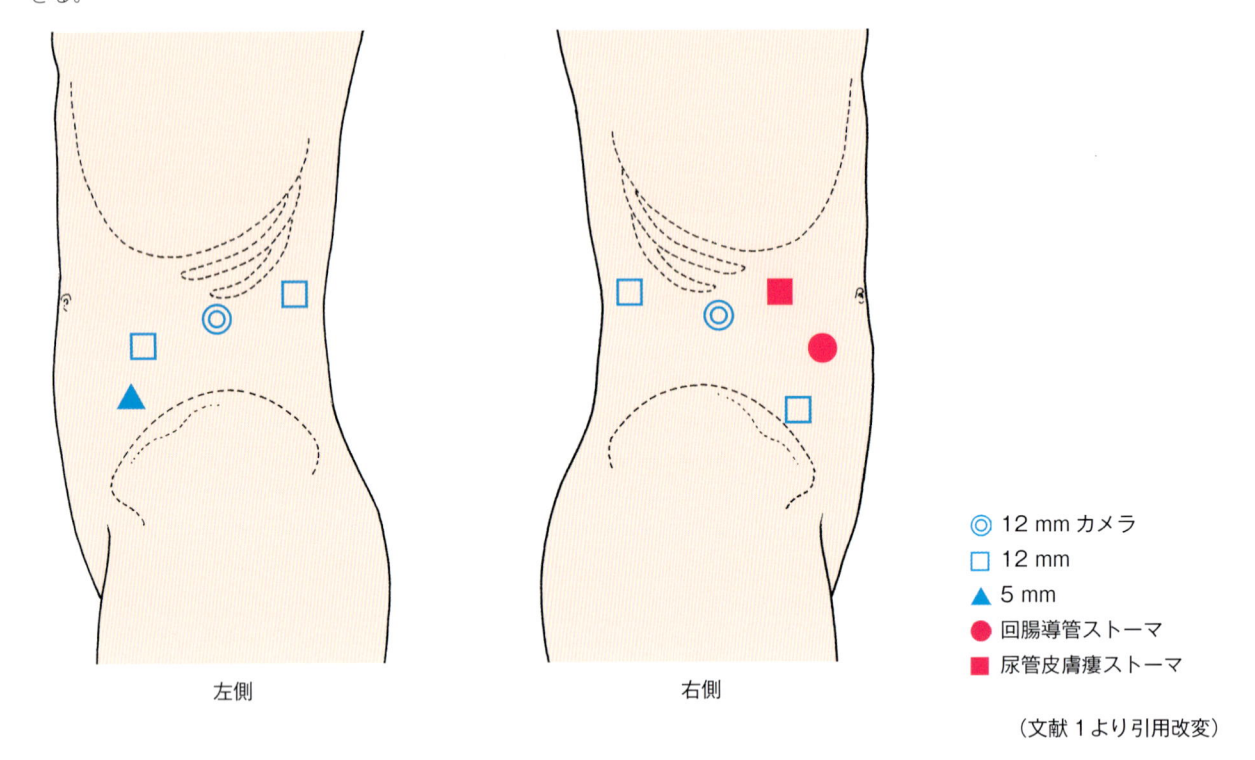

左側　　　　　　　　　　　　右側

◎ 12 mm カメラ
□ 12 mm
▲ 5 mm
● 回腸導管ストーマ
■ 尿管皮膚瘻ストーマ

（文献 1 より引用改変）

Advanced Technique

ポート位置を決める際に，予定していた尿管皮膚瘻部とポート位置（本稿例の場合は右側RLUDの術者右手ポート）が近い場合は，尿管皮膚瘻予定部に12mmポートを配置すると（**図6**），尿管をポートから引き出すことで，術中に尿管が皮膚レベルまで届くかのシミュレーションができ，最終的に尿管断端を体外に誘導する際にも利用できる。

術後管理

　尿の通過がなくなった回腸導管開口部の管理は，数枚／日のガーゼで対応できる。回腸導管萎縮が尿管通過障害の原因であった症例の回腸導管開口部は，最終的に自然に閉じた。

DO NOT

以前から本術式（交叉性尿管尿管吻合術）は開放手術で行われてきたが，受け手側の尿管（本稿では右側尿管）に拡張がない場合に，術後に尿管-尿管吻合狭窄をきたしやすいとの経験談を伺ったことがある。尿管径と吻合部狭窄に関して，8mm以上の拡張尿管に尿管皮膚瘻狭窄が少ないとの報告がある[3]。尿管径と尿管-尿管吻合部狭窄についてエビデンスはないが，拡張のない尿管の場合はより慎重かつ丁寧な吻合手技が必要と考える。また，左右いずれかの尿管が拡張している場合は，拡張尿管を受け手側にするのも一法である。

Ⅳ. 両側RLUD＋両側尿管-横行結腸導管吻合術

対象

　強度の炎症歴や他科疾患の骨盤放射線加療歴などにより十分な長さの健丈尿管が確保できないと予測される症例あるいは尿管拡張がないなどで，Ⅲ. 後腹膜到達法による腹腔鏡下交叉性尿管尿管吻合術（一側尿管皮膚瘻）の適応にならない症例が対象となる。

> ### 手術のアウトライン
> 1 両側RLUDによる尿管確保
> 2 横行結腸導管作成と尿管-結腸導管吻合

　前述のⅢ. 後腹膜到達法による腹腔鏡下交叉性尿管尿管吻合術の手順で，右側後腹膜にまとめられた左右の尿管を，腹部正中切開による開腹操作で作成した横行結腸導管に吻合する。

1 両側RLUDによる尿管確保

　左側RLUDで左側尿管を同定し，総腸骨動脈レベルまで剥離する。IMA頭側で大動脈-下大静脈前面にポケット状のスペースを作成した後，左側尿管を総腸骨動脈レベルで切断しポケット内に収納する（ 図7a～d ）。右側臥位から左側臥位に体位変換して右側RLUDで右側尿管を確保するとともに，左右の後腹膜腔を交通させ左側尿管を右側に誘導する（ 図7e～h ）。

2 横行結腸導管作成と尿管-結腸導管吻合

　横行結腸導管作成は，本書『Ⅱ. 失禁型尿路変向術-結腸導管造設術（p28-36）』を参照されたい。

　RLUDを併用することで腹腔鏡準備や体位変換といった手間は増えるが，開腹後の経腹腔操作が横行結腸操作に限られるため，尿管確保や腸管剥離による手術侵襲は減り，また，正中切開創はその分小さくなる。両側の尿管がIMAより若干頭側レベルの右後腹膜に存在するので，同部位で腹腔と後腹膜を交通させて両側の尿管を引き出し尿管-結腸導管吻合を行う（ 図7i ）。

文献

1) Kaiho Y, Ito A, et al: Retroperitoneoscopic transureteroureterostomy with cutaneous ureterostomy to salvage failed ileal conduit urinary diversion. Eur Urol 2011; 59(5): 875-8.
2) Yadav P, Mittal V, et al: A modified cutaneous ureterostomy provides satisfactory short and midterm outcomes in select cases. Turk J Urol 2018; 44(5): 399-405.
3) Feminella JG Jr, Lattimer JK: A retrospective analysis of 70 cases of cutaneous ureterostomy. J Urol 1971; 106(4): 538-40.

図7 両側RLUD＋両側尿管-横行結腸導管再吻合術

ⓐ左後腹膜スペースの作成および左尿管の剥離，ⓑ下腸間膜動脈の頭側で大静脈-下大静脈前面にポケットを作成，ⓒ左尿管を切断，ⓓポケット内に左尿管を留置，ⓔ右後腹膜スペースの作成，ⓕ下大静脈前面を剥離し左右後腹膜腔を交通，ⓖ左尿管を右後腹膜腔に導出，ⓗ左尿管の剥離と切断，ⓘ左右の尿管を横行結腸導管へ吻合

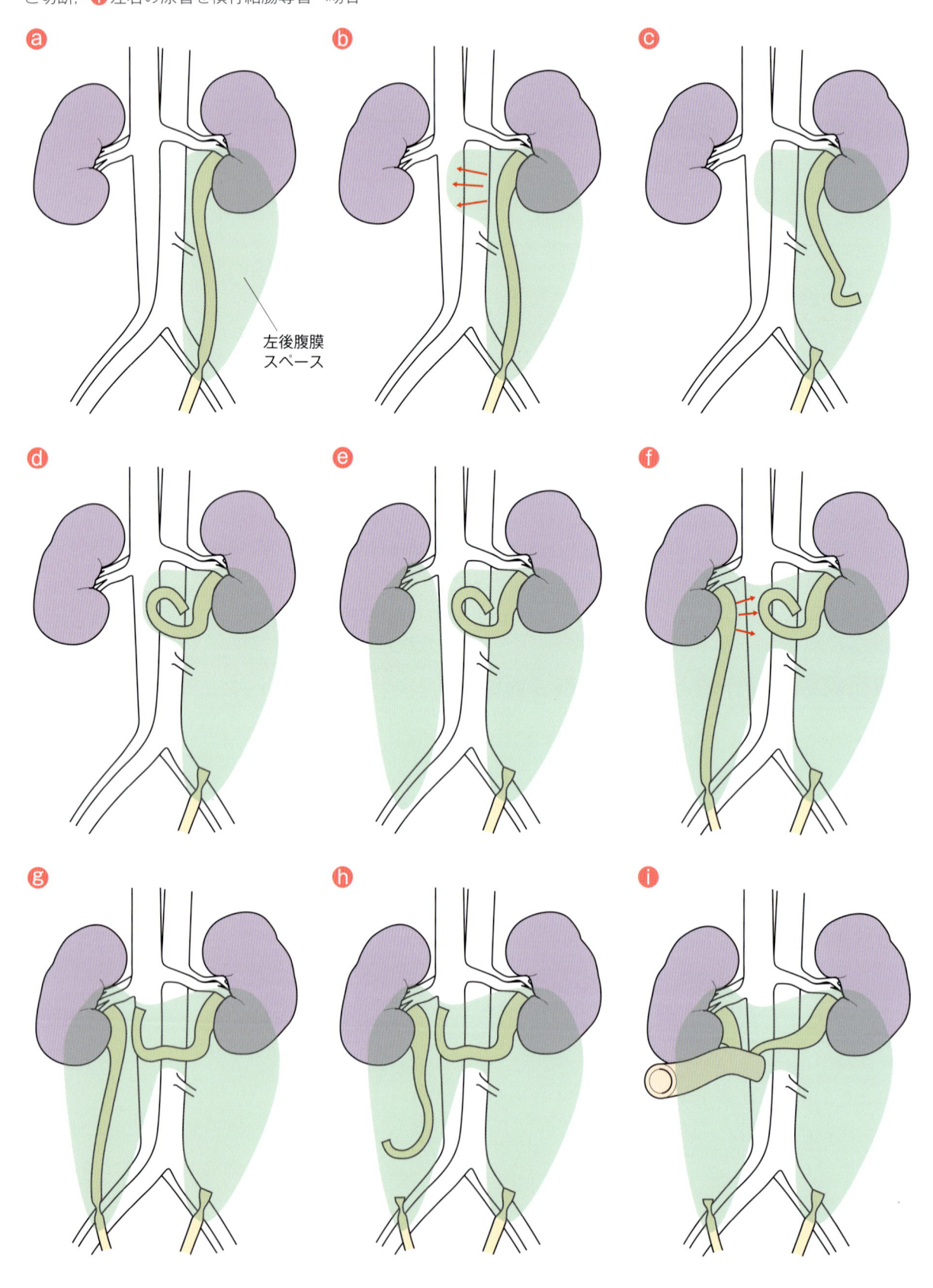

Urologic Surgery Next

Urologic Surgery Next No.5
尿路変向・再建術

2019年 10月 1日　第1版第1刷発行
2022年　6月 1日　　　　第2刷発行

■編集委員　荒井陽一・髙橋　悟・山本新吾・土谷順彦

■担当
　編集委員　荒井陽一

■発行者　吉田富生

■発行所

株式会社メジカルビュー社
〒162‑0845 東京都新宿区市谷本村町2‑30
電話　03(5228)2050(代表)
ホームページ http://www.medicalview.co.jp/

営業部　FAX 03(5228)2059
　　　　E‑mail eigyo @ medicalview.co.jp

編集部　FAX 03(5228)2062
　　　　E‑mail ed @ medicalview.co.jp

■印刷所　公和印刷株式会社

ISBN 978-4-7583-1334-6　C3347

©MEDICAL VIEW, 2019.　Printed in Japan